어느 치과의사의 북미 오디세이

캐나다·미국 치과의사 되기

김재원, DDS MSD PhD

A Dentist's Odyssey: My Life Journey to North America

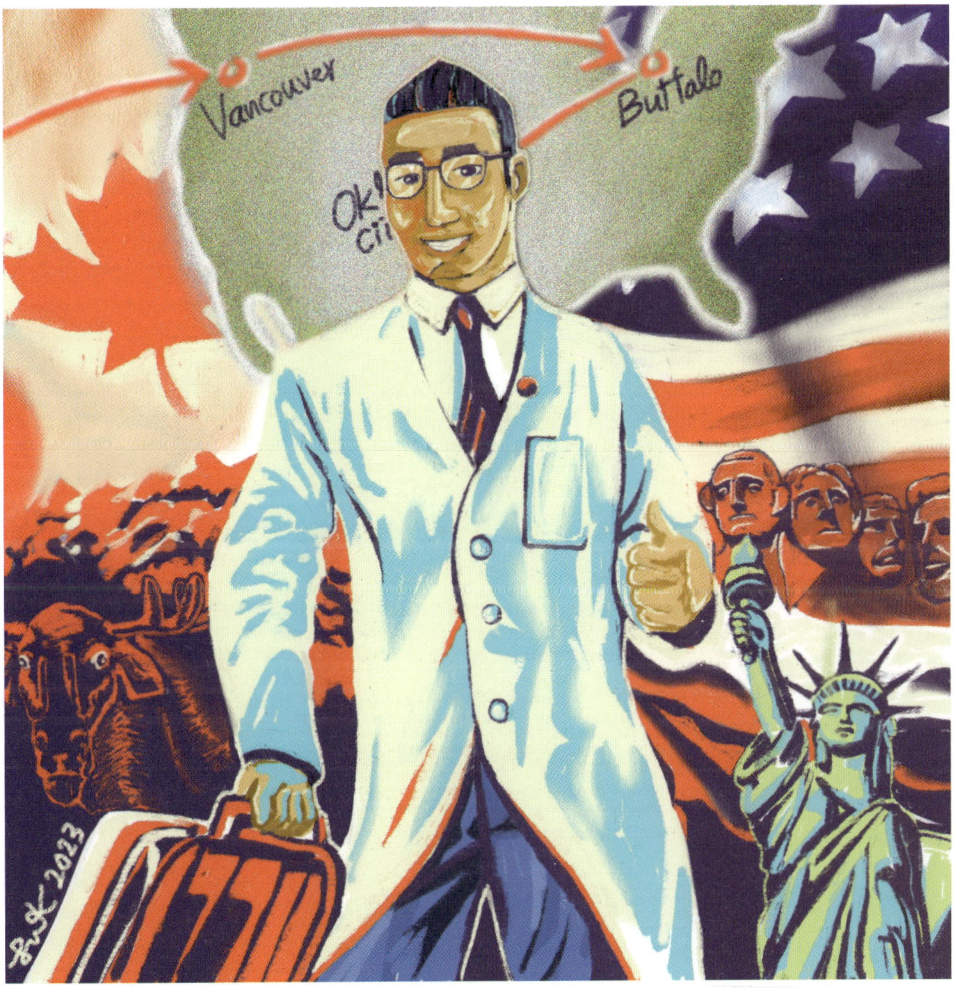

North American Odyssey, 2023년 김재원 작. (Ipad Procreate)

dh 대한나래출판사

DaehanNarae Publishing, Inc.

SK V1 Tower 1507
Younmujang 5 gagil 25, Sungdong-gu,
Seoul 04782, Korea
TEL: +82-2-922-7080
FAX: +82-2-922-0841
E-mail: nrpub@naver.com
Website: www.nrbooks.kr

어느 치과의사의 북미 오디세이: 캐나다·미국 치과의사 되기

A Dentist's Odyssey: My Life Journey to North America

발행일	2023년 10월 5일
저자	김재원
발행인	최용원
편집디자인	김다현
표지디자인	김다현
교정·교열	홍혜미
발행처	**대한나래출판사** (등록 제2012-000051호/1994.6.10)
주소	서울시 성동구 연무장 5가길 25, 성수역 SK V1 Tower 1507호
전화	(02) 922-7080
팩스	(02) 922-0841
이메일	nrpub@naver.com
홈페이지	www.nrbooks.kr

ISBN 979-11-7133-057-7

정가 50,000원

Printed in Korea

서문

필자가 처음 책을 쓰기로 마음먹은 것은 마흔 살이 넘어서였다. 필자는 바쁜 일상 속에서 언젠가는 필자의 인생에 대해 책을 써야겠다 마음먹으면서도 언젠가는 쓰겠지, 이것만 끝내고 시작해야지 하였으나, 어느 날 유튜브에서 인생 명언집을 보다가 다산 정약용의 말씀이 마치 필자를 질책하는 것 같았다! "스스로를 속이고 타협한 하루하루가 쌓이다 보면 인생 전체가 거짓말이 된다." 아뿔사, 그래 더 이상 미룰 수는 없다. "먼저 행동으로 보여주고, 말은 그 후에 해야 한다." 맞는 말씀이었다.

대부분의 치과의사들은 힘들게 공부하여 가족과 주변 지인들의 축하속에 치과대학/치의학 전문대학원을 입학 후, 4~6년의 시간을 공부하여 20~30대를 바친 후 남자의 경우 다시 3년의 군복무 시간, 수련까지 원하면 인턴까지 포함하여 4년을 투자 후 페이닥터나 개원의 길로 갈 것이다. 개원을 하며 빚이 생겼기 때문에 열심히 일하며 갚아가며 가족들도 먹여 살리고 부모님 용돈도 드리고 해외여행도 보내드려야 하고, 옆에 새로 생긴 치과와 경쟁도 해야 하고. 지금 이 책을 읽는 독자분들의 인생이 여기서 크게 다르지는 않을 것이라 생각한다.

필자는 그 옛날에 호주에 유학가서 영어를 공부하신 깨어있는 외교관 부친 덕분에 유럽까지 가서 5년을 살아야 했으며, 그 과정에서 영어는 어느 정도 공부할 수 있었으며 문화의 다양성에 대해 빨리 깨달을 수 있었다. 세상은 넓고 할일은 많다는 걸 어린나이에 경험한 셈이다. 이후에 한국에 와서 고등학교와 대학교, 수련 마치고 군복무를 할 때쯤에도 다시 외국에 나가야 한다는 생각이 필자를 계속 두드렸다. 그 결과, 캐나다에서 치과의사로

2년 근무 후 다시 미국에서 3년 수련 후 현재 치주전문의로, 교수로까지 자리잡게 되었다.

필자가 이 책을 쓰면서 부족하다고 생각되는 부분은 다른 분들의 인터뷰로 추가했는데, 이 지면을 빌어 감사를 드리고 싶다. 강주성 원장님, Dr. Mullasseril, Dr. Dmytryk, Dr. Suarez, Dr. Kangvonkit, Dr. Corbett, Dr. Wu, Dr. Whitley, 이인혁 원장님, 그리고 이형원 원장님. 최종적으로 책을 쓰는 데 많은 조언을 해주신 필자의 부친에게도 감사를 드린다.

필자의 인생을 추천하냐고? 절대 그렇지 않다. 만약에 처음부터 다시 하라고 한다면 더 효율적으로 할 수 있었을 텐데. 그 누구도 치과대학 학생시절 필자에게 도움을 주지 않았고 그런 정보 또한 막연히 알아볼 수밖에 없었다. 일단은 필자가 미국에서 정착하리라는 생각을 본인도 하지 않고 허송세월을 보낸 것도 있다. 하지만 독자분들은 그러지 않아도 된다. 바로 여기에 모든 정보가 나와 있기 때문이다. 캐나다와 미국 두 곳에서 치과의사로 일하는 것에 대한 정보를 가진 책은 이 책이 유일하다고 자부할 수 있다.

이 책을 통해 더 많은 한국치과의사 분들이 큰 뜻을 품고 북미 지역으로 진출하였으면 한다. 한 번 사는 인생, 남들과는 다르게 살고 싶고 내 자신을 믿고 도전하고 싶으시다면, 꼭 해보도록 하자.

2023년 9월

오클라호마 시티의 집 서재에서

저자약력

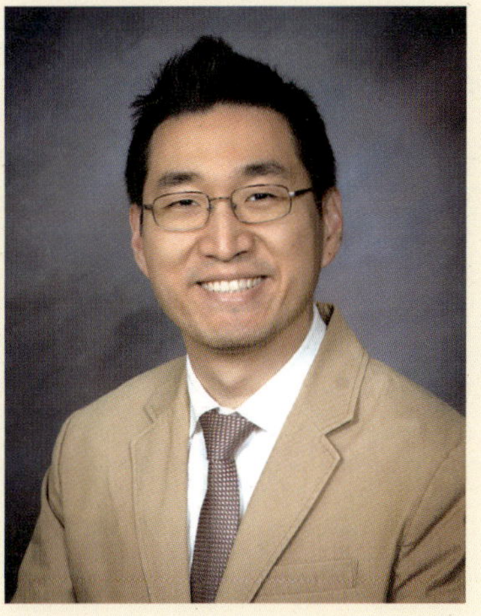

김 재 원

1. 수학경력

2020. University at Buffalo, School of Dental Medicine, Graduate School 졸업 (치의학석사)

2015. 연세대학교 치과대학원 졸업 (치의학박사)

2009. 경북대학교 치과대학원 졸업 (치의학석사)

2006. 경북대학교 치과대학 졸업

2000. 서울 단국대학교 사범대학 부속고등학교 졸업

2. 업무경력

2021. The University of Oklahoma Health Science Center, College of Dentistry, Division of Periodontics (Oklahoma City, OK, USA, Clinical Assistant Professor)

2018. University at Buffalo, School of Dental Medicine, Department of Periodontics (Buffalo, NY, USA, 레지던트)

2016. Happy Family Dental Centre (Vancouver, BC, Canada, 부원장)

2016. Dr. R.K. Arya Inc (Abbotsford, BC, Canada, 부원장)

2015. 연세대학교 치과대학 (외래교수)

2015. 구미 엘리트 치과 (부원장)

2013. 일산 함박웃음 치과 (부원장)

2010. 경기도 가평군 보건소 치과 과장 (공중보건의)

2006. 대구파티마병원 구강악안면외과 (인턴, 레지던트)

3. 자격증

2022. 캐나다 치주과 전문의 면허

2022. 미국 치주과 전문의 면허

2019. 미국 치과의사 면허

2013. 캐나다 치과의사 면허

2010. 한국 대한악안면성형재건외과학회 인정의

2006. 한국 치과의사 면허

목차

구미 카페, 2015년 김재원 작. (Ipad Procreate)

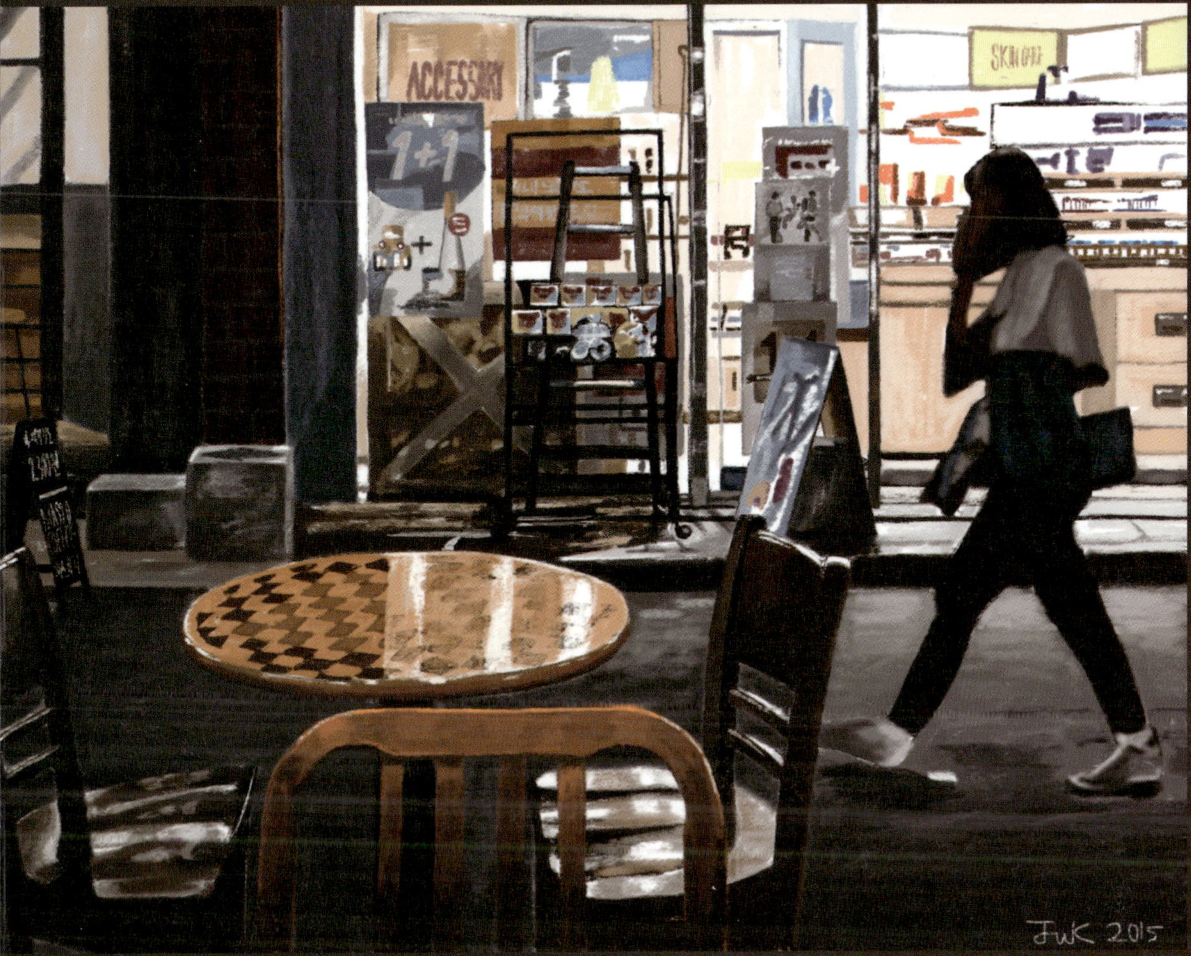

제 1 장

로드맵 정하기

지금 이 책을 선택한 독자분들이라면 막연히 이민에 관한 꿈을 꾸고 있거나, 아니면 유학을 바라고 있을지도 모른다. 치과대학 학생이거나 전공의일 수도 있고, 개원한 지 10년 넘으신 분일 수도 있을 것이다. 새로운 도전을 원하는 것이라면 그 누구에게나 기회는 똑같다.

하지만 중요한 것을 하나 놓치면 안 되는데, 바로 자기가 원하는 최종 정착지가 어디냐인 것이다.

필자는 어려운 캐나다 치과의사 면허시험을 모두 통과한 후 꿈에 부풀어 일하다가 현실을 알게 된 후 다시 한국에 돌아가신 분들을 알고 있다. 필자도 가끔은 한국에 돌아갈 생각을 하기도 한다. 하지만 캐나다 시골에서 일하면서 한국보다 수입이 적음에도 만족하면서 사는 분의 얘기도 들었다. 개인의 선택일 뿐 인생에는 정답이 없다.

하지만 자기가 어떤 식으로 나중에 정착할지에 대해서는 유학준비라든지 유학 중 삶의 방식을 결정해야 하기 때문에, 꼭 미리 정해 놓아야 한다. 물론 북미 생활 중에도 생각이 바뀔 수 있다. 그에 대한 대처는 그때 생각하면 된다.

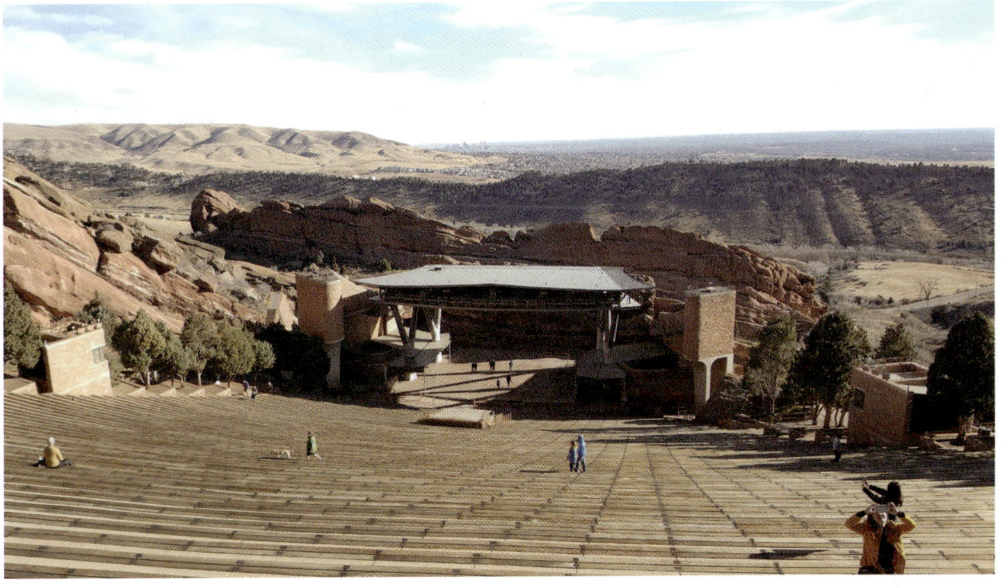

Red rocks Amphitheater, Morrison, 콜로라도.

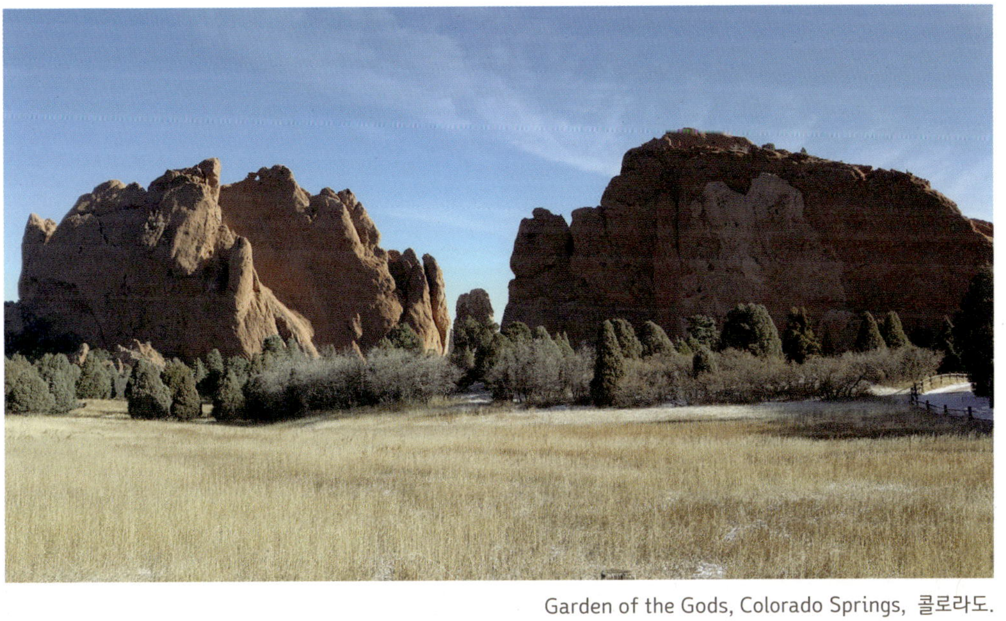

Garden of the Gods, Colorado Springs, 콜로라도.

영어 및 영주권

일단 필자는 영어가 가능한지, 영주권이 있는지부터 물어보고 싶다. 시민권과 혼동하시는 분들이 있는데, 영주권은 permanent resident 또는 green card라 하여 그 나라에서 영구적으로 거주하고 일할 수 있는 승인을 국가에서 받은 것이다. 영주권을 받은 이후에는 그 나라에 거주해야 하며, 그렇지 않을 경우 다시 사라지게 된다. 영주권을 받고 오래 거주할 경우, 시민권(citizenship)을 선택할 수 있다. 미국의 경우 5년 거주하면 가능하며, 캐나다의 경우 5년 중 3년을 살아야 한다. 그렇다면 시민권자와 영주권자의 가장 큰 차이점은 무엇일까? 그 나라의 여권(passport) 발급이 가능한지, 투표권을 가질 수 있는지의 유무이다. 영어가 가능하고 영주권이 이미 있다면 매우 수월하고 그렇지 않다면 철저하게 준비해야 한다. 영어가 안 된다면 캐나다나 미국이나 면접 및 취업에서 어려울 것이다. 하지만 한국 환자만을 보면서 잘 지내시는 원장님도 봤다. 이 부분은 이후에 더 서술하겠다.

영어는 제일 먼저 준비해야 하지만 쉽지 않은 부분이다. 필자의 경우 Test of English as a Foreign Language(TOEFL)을 치기 위해 캐나다에 거주하며 한 달 정도 미국 텍사스 휴스턴에 있는 영어강사와 화상통화로 공부하며 준비했고, International English Language Testing System(IELTS)의 경우 서울 강남역에 있는 학원을 주말에 한 달간 다니며 준비했으며, 2번의 시험을 보았다.

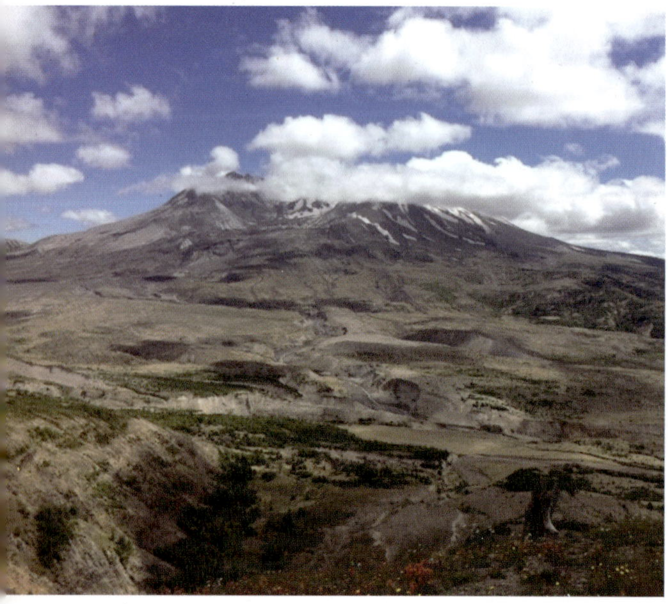
Mount St. Helens, 워싱턴. 가장 최근 분화한 것은 2008년이다.

IELTS의 경우 캐나다 영주권 신청을 위해 꼭 필요하다. 또한 캐나다에서 직장을 구할 때 이력서에 써놓으면 유용하다. 필자의 경우 첫 번째는 7.5, 두 번째는 8.0이 나왔다.

마지막으로 원활한 의사소통이 되어야 인터뷰 및 환자를 볼 때 막힘이 없을 것이다. 이외에도 북미의 공공기관 방문, 입국 시 심사관들을 상대, 억울한 일을 당해 항의할 때도 모두 영어로 얘기해야 하니 그 중요성은 몇 번이고 강조해도 모자라지 않다.

돈

아직까지도 치과의사라는 직종은 한국에서 남부럽지 않게 여유로운 생활을 할 수 있게 해줄 것이나, 외국에 나간다는 것은 많은 경제적 소모를 필요로 한다. 필자는 캐나다로 갈 때, 미국으로 갈 때도 어느 정도 은행에 저축해놓은 금액이 있어 초기 정착금으로 썼다. 그런데 그것이 매우 순식간에 사라진다는 것을 경험하였다. 치과의사라서 추가로 캐나다 Scotiabank에서 2억 넘는 은행 대출을 받았고 아파트를 마침 팔게 되어서 미국 유학비를 충당할 수 있었지만 한국의 개원한 동기들이 재산을 차곡차곡 모아갈 때 북미에서 마이너스가 되는 상황이 생길 수도 있다. 원래 집이 부자이거나, 그동안 많은 재산을 모았다면 수월할 것이다. 하지만 돈이 없는 학생신분이라고 유학이 어렵다고 생각할 필요는 없다. 중요한 것은 현재 자신이 누리는 것을 어느 정도 포기할 수 있어야 한다는 것이다.

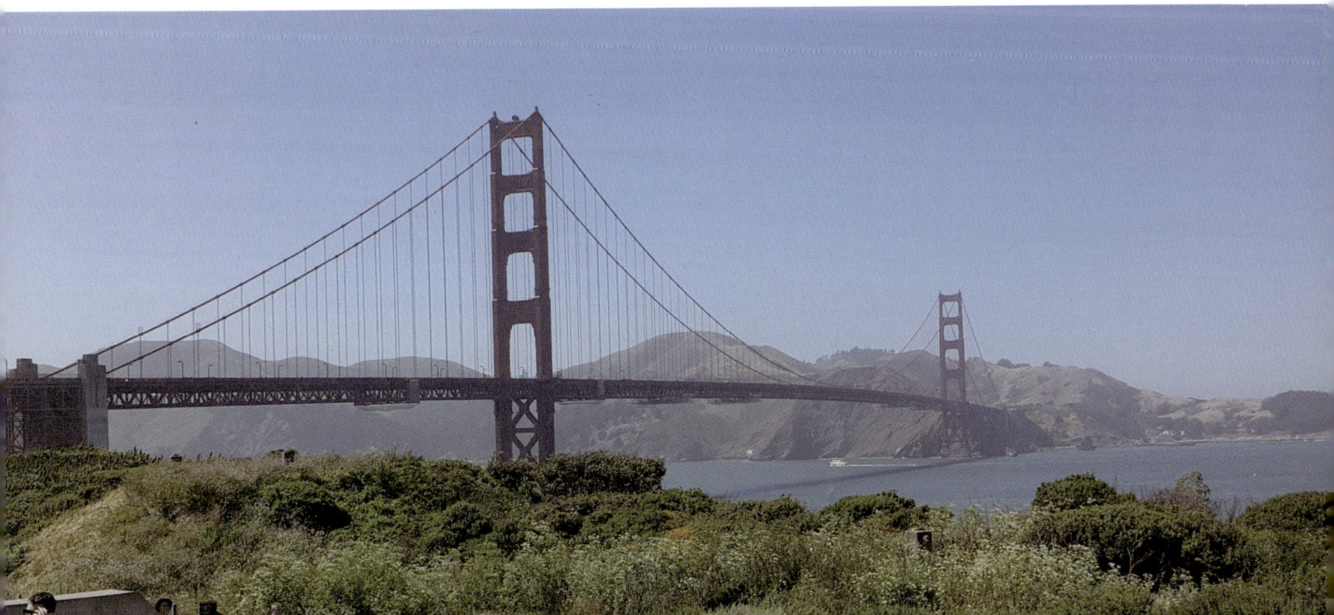

금문교, 샌프란시스코, 캘리포니아.

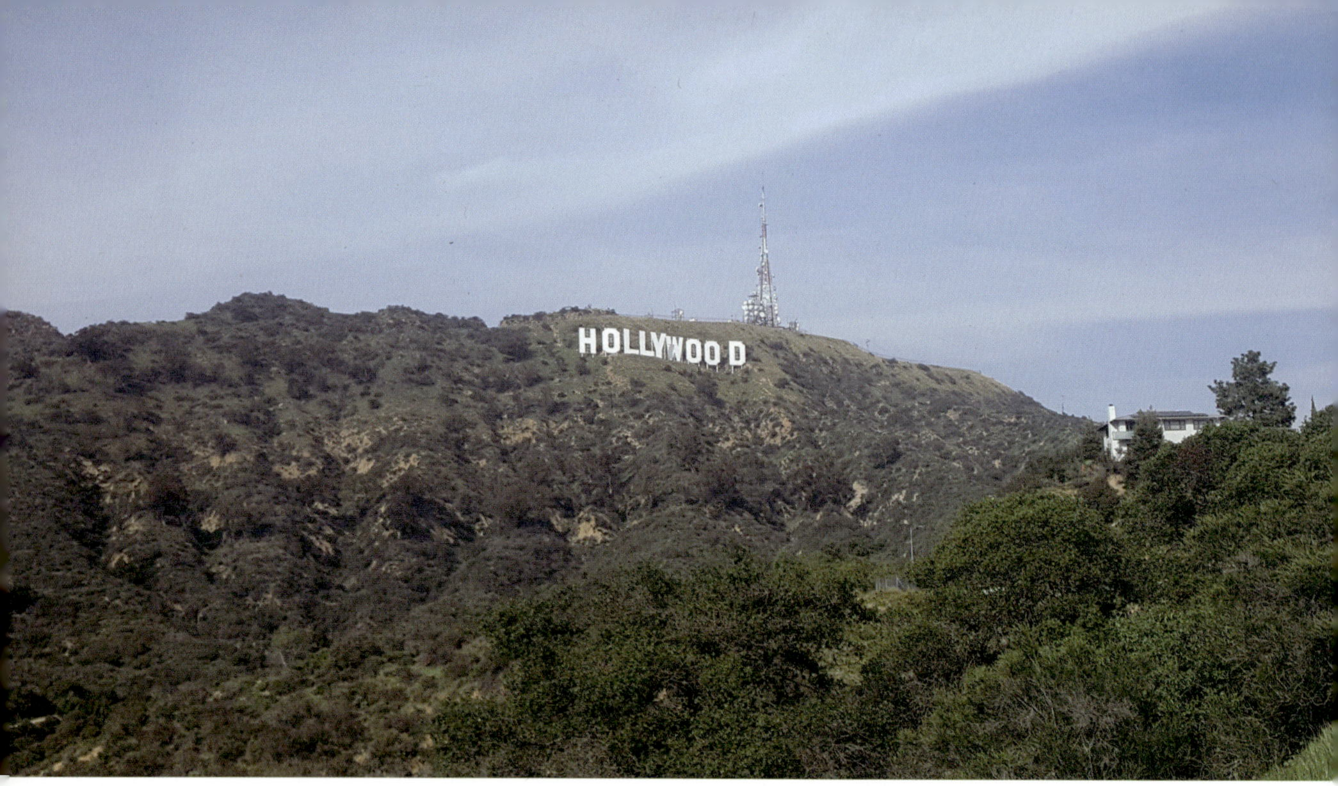

헐리웃 사인, Los Angeles, 캘리포니아.

건강과 체력

유학지침서에서 이런 것까지 알려줘야 하냐고 반문하시겠지만, 외지에서 살면 고달프고 북미는 의사를 만나기 쉬운 곳이 절대 아니다. 음식이 입에 맞지 않을 수도 있고 바뀐 환경으로 인하여 정신적 스트레스를 받을 수도 있다. 한국 마트와 한인 식당이 있긴 하지만 가격이 만만치 않다. 만약 병의원 방문이 잦은 분이시라면 이민은 다시 한 번 고려해보라고 하고 싶다. 미국에 자리잡은 후에도 건강검진을 위해 내시경이라도 하려면 한국에 방문해야 한다. 캐나다와 미국은 크게 아프지 않으면 큰 시술은 해주지 않는다. 이와 못지않게 체력관리도 중요하다. 평상시에 골프, 등산 같은 운동을 자주하고 즐긴다면 북미처럼 좋은 곳이 없다. 그리고 사격, 사냥, 활쏘기 같은 한국에서 조금 하기 힘든 레포츠도 간편하고 저렴하게 즐길 수 있다.

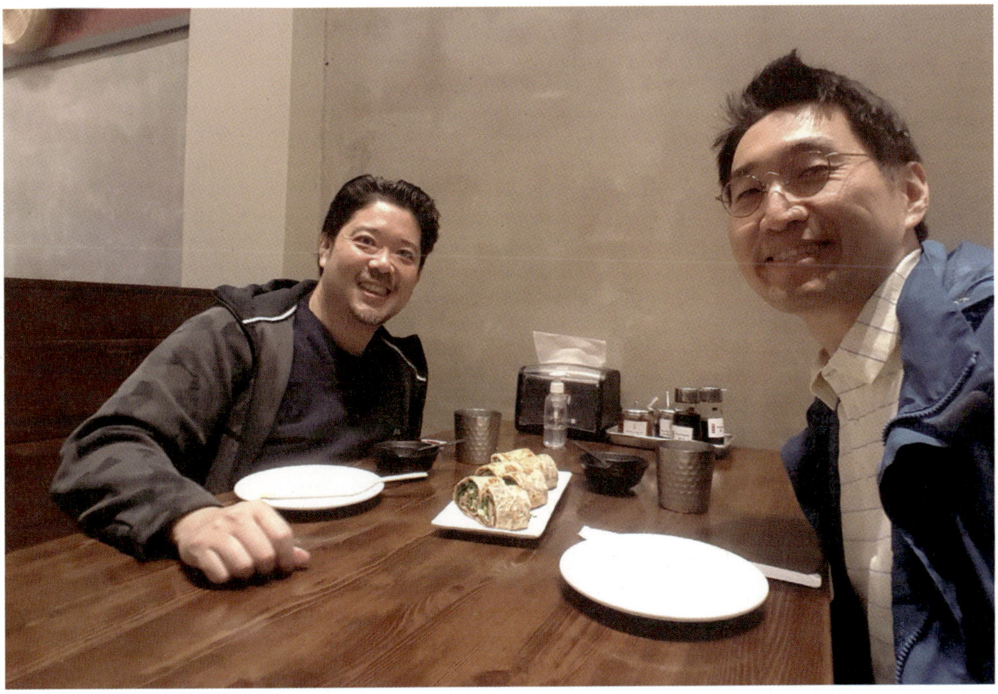

UCLA 대학 치주과 디렉터인 Dr. Hamada 교수와 함께.
이분도 일본에서 구강외과 수련 후 인디애나 대학에서 치주과를 수련하셨다.

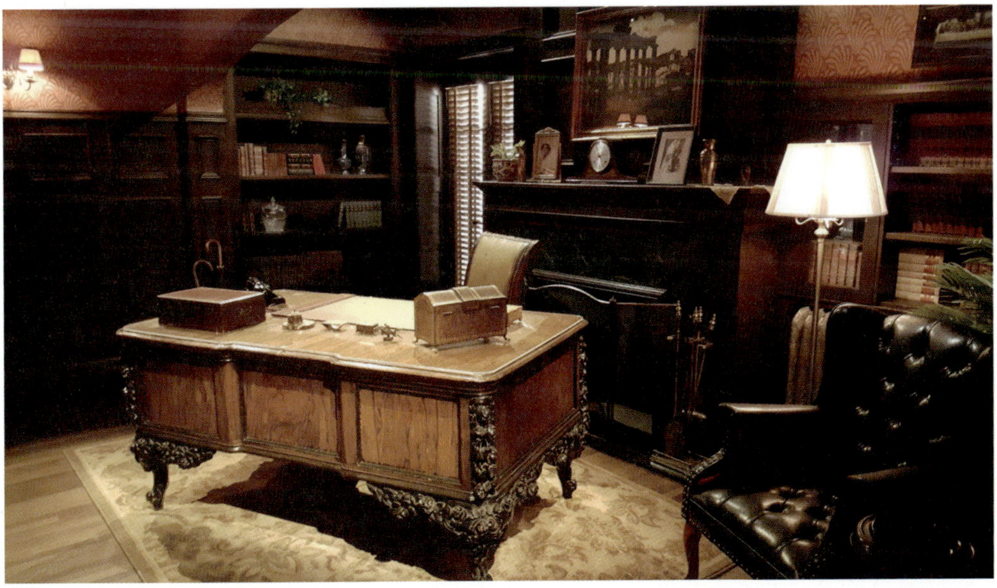

영화 '대부' 전시, 아카데미 뮤지엄, Los Angeles, 캘리포니아.

인생의 동반자의 의견

현재 교제 중인 이성이나 가족이 있다면 충분한 토의를 거치는 것이 중요하다. 필자의 경우 교제하는 여성분 그 누구도 외국에 이민을 가고 싶어하지 않았다. 미국에서 성공적인 커리어를 쌓고도, 자녀가 학교에 적응을 잘해도 배우자가 한국에 돌아가기를 원하여 많은 분들이 귀국하신다. 주 이유는 배우자가 크게 할일이 없고 외롭다는 것이다. 혼자이신 분들은 물론 북미 현지에서도 상대방을 만나는 것이 가능하나 그곳은 우리나라보다 인구밀도도 적고 소개팅 같은 것을 시켜주는 문화도 아니다. 주로 어플이나 교회, 돈을 내고 가입하는 매칭 사이트를 통해 상대방을 만나는 것 같다. 물론 한국처럼 특정 나이대에 결혼을 못했다 하여 크게 이상하게 보는 분위기는 아니다.

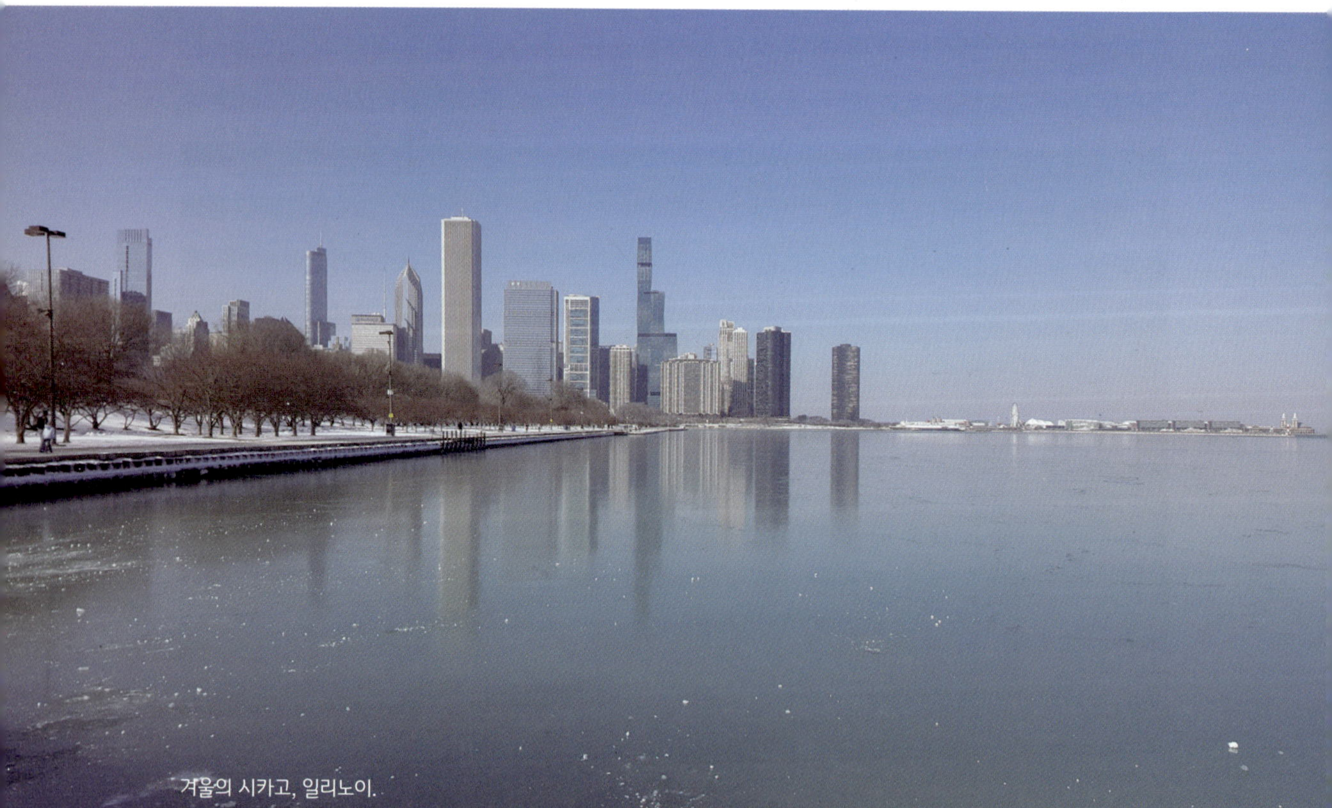

겨울의 시카고, 일리노이.

부모님과 친구들

한국은 유난히 가족적인 분위기인 것 같다. 그도 그럴 것이, 미국의 한 주보다도 적은 땅덩어리를 가진 나라 아니던가! 그런데 인구는 훨씬 많고. 제일 먼 거리를 계산할 때 서울-부산 정도인데 400km의 거리를 4시간 운전해가지 않은가? 그나마 KTX가 있으니 더 빨리 갈 수 있는 것이 현실이고. 가장 멀다는 제주도도 비행기로 1시간이면 가는데, 이렇게 높은 인구밀도와 작은 땅 크기는 사람들을 더 가깝게, 자주 볼 수 있게 해주었다. 문제는 이런 문화에 익숙한 분들은 북미 생활에 적응이 힘들 수 있다. 일단 4인 가족 기준으로 볼 때 비행기 좌석 4개를 북미까지 예매해 본 사람이라면 알 것이다. 미국이나 캐나다도 명절마다 가족들을 보기 위해 공항이 북적거린다. 제일 특이했던 것은 벤쿠버에 있었을 때 설 명절 때 중국인들이 대거 방문하여 공항기능이 일시적으로 마비되었고 교통도 통제되었던 것이다. 일단 부모님과 친구들을 자주 방문하기는 어려워진다는 것을 염두에 두고 준비하자. 연세가 들어가시는 부모님을 두고 어떻게 해야 할지 고민하는 것은 이민자들의 단골 주제이다. 필자가 만난 어떤 분은 부모님이 이미 고국에서 건강이 나빠 오랫동안 입원 후 돌아가셨을 때 잠시 귀국하여 장례를 치르고 다시 미국에 돌아와서 일하기도 하였고, 어떤 교수님은 거동이 불편한 고령의 부모님을 모시고 사는 경우도 있었다.

귀국인가 현지 정착인가?

유학이나 이민을 준비하는 과정에서, 전공의 과정을 현지에서 할 때도 이는 중요하다. 만약 영주권을 취득해야 한다면 필자가 했던 과정인 EB-2 National Interest Waiver(NIW)를 고려해 볼 수 있는데, 논문 출판 및 국내·외 교수님들과의 인맥 관리가 큰 영향을 미친다. 즉, 한국에서의 석·박사 과정 중 출판을 많이 해놓는 것이 좋으며, 미국에서 전공의 생활을 한다면 방학 때나 학기 중이나 쉬지 않고 교수님들 실험실에 가서 열심히 논문을 쓰고 실험을 해야 한다. 여기에 더해 교내 및 북미 학회에 있는 대회에 참석해야 하며, 성과를 내는 것도 중요해진다. 그런데 그냥 귀국할 생각이라면? 전혀 노력하지 않고 살아도 뭐라고 할 사람은 없다. 또한 NIW가 안 되더라도 Program Electronic Review Management(PERM) 과정이라 하여 고용주에게 영주권을 받는 방법이 있고 이 과정으로 성공하신 분들도 알고 있으니 너무 걱정하진 않아도 된다.

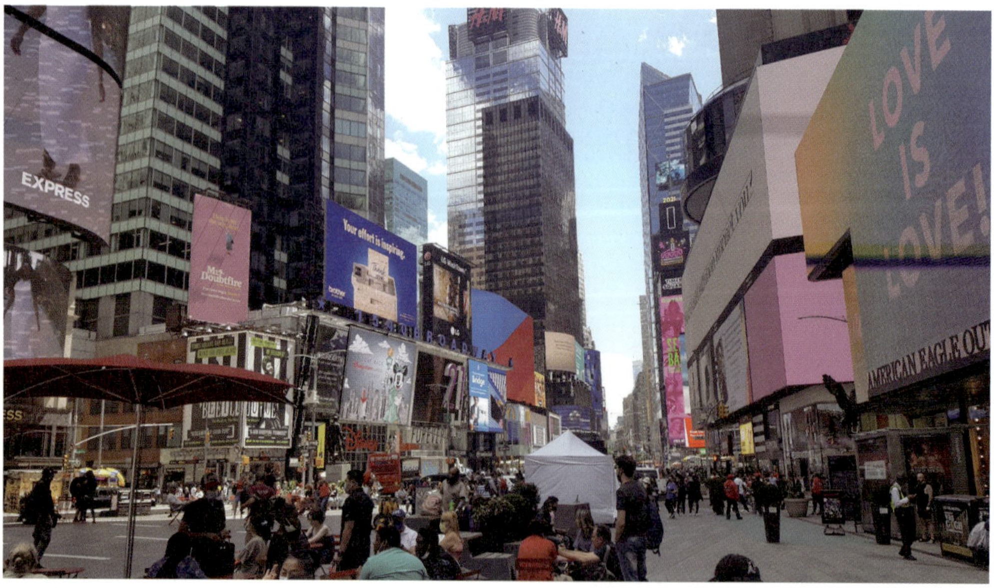

타임 스퀘어, 뉴욕.

왜 이민을 가는가?

왜 이민을 가고 싶은가요?

- 새로운 도전
- 아이들이 영어를 잘하게 하기 위해서
- 한국의 교육시스템이 싫어서
- 큰집과 대자연이 좋아서
- 그냥 북미가 멋져보여서
- 공기와 물이 깨끗해서
- 한국의 의료현실이 싫어서
- 여가시간을 더 즐기고 싶어서

이민을 감으로써 포기해야 할 것에 대해 알고 있나요?

- 초기 정착비용
- 친구들과의 술자리
- 국내 여행(멀게는 아시아 여행)
- 연세가 들어가는 부모님과 자주 뵙기
- 빠른 공공기관 업무처리
- 빠르고 저렴하게 의사진료 받기
- 밤에 배달음식 시켜 먹기
- 나에게 익숙한 모든 것

	캐나다	미국
장점	• 깨끗한 물, 공기, 넘치는 공간과 대자연 • 하이킹 및 레포츠 천국 • 나름 친절한 국민들 • 무상의료	• 깨끗한 물, 공기, 넘치는 공간, 관광지 및 국립공원 • 나름 친절한 국민들(소도시) • 캐나다보다는 합리적인 공공기관 일처리 • 50개가 넘는 주에서의 다양성, 갈 곳은 항상 있다. • 직장이 많으니 일자리 구하기는 상대적으로 수월 • 유럽과 남미가 가깝다. • 모든 명문대는 다 있다. • 문화의 중심지
단점	• 벤쿠버와 토론토 같은 대도시를 제외한 모든 곳은 외로울 것이다. • 대도시 지역은 치과의사가 이미 포화상태 • 문화적 다양성이 미국에 비해 떨어진다. • 항상 뭔가 변두리에서 살고 있는 느낌 • 의사를 만나려면 오래 기다려야 한다. • 캐나다에서 치료를 못 받고 미국에 가서 치료받고 오는 분들도 많다. • 마약이 합법이다.	• 의사를 만나기 힘들다. 의료비는 비싸나 보험에 들면 본인 부담은 적다. • 행정적인 면에서 답답한 일처리는 캐나다보다는 덜하나 아직도 갈 길이 멀다. • 일자리에서 쉽게 해고당하는 편이다. • 마약이 합법이다. • 총기사고가 거의 매일 일어난다. • 대학등록금은 세계에서 제일 비싸다. • 대도시와 소도시의 생활비 및 부동산 시가 차이가 어마어마하다. 학군이 좋은 곳은 특히 더 비싸다.

사람마다 이유가 다르고 정답이 있는 문제도 아니다. 역이민을 가는 사람이 있는 반면에 1980년대부터 이민을 와서 사는 분들도 봤다. 단순히 이민에 대한 장점에 대해 나열하자면 한도 끝도 없다. 제일 기본적인 의식주부터 말해보자면 한국식의 편리한 아파트 문화는 미국도 따라잡기 힘들다. 필자가 2022년 잠시 귀국했을 때 부모님 아파트의 이중 전자 보안장치 문을 보고 신기했던 적이 있다. 뭐 하나 고쳐달라고 하면 바로 와서 고쳐주고…. 하지만 미국과 캐나다가 절대적으로 우위에 있는 것은 바로 '공간'이다. 모든 공간들이 넓고 트여 있으며, 아파트 천장도 높다. 하지만 인구밀도가 높은 곳으로 갈수록 이 장점은 사라진다. 공간이 많다는 얘기는 어디 가야할 때 이동거리도 길다는 뜻이다. 즉, 이 넓은 공간은 장점이자 단점일 수 있겠다. 장보는 것은 미국이나 캐나다나 마찬가지인데, 어느 나라 마트를 가든 선택의 여지는 넓다. 굳이 한식만을 고집하며 먹을 필요는 없지만, 바꿔 말하면 매번 한식을 먹고 싶다면 한인마트를 꼭 가야한다. 마트도 저가형 마트에서 고가형 마트별로 분류가 되어 있어 선택하면 되는데, 당연히 유기농과 건강식들은 다 비싸며, 건강에 좋지 않은 식재료 및 식품들은 다 싼 편이다. 또한 술을 좋아하시는 분들은 천국인 곳이 이곳이다. 지역에서 제조한 독특한 맛의 맥주부터 와인까지 다 있으니….

북미 또한 아이를 위한 모든 것을 제공하는 곳이다. 특히 스포츠활동에 많은 관심이 있어 여기에 맞춰 부모님이 자녀를 픽업 및 드랍하는건 너무나 흔한 일이다. 또한 한국처럼 어린 나

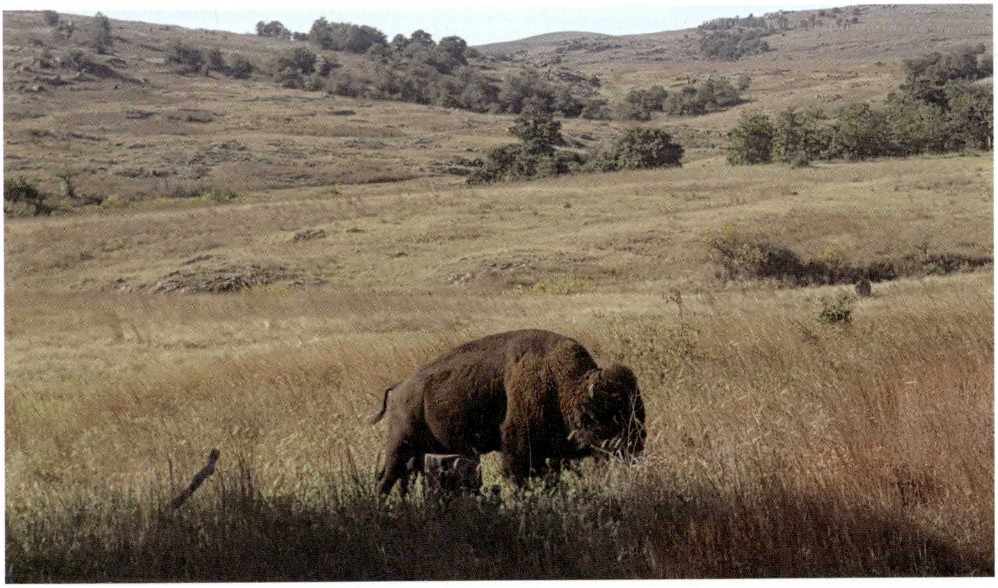

Wichita Wildlife Refuge, 오클라호마.

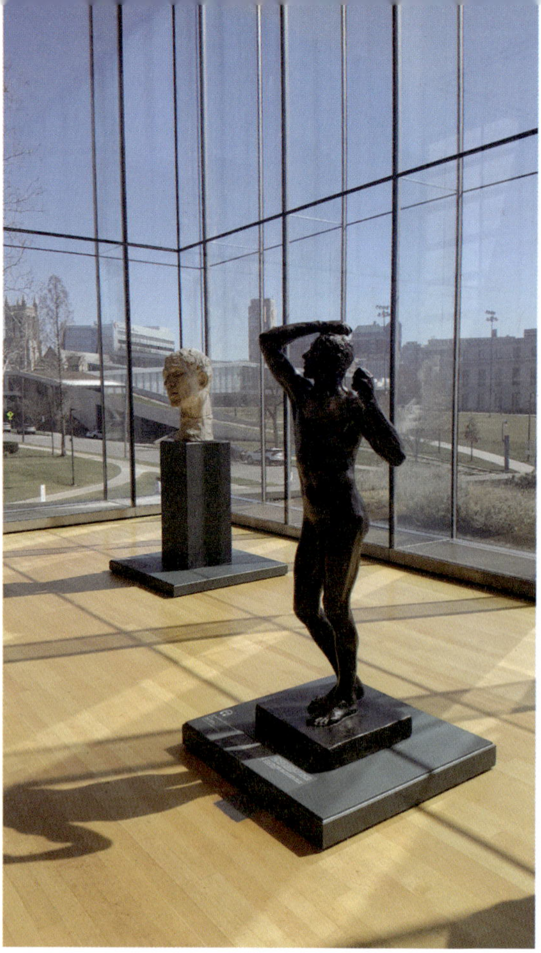

Cleveland Museum of Art. 클리블랜드, 오하이오.

이에 무한경쟁을 시킬 필요가 없다. 서울에 있는 유명고등학교 및 학군에서 공부해야 좋은 대학을 간다고 생각하는데, 북미는 대학교도 많고 과도 많으니 선택의 폭 역시 넓다. 또한 중요한 것은 대학을 나오지 않았다고 해서 그렇게 눈치 주는 곳도 아니라는 것이다. 하지만 필자가 만난 미국·캐나다인들은 모두 대학을 나왔던 것 같다.

남을 의식하지 않고 살 수 있는 곳이라는 것은 최고의 장점인 것 같다. 멋진 옷 입고 다닐 이유도 없고, 입어도 봐줄 사람이 없다. 직장에서는 수술복을 입고 출퇴근하니…. 게다가 비만인 사람도 많은데, 왜들 다 그렇게 평범하게 입어도 멋지게 보일 수 있는지 모르겠다. 필자가 저렇게 입으면 절대 그 분위기가 나오지 않을 텐데. 또한 매주 술을 먹으며 단합대회 할 필요가 없다. 필자 같은 사람이 이런 것이 그리워질 정도이니, 여기선 직장 내 행사는 명절 및 기념일에 가끔씩 모여서 밥 한 번 먹는 게 전부였다.

또한 중요한 것 중 하나라 생각되는 것은 공공장소나 업무를 볼 때 상대방에 대한 예절이다. 물론 이는 지역마다 다를 수 있다. 하지만 필자가 사는 곳의 경우, 서로 마주치면 웃으며 인사하고 문을 열어준다든지, 박물관이나 공원에서 아이가 크게 떠들지 않게 한다든지, 심지어 장을 볼 때도 물건에서 멀리서 떨어져서 구경 중인데, 내 앞을 상대방이 지나갈 때는 'I am sorry'를 하며 지나치는 이런 상대방에 대한 사소한 배려는 미국 이상의 나라를 본 적이 없다. 주어진 자유 내에서 본인이 하고 싶은 것은 다 하면서, 남에게 피해를 주지 않으려 노력하는 문화에 익숙해지면 그렇게 편리한 것이 없다. 물론 이것은 인종마다 차이가 있다는 것이 필자의 견해이다.

공기는 정말로 한국이 절대 따라올 수 있는 질이 아니다. 한국은 OECD 국가에서 초미세먼지 농도 2등을 한 나라다. 그린피스의 보고에 따르면, 총 73개의 나라에서 캐나다와 미국이

각각 66위와 65위이다. 국제에너지 기구(IEA)와 세계보건기구(WHO)의 조사에 의하면 대기 오염 수준이 제일 낮은 나라 3위는 캐나다이며 4위가 미국이다. 필자가 살면서도 공기 자체가 답답했던 날들은 사막에서 모래폭풍이 올라오거나 산불의 연기가 내려오는 등의 이유 때문이었고, 이마저도 1년 중 극소수의 날들이었다.

필자는 현재 미국에서 일하는 중이라 캐나다에 대해서는 선입견을 갖고 있다고 말할 수 있겠지만, 미국이 캐나다보다 나은 것 하나만 말하라면, 바로 문화의 힘이다. 벤쿠버에 거주할 때 미술관에서 유명 화가 전시회를 해서 관람을 해보면 그 내용의 빈약함에 실망한 적이 한두 번이 아니었다. 예를 들어, 피카소 전시회를 한다고 하면, 주요 작품은 하나도 없고 전혀 유명하지 않은 작품 몇점 올려놓은 것이 전부였다. 한국이 서울에 주요 전시회와 문화적 요소가 집중되어 있는 것과는 달리, 미국의 경우 주요 도시에 있는 미술관과 박물관을 가보면 그 규모와 웅장함에 놀라울 뿐이다. 특히 클리블랜드가 그렇게 유명한 도시가 아님에도 불구하고 미술관의 실내공원 같은 분위기는 아직도 기억이 나며, 별 기대 안하고 갔다가 크게 감탄했던 기억이 있다. 게다가 좋은 것은 사람도 별로 없다는 것! 또한 특이하게도 락앤롤 뮤지엄이 있었는데, 90년대에 이런 음악에 심취해 있던 필자에게는 정말 잊을 수 없는 기억이었다. 음악 얘기를 하자니 시애틀의 미술관에서 본 유명 락그룹 '너바나'의 전시회도 기억에 남는다.

여기에 음악, 영화와 텔레비전 프로그램 등에 관심이 있다면 그 본고장인 미국을 빼놓을 수 없다. 살면서 미국 영화 한번 안 본 분들이 있을까? 이런 것들이 왜 만들어지는지 궁금하다면 헐리우드가 있는 로스엔젤레스를 방문해야 한다. 여기서 본 영화 '대부'의 전시회는 정말 인상 깊었다.

자연경관은 또 볼 것이 어찌나 많은지! 산, 폭포, 사막, 숲, 평원, 호수, 바다 등 모든 지형을 다 갖춘 곳이 미국이다. 필자는 자연경관은 본격적으로 보지는 않았지만 뭐 유명한 국립공원만 해도 죽기 전에 다 가보기가 힘들 정도이니…. 게다가 알칸소나 뉴욕 주처럼 별로 알려져 있지 않은 곳도 좋은 곳이 많다. 이것은 캐나다도 마찬가지이다. 하이킹이나 낚시를 좋아한다면 이보다 더 천국은 없다. 게다가 수입이 많다면 보트를 사서 타고 다닐 수 있다. 또한 경비행기 면허를 따는 것도 가능한데, 이것은 필자가 나중에 도전해보고 싶은 분야 중 하나이다. 비행기 운전이 취미인 필자의 친구 말로는 직접 비행기를 몰고 출퇴근 하는 의사도 있다고 한다!

게다가 이런 것들을 즐길 수 있는 시간 확보가 한국에 비해 상대적으로 쉬운 것도 장점이다. 한국은 휴가를 내고 해외로 갈 경우 가까운 나라를 제외한 다른 곳들은 비행기를 타고 장거리 이동을 해야 하는데, 미국 같은 경우 모든 곳이 비행기로는 크게 멀지 않아 빠른 시간 내에 관광이 가능하다. 남아메리카, 아이슬란드, 유럽도 상대적으로 가까운 편이다. 미국은 휴일에는 무조건 쉬며, 주말이 끼어있을 경우 월요일에 꼭 쉰다. 필자가 있는 곳은 개인 치과 같은 경우에도 야간진료를 하는 곳을 본적이 없다. 또한 수가가 높아서 일을 적게 해도 되지만 그만큼 위임진료가 힘든 곳이기도 하다. 물론 이는 대도시에서는 다르다. 벤쿠버 같은 경우 경쟁이 높은 지역이라 주말진료에 야간진료를 하는 곳도 있다고 들었다.

■ 수가표 비교

	한국	미국 (수가 상위 70% 내)
일반검진	15,490원	$88
전체검진	29,340원	$105
단순발치	24,040원	$219
외과적 발치	49,870원	$319
임플란트	치과별로 다름	$2,137
플랩(gingival flap procedure)	82,630원	$845 (치아 4개 이상)
골성형술(osseous surgery)	91,300원	$1,265 (치아 4개 이상)
Guided tissue regeneration	115,490원	$789
Guided bone regeneration	150,750원	$2,815
Free gingival graft	161,970원	$1,130
치관확장술	126,890원	$877

*전치부/구치부가 나뉜 부분은 구치부 기준.
(출처: 건강보험공단, The University of Oklahoma College of Dentistry.)

그렇다면 단점은 없을까? 당연히 있다. 미국은 한국에서 겪기 힘든 자연재해가 매년 일어나는 곳이다. 허리케인, 토네이도 등은 주로 봄에 발생하며 미국 중부에 위치한 주들이 주로 피해를 본다. 동부 같은 경우 겨울에 상당히 춥고 폭설이 자주 내린다. 즉, 미국에 어느 지역에 정착느냐에 따라 특정 기후를 경험할 수 있으니, 골라 가면 될 듯한데 각 주마다 그에 대하여 대비를 해놓기 때문에 크게 생활에 불편함은 없었고 생명을 위협받을 정도의 재해를 겪은 적은 아직 없다.

미국의 치안은 대체로 좋지 않기로 유명하지만, 밤에는 돌아다닐 이유가 없고 나갈 수도 없다. 필자가 살던 동네는 가로등이 너무 어두워서 나가는 것이 불가능했다. 마약은 이미 사회 곳곳에 퍼져 있으나 필자 주변에 심각하게 영향을 받은 사람의 얘기는 아직 들어본 적

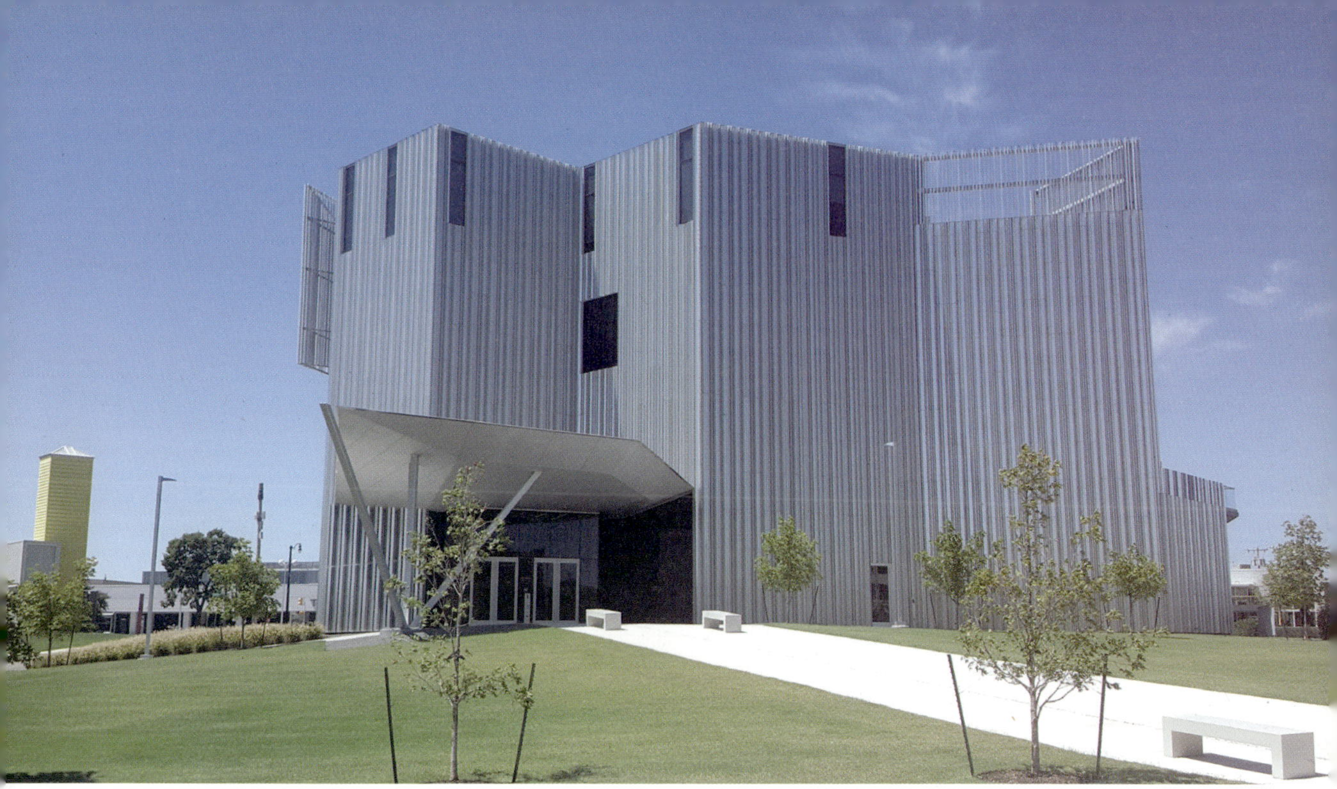
Oklahoma Contemporary Arts Center, 오클라호마시티, 오클라호마.

이 없다. 총기 사고가 많기로 유명한 곳이지만 미국의 땅덩어리는 그만큼 크고 인구가 많으니 이런저런 다양한 사람들이 사는 것 같다. 의료민영화가 이루어진 곳 역시 미국이며, 이후에도 서술하지만 불편한 것이 많다. 일단 한국처럼 길거리로 나가면 바로 의원을 찾을 수 있는 곳이 아니다.

미국 내 어딜 가야할 때마다 비행기를 타는 것도 큰 고역인데, 일단 한국의 쾌적한 고속버스나 고속열차보다도 못한 좌석에서 덩치 큰 승객들과 함께 몇 시간 동안 불편함을 참으며 가는 문화가 미국 비행문화의 현주소이다. 또한 경유라도 하게 되면 뭔가 일이 생길까봐 조마조마하다. 게다가 불친절한 항공사 직원들은 덤이고. 물론 더 좋은 서비스를 원한다면 돈을 더 내면 된다!

필자의 인생

필자의 인생을 참고로 독자분들이 계획을 세울 때 도움이 되길 바란다.

1981년생인 필자는, 초등학교 6학년 때까지 서울에서 평범하게 지내다가 해외근무발령을 받은 아버지를 따라 유럽에 가서 약 5년 정도 국제학교에 다니게 되었다. 이 덕분에 필자는 처음으로 미국 문화에 대한 경험을 할 수 있었는데, 교사들이 모두 미국 출신이었기 때문에 미국식 교육을 받았다. 이후 한국에 돌아와 서울에서 고교 2년을 재학한 후 치과대학에 입학하였다. 치과대학에서는 클래식 기타 동아리 활동만 열심히 하던 하위권 성적 학생이었으며 수련이나 개원, 유학 등은 생각도 하지 않았다.

하지만 본과 4학년이 되자 막상 미래에 대한 대비가 전혀 되어있지 않다는 자각을 하고 종합병원 구강악안면외과 인정의 과정을 4년간 받게 된다. 아울러 치과대학 석사과정도 하였다. 수련과정을 마친 후 경기도에서 공중보건의 생활을 하게 되면서 필자의 인생에 중대한 전환점을 맞게 되었는데, 바로 다른 대학교를 나온 치과의사들과의 교류를 하게 된 것이었다. 봉사활동을 같이 하며 자연스럽게 연세대학교 치과대학 해부학교실 박사과정을 하게 되었다. 이때 필자가 느꼈던 부러움이란! 훌륭한 교수님들과 열심히 일하는 연구진, 충분한 시설과 예산이 만날 때 좋은 결과가 나온다는 것을 느낄 수 있었고, 단순히 개원하는 것이 아닌 연구자로서의 삶에 대해 다시 한 번 생각하게 되었다.

공중보건의 2년차에 캐나다 치과의사 면허시험이 시작되었다는 것을 알게 되었고, 도전을 결심하게 된다. 시험을 치는 기간은 2012~2013년, 준비 기간까지 합해서 2년이 걸렸다.

처음에는 일단 시험만 쳐놓을까 생각했으나, 캐나다 영주권 신청 자격도 된다는 것을 알게 되어 Provintial nominee program(PNP)도 같이 하게 되었다. 이 과정은 한 이민법인을 통해 진행하였는데, 법인의 권유에 따라 IELTS 시험을 쳐서 필요수준 이상의 점수를 얻어 놓았다. 그러나 갑자기 캐나다 정부에서 중국, 인도계 이민자들의 주요 이민수단이었던 PNP을 없애는 바람에 그 동안 진행되던 이민과정이 막히게 되었다. 이민법인과 상의한 끝에 고용주를 통해 영주권을 받는 프로그램으로 다시 진행해보기로 하고, 우선 벤쿠버에 있는 한 개인치과병원과 협의를 시작하였다. 하지만 2년이 지나도록 별 진전이 없던 중, 별도로 추진하였던 Express entry program을 통해 영주권을 받게 되었고(다시 IELTS를 쳐서 더 높은 점수를 받았다) 2016년 캐나다 브리티시 컬럼비아로 이민을 가게 되었다. 이후 벤쿠버의 치과에서 파트타임으로 일을 하게 되었는데, 우연히 미국 버지니아에서 치주과를 수련한 치과의사를 만나 미국치과에 대한 여러 정보를 접하면서 미국 진출을 시도해 볼 수 있겠다는 생각을 하게 되었고, 즉시 준비를 시작하였다. 처음에는 TOEFL 성적을 받은 후 여러 치과대학에 National Board Dental Examination(NBDE) 점수 없이 지원을 해보았는데, 로체스터와 버팔로에서 인터뷰 요청이 와서 최종적으로 버팔로에 합격하게 되었다. 2018년 6월 캐나다에서 미국으로 건너가 버팔로에서 3년의 치주과 수련과정과 2년의 석사과정을 하게 되었고, 이때 미국 치과의사 면허도 취득하였다. 이후 미국 치과계에 계속 근무할 목적으로 여러 곳에 지원서를 냈으며 2021년 오클라호마 치과대학 치주과의 임상조교수로 임용되었다. 이후 미국 및 캐나다 전문의 시험에 합격하였고, 미국 이민을 신청, 2023년도 3월에 영주권을 취득하였다.

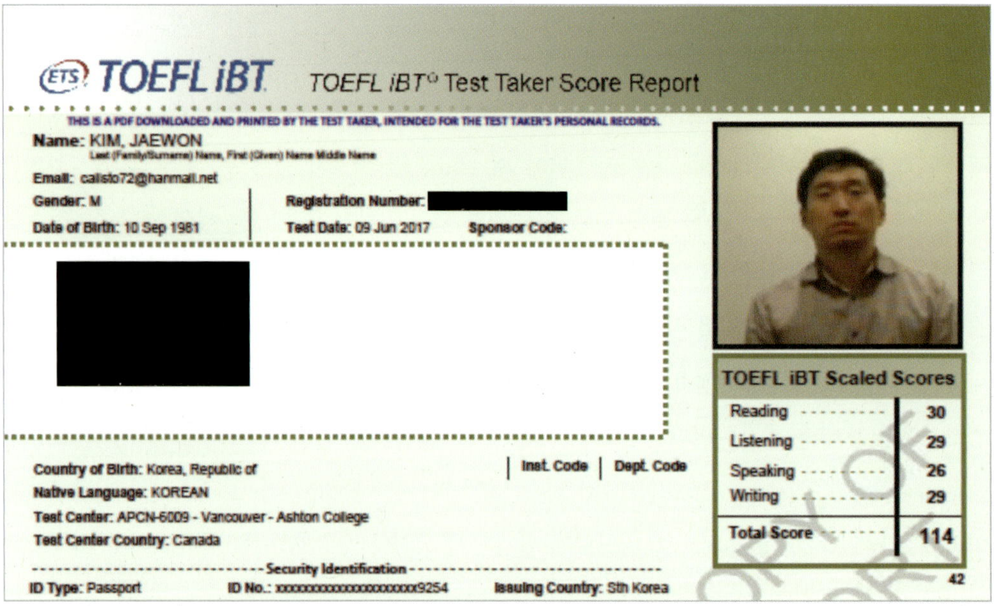

TOEFL iBT — TOEFL iBT® Test Taker Score Report

THIS IS A PDF DOWNLOADED AND PRINTED BY THE TEST TAKER, INTENDED FOR THE TEST TAKER'S PERSONAL RECORDS.

Name: KIM, JAEWON
Last (Family/Surname) Name, First (Given) Name Middle Name

Email: calisto72@hanmail.net

Gender: M | **Registration Number:** [redacted]

Date of Birth: 10 Sep 1981 | **Test Date:** 09 Jun 2017 | **Sponsor Code:**

Country of Birth: Korea, Republic of | **Inst. Code** | **Dept. Code**

Native Language: KOREAN

Test Center: APCN-6009 - Vancouver - Ashton College

Test Center Country: Canada

Security Identification

ID Type: Passport **ID No.:** xxxxxxxxxxxxxxxxxxxxxx9254 **Issuing Country:** Sth Korea

TOEFL iBT Scaled Scores	
Reading	30
Listening	29
Speaking	26
Writing	29
Total Score	114

42

필자의 토플점수.

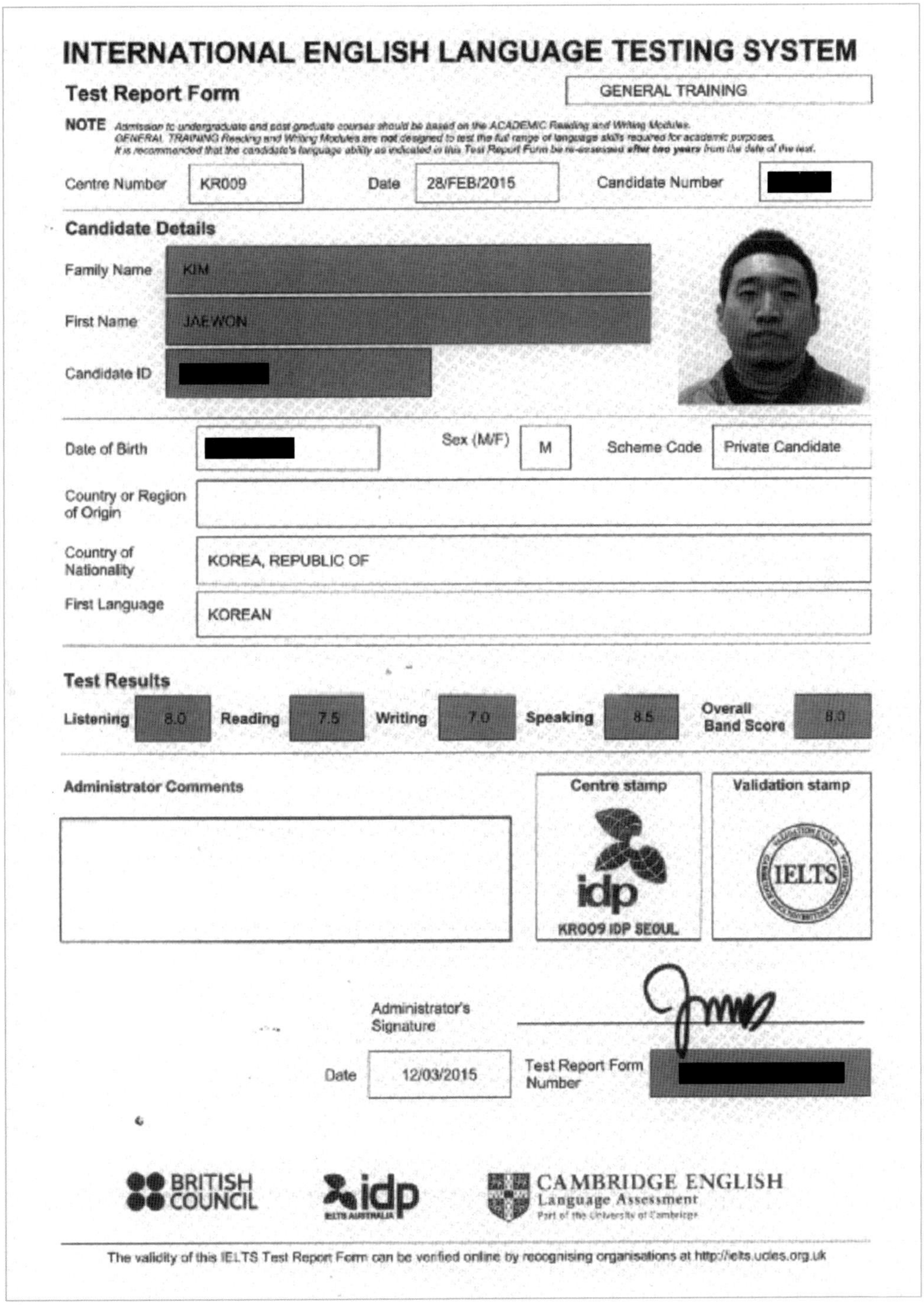

INTERNATIONAL ENGLISH LANGUAGE TESTING SYSTEM

Test Report Form | GENERAL TRAINING

NOTE *Admission to undergraduate and post graduate courses should be based on the ACADEMIC Reading and Writing Modules. GENERAL TRAINING Reading and Writing Modules are not designed to test the full range of language skills required for academic purposes. It is recommended that the candidate's language ability as indicated in this Test Report Form be re-assessed* ***after two years*** *from the date of the test.*

Centre Number: KR009 | Date: 28/FEB/2015 | Candidate Number:

Candidate Details

Family Name: KIM

First Name: JAEWON

Candidate ID:

Date of Birth: | Sex (M/F): M | Scheme Code: Private Candidate

Country or Region of Origin:

Country of Nationality: KOREA, REPUBLIC OF

First Language: KOREAN

Test Results

Listening	Reading	Writing	Speaking	Overall Band Score
8.0	7.5	7.0	8.5	8.0

Administrator Comments

Centre stamp: idp KR009 IDP SEOUL

Validation stamp: IELTS

Administrator's Signature

Date: 12/03/2015 | Test Report Form Number:

BRITISH COUNCIL | idp IELTS AUSTRALIA | CAMBRIDGE ENGLISH Language Assessment Part of the University of Cambridge

The validity of this IELTS Test Report Form can be verified online by recognising organisations at http://ielts.ucles.org.uk

필자의 IELTS 점수.

이쯤에서 필자의 인생을 돌아보면, 너무 중구난방으로 이곳저곳 다닌 것 같기도 하다. 하지만 그전에 했던 과정들이 이후의 도전에 계속 도움을 주었던 것도 사실이다. 한 가지 확실한 것은, 미국이나 캐나다 중 하나를 택해야 한다는 것이다. 영주권 문제 때문에 양국을 번갈아 가면서 사는 것은 불가능하다고 볼 수 있다. 물론 이미 한 나라의 시민권이 있을 경우엔 가능할 수도 있겠다.

두 나라를 필자의 관점에서 비교하자면, 삶의 단순함을 사랑하고 사람들과 부대끼며 살기 싫다면 캐나다 중부쪽 주들도 도전해볼 만하다. 브리티시 컬럼비아주 동쪽과 북쪽, 유콘, 알버타, 사스캐쳐완, 마니토바 같은 곳들인데, 이런 곳들은 치과의사가 적어 큰 경쟁 없이 잘된다고 들었다(최소한 대도시에서의 소득에서의 2배). 하지만 이런 곳에서는 사람들과 어울리기 힘들 것이다. 실제로 미혼인 분들은 배우자를 찾기 매우 힘든 곳이라고 들었다. 한국적인 느낌을 원한다면 벤쿠버나 토론토 같은 대도시에 도전하면 된다.

미국 같은 경우 너무나 많은 정착지가 있어 한 문단으로 끝낼 수 없다. 캐나다보다는 다양한 선택지가 주어져 있다. 확실한 건 치과대학으로 편입을 할지, 미국 전문의 과정에 지원할지에 따라 일할 수 있는 주가 바뀐다는 것이다. 특이한 것은 어떠한 주는 Advanced Education in General Dentistry Program(AEGD) 과정을 1~2년 하게 될 경우, 이것을 미국 일반 치과의사의 기술을 가진 것으로 인정해서 취업을 수 있게 해주는 반면에, 전문과목 하나만 수련할 경우 취업을 허용하지 않는다는 것이다. 또한 전문과목만 수련한 경우 일할 수 있는 주가 매번 달라지는데, 2023년 현재 기준으로는 워싱턴, 오클라호마, 미네소타, 일리노이, 텍사스, 오하이오, 버지니아, 미시건, 루이지아나, 버몬트 주가 가능하다. 또 타주에서 5년 이상 일하면 일하게 해주는 주도 있다. 이러한 것들은 State dental boards에서 확인이 가능하다(https://www.ada.org/resources/licensure/state-dental-boards). 직접 연락하여 문의할 수도 있지만, 답변이 바로오기를 기대해서도 안 되고 잘못된 정보를 주는 곳도 많다는 것에 유의해야 한다. 한국처럼 면허를 따면 지역에 상관없이 진료를 할 수 있는 나라가 아닌 곳이 미국이라는 것을 유념해야 한다. 각 주마다 State board에서의 권한이 막강하기 때문에 무조건 그 곳의 법칙을 따라야 하며, 합리적이지도 않고 일처리도 빠르지 않다는 것을 명심해야 한다. 필자 같은 경우 잘못된 정보를 주는 직원도 있었다. 또한 위에서 언급한 주들 중 이미 인기 있는 주들은 해외에서 치대를 졸업한 치과의사들도 많이 일하고 있다.

일하면서 공부하기

많은 분들이 일하면서 공부에 도전을 할 것이다. 문제는 이것이 쉽지 않다는 것이다. 가정이 있다면 배우자와 자녀에게 신경을 써야 할 것이고, 부모님도 챙겨야 한다. 또한 친구들도 만나서 술잔도 기울여야 하고. 하지만 확실한 것은, 공부라는 것은 끝이 없다는 것이다. 치의학이라는 학문은 나날이 발전 중이며, 새로운 지식도 계속 받아들어야 환자들의 요구에 맞출 수 있을 것이다. 필자는 북미에 있으면서 전 세계에서 온 다양한 연령대의 북미에서 일하고 싶어 하는 치과의사들을 만날 수 있었다. 그중 제일 인상 깊었던 건 토론토에서 나이가 거의 60~70대쯤 되어 보이는 여성 치과의사였는데, 덜덜 떨리는 손으로 실기시험을 준비중이었다. 그 열정에 감탄이 절로 나왔다. 그분이 최종적으로 합격했는지 아닌지는 모르겠지만, 낮에는 치과위생사나 기공사, 치과 어시스트로 일하면서 저녁에는 시험을 준비하는 분들도 많았던 것으로 기억한다. 그분들은 나름 다 이유가 있어 고국을 떠난 것이 아니겠는가?

면허시험 같은 큰 시험을 준비할 때는 마음가짐을 다르게 해야 한다. 현재 누리는 것을 다 즐기면서 준비하는 것은 불가능에 가깝다. 필자는 마지막 캐나다 필기시험 준비할 때 일을 마치고 오면 너무 피곤해서 저녁 먹고 책상에서 잠들었던 기억이 있다. 그만큼 치과의사 일도 고된데, 공부까지 하라니! 몇 가지 필자가 신신당부하고 싶은 것은,

1. 일단 공부의 총량을 봐야 한다. 가지고 있는 자료를 보며 시험은 언제칠지, 현실적으로 공부할 수 있는 시간이 얼마인지를 계산한다. 이 작업은 일찍 할수록 좋다. 이것을 잘못 계산하면 나중에 공부가 끝나지 않은 상태에서 시험을 보게 된다. 면허 시험들은 미국 American Dental Board of Examiners(ADEX), National Board Dental Examination(NBDE)를 제외하면 1년에 한 번밖에 기회가 주어지지 않는다. 어떤 사람은 느슨하게 준비하면서 비행기에서 공부해서 합격하는 경우도 있는 반면 3~4개월 공부하고도 아깝게 떨어지는 사람도 있다. 자신의 머리의 한계와 주변 상황이 객관적으로 어느 정도인지 알고 시작하는 것이 중요하다.
2. 적게 공부해도 되니, 하루에 몇 페이지는 보고 자겠다는 계획을 세워야 한다. 그리고 그것을 달력에 기록해놓는다. 일단 주말에는 더 많이 공부해야 한다. 또한 공부할 장소의 확보도 중요하다. 필자는 주로 혼자 있어서 집에서 공부했지만, 도서관이나 독서실에서 공부하는 것도 좋은 방법일 것이다. 또한 연세가 많은 분들은 좋은 의자를 쓰는 것이 중요하다. 필자는 Herman Miller사 의자를 지금도 쓰고 있는데 오래 앉아도 편하다. 자주 스트레칭하

고 바른 자세로 공부해야 하며, 자주 걷는 것도 중요하다. 목 건강을 위해 독서대는 꼭 쓰길 바란다.

3. 당연한 얘기지만 신경쓰이는 다른 일을 줄여야 한다. 그렇지 않으면 전날 공부한 것도 전혀 기억이 나지 않을 때가 있다. 개인적인 생각으로 개원의 > 교수 > 페이닥터 > 전공의 > 군의관 > 공중보건의 순으로, 즉 앞으로 갈수록 공부하는 데 불리하다는 것이다. 필자는 특히 남자 치과의사의 경우 군의관/공중보건의 때 시간을 꼭 활용하라고 말하고 싶다. 젊고 머리가 잘 돌아갈 때 시간을 낭비해서는 안 된다. 나중에 10년 뒤에 필자가 하는 말에 머리를 끄덕이게 되지 않을까? 군의관/공중보건의 때가 인생의 황금기라고 열심히 놀라는 선배들이 있을 텐데, 무시하기 바란다. 필자는 이 '인생의 황금기' 이론을 도저히 동의할 수 없다. 대학교 때처럼 계속 놀면 과연 무엇이 남는다는 것인가? 이때처럼 공부를 즐겁게 할 수 있는 기회는 다시 없다. 인생의 황금기는 본인이 만들어가는 것이지 어떠한 시기가 정해져 있는 것이 아니다. 필자는 캐나다에 있을 때도 황금기였고, 미국에서 전공의를 할 때도 황금기였고, 교수인 지금도 황금기이다!
4. 도저히 시간이 없다면 과감히 일하는 횟수를 줄이는 것도 방법이 될 것이다. 수입이 줄어드는 것은 감수하고, 이 세상에 대가 없이 이루어지는 것이 있는가? 필자의 경우 NBDE part 1을 칠 때 막판에 공부가 덜된 느낌이어서 그냥 빨리 한 직장을 그만두었다.
5. 머리가 완전히 굳은 것 같다면 일단 목표를 적게 잡고 한 문단을 외운다든지 가볍게 시작해본다. 슬슬 공부하는 양을 늘리면 머리가 풀리는 느낌이 들 것이다. 본과 때의 그 젊은 느낌은 돌아오지 않지만 그래도 비슷하게는 할 수 있다. 뇌는 쓸수록 느는 거니까!
6. 시험을 칠 때는 해외라는 것을 고려하여 최상의 컨디션에서 칠 수 있도록 미리 준비해야 한다. 시차적응에 자신이 없다면 북미에 일주일 정도 전에 가는 것도 추천하는데, 이것이 시차 때문에 떨어진 다음 1년 뒤에 다시 치르는 것보다 낫다. 필자는 큰 시험을 여러 번 반복함으로써 시험 전날 잠을 못자는 일이 점점 줄었지만, 이것은 사람마다 성향이 다르니 대응하는 방식도 다르리라 생각된다. 일단 시험 전날에 잠이 오지 않더라도 눈을 감고 누워 있는 것을 추천한다. 보통 캐나다 Assessment of Clinical Skills(ACS) 실기시험을 칠 때 고생을 많이 하는데, 필자도 이틀 연속으로 잠을 제대로 못자고 아침, 점심을 먹지 않고 시험을 쳤더니 몸무게가 확 빠진 경험이 있다.
7. 독자분이 새로운 도전을 위해 노력하는 것을 주변에서는 반기지 않을 수도 있다. 한국에서의 공식은 치과대학 졸업 후 가정을 이루고 일하며 돈 버는 거지, 다시 유학/이민을 가는

것이 아니니까! 쉽지 않은 상황에서 노력을 해야 하니 몇 배로 힘들 것이다. 하지만 생각이 있으면 길이 있기 마련. 꼭 되리라고 믿고 추진하다가, 힘들면 필자에게 이메일이나 전화상담도 하시기 바란다. 필자도 스터디 그룹을 운영해 봤지만 같이 노력하면 더 쉽게 더 즐겁게 준비할 수 있다.

Paradise found, 2015년 김재원 작. (Ipad Procreate)

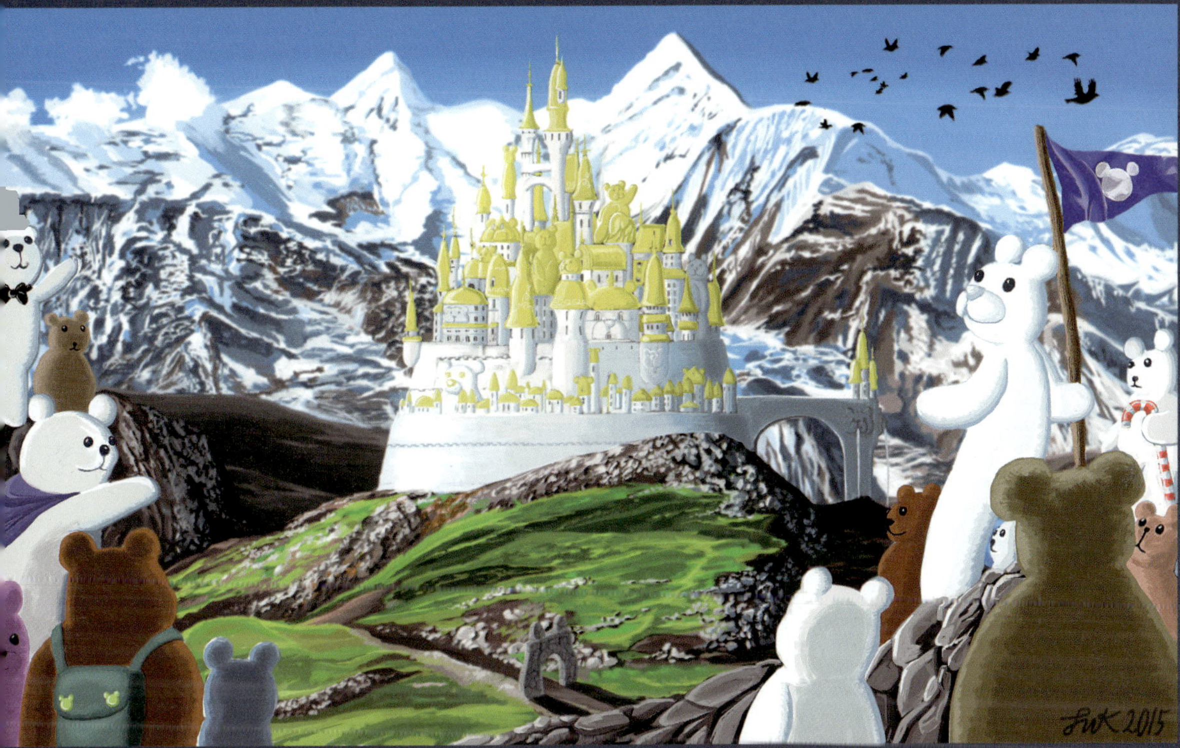

제 2 장

캐나다 면허 준비

필자가 캐나다에 가기로 결심한 것은 공중보건의 마지막 해를 남겨두었던 2012년 겨울쯤으로 기억한다. 이때 한 치과의사가 주최한 캐나다 이민 모임에 참석하였는데, 한 이주법인으로부터 간단한 이민 관련 정보와 캐나다 치과계 전반에 대한 정보를 들을 수 있었다. 하지만 내용의 심도 자체가 매우 실망스러웠고, 2차 모임에 참석하니 참석인원도 더 줄어있었다. 모임을 주최하신 치과의사의 말씀이, 본인은 이 모임에 더 나올 필요가 없고, 여기 있는 사람들끼리 스터디 그룹을 만들면 좀 더 효과적으로 준비할 수 있을 것이라는 조언이었다. 그리고 두 번째 모임까지 참석한 사람이라면 진지하게 준비에 임할 분들이라 하였다. 이미 캐나다에 대한 많은 정보를 가진 분들도 있었고, 시험자료를 가지고 있는 분들도 있었다. 이에 추가적인 모임이 이루어지면서 1차시험인 Assessment of Fundamental Knowledge(AFK)부터 공략하기로 하였다.

캐나다 면허시험은 총 5개의 시험으로 나뉘었는데, 필자가 칠때는 1차 AFK에 하루, 2차 및 3차 Assessment of Clinical Skills(ACS)와 Assessment of Clinical Judgement(ACJ)는 2일에 걸쳐 치르게 되며, 마지막 Written과 Object Structured Clinical Examination(OSCE)은 마지막 두 날에 걸쳐 치게 된다. 즉, 한국에서 준비할 경우 총 3번을 캐나다에 날아가야 하는 셈이다. 필자가 알기로는 이 시험은 2012년에 시작된 것으로 알고 있는데, 2023년 현재까지도 계속 열려 있다. 사실 지금 시험을 보는 분들은 좀 걱정이 되는 것도 사실이다. 10년 넘게 열었으면 꽤 많은 해외 치과의사들이 들어와 있을텐데. 또한 현재는 많은 부분들이 바뀌었기에 필자가 추가로 그 부분에 대해 서술하였다.

Pathway to Certification

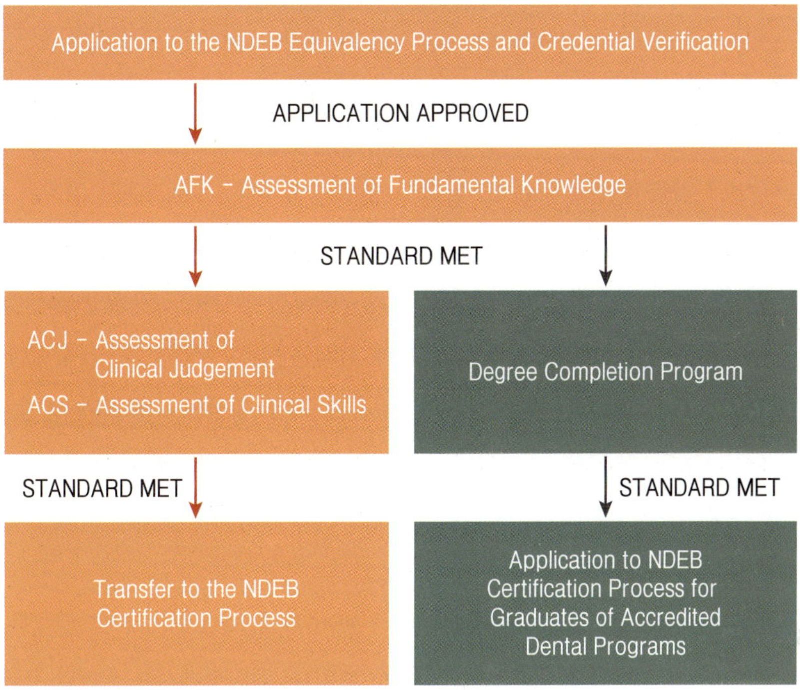

캐나다에서 치과의사가 되는 법. AFK, ACJ, ACS 시험을 친 다음 캐나다 국시를 다시 보는 방법과, AFK를 본 다음 캐나다 치대에 편입하는 방법이 있다. (출처: http://www.ndeb.ca.)

AFK(Assessment of fundamental knowledge)

캐나다 시험의 첫 관문으로, 객관식 300문항이 출제되었으나 이제는 200문항으로 줄인다고 한다. 2013년도 2월에 쳤는데, 6개월 전부터 준비를 시작했으나 필자 생각에는 4개월이면 충분하다고 본다. 물론 공부할 시간은 사람마다 다르겠지만. 필자는 공중보건의 근무 시 주 5일 업무를 마치고 공부했으며, 주말에는 공부를 하지 않고 운동을 하거나 친구들을 만나기도 했다. 기출문제를 보면서 보기에 나오는 정보 위주로 NDEB 추천 교재로 공부했는데, 시간이 오래 걸리고 비효율적인 공부 방법이며 이렇게까지 할 필요는 없다고 본다. 참고로 기출문제는 NDEB 사이트에서 찾아볼 수 있다.

필자와 스터디 그룹을 하시던 분들과 다음에서 카페를 만들고 모르는 문제는 계속 올려가면서 서로 토의하며 공부했다. 스터디 그룹에서는 이미 시험을 친 분들도 있어서 정보를 얻기도 하였다. 필자는 이때 토론토에 거주하면서 이미 시험에 합격하신 선배 두 분을 알게 되었는데, 이 분들이 많이 도와주셔서 나름 수월하게 준비할 수 있었다. 이 당시에는 필자가 요령이 없어 너무 깊이 공부한 것도 있는데, 그 정도까지 할 필요는 없다고 생각된다. 공부시간을 더 줄이면서 효율성 있게 하면 된다.

필자는 시험을 치르는 날보다 일주일 전쯤 미리 출발해서 시차 적응을 하려 하였다. 시험 장소를 고르는 날은 따로 통보가 오는데, 이때가 매우 중요하다. 프로그램이 열리는 순간 들어가서 골라야 하는데, 필자는 토론토를 골랐고 어떤 분들은 오타와까지 가서 시험을 쳐야 했다. 이외에 호주에서도 치는 분이 있었고, 지금 생각해보면 밴쿠버도 괜찮았을 텐데, 굳이 토론토에서 쳐야 했나 하는 생각이 든다. 토론토에 가서는 미리 예약을 한 하숙집에서 책상과 침대가 있는 방에서 공부를 했다. 하지만 시차적응이 매우 힘들었고 졸리면 낮에도 잠을 잤다. 주변 마트에서 장을 보면서 밥도 먹고 시간을 보냈다. 선배님과도 이때 처음 만나서 조언을 많이 받았다. 시험 바로 전날에는 미리 지하철을 타고 다운타운에 있는 시험센터까지 가보면서 예상시간을 쟀다.

시험 당일에는 막상 일찍 일어나서 출발하려니 먼저 전날 봐둔 지하철로 들어가는 입구가 닫혀 있어 당황스러웠지만 다른 문으로 들어갈 수 있었다. 시험장에서는 스터디 그룹 중 한 분의 사모님께서 준비하신 도시락을 받았는데 어찌나 맛있던지 감동 그 자체였다.

시험장에 처음 도착했을 때의 그 기분은 아직도 기억난다. 거대한 방 안에 놓여있는 수많은 책상과 의자들, 그리고 전 세계 인종전시장을 방불케 하는 수많은 치과의사들…. 다들 캐나다에서 치과의사를 하겠다는 꿈을 안고 다 같이 이 자리에 모인 거겠지.

시험은 오전에 보고 점심을 먹고 오후에도 진행되었다. 시험이 끝났을 때는 이미 합격했다고 생각이 들었는데 대략 모르는 문제가 30프로를 넘지 않았기 때문이다. 또한 3번 정도 시험문제를 검토할 수 있었으니 시험시간은 충분한 셈이다. 시험문제들은 기출문제들도 있었고 같은 기출문제에 보기만 다르게 나온 것도 있었다. 당일에 끝나자마자 바로 비행기를 타고 한국으로 귀국하였다. 75점을 넘으면 합격인데, 88점을 맞았다. 그해 1등이 90점 정도라고 했다. 이렇게까지 고득점을 할 필요는 전혀 없다고 생각되며, 캐나다 치대에 편입을 원한다면 90점 정도 받으면 좋다고 한다. 이후에 치르는 실기시험을 건너뛰고 싶다면 치대 편입도 나쁘지 않다는 생각이 든다. 또한 캐나다 치대를 졸업하고 여건만 된다면 미국에서도 일할 수 있기 때문에 긍정적으로 생각한다.

이제 다음 단계로 넘어가야 했다.

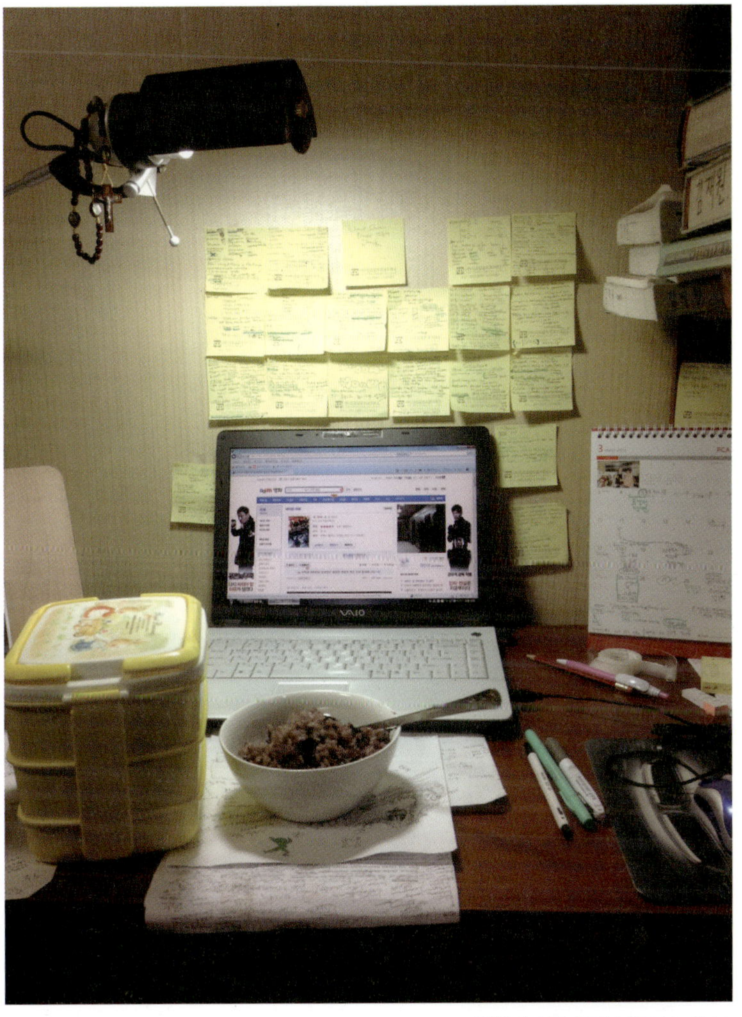

필자가 공부하던 보건지소 관사.

ACJ(Assessment of clinical judgement)와 ACS(Assessment of clinical skills)

이 시험은 캐나다 시험에서 제일 어려운 부분인데, 특히 두 시험을 같이 보기 때문에 준비를 동시에 해야 했다. 사실상 이 시험만 합격하면 나머지 부분은 수월하다 할 수 있었다. 그나마 다행인건 ACJ가 ACS 시험 바로 전날이라는 것이며, 상대적으로 쉬운 시험이기 때문에 약간은 느슨하게 준비해도 된다는 것이었다. 하지만 ACS의 경우 정말로 무시무시한 시험이라 할 수 있다. 일단 현지 학원의 도움 없이 불가능했고, 이때는 한국에서 이것을 가르치는 분이 아무도 없었다.

시험은 타이포돈트에 치는데, 총 12개의 항목에서 보게 된다.

- Class Ⅱ amalgam preparation
- Class Ⅲ composite preparation
- Class Ⅱ amalgam restoration
- Class Ⅱ composite resin restoration
- Class Ⅳ composite resin restoration
- Endodontic access cavity preparation
- Crown preparation
- Metal-ceramic crown preparation
- Provisional crown restoration
- Infection control and safety
- Rubber dam
- Record keeping

각 항목에 대한 부분은 세세히 다 설명할 수는 없고 현지 학원에서 최신 정보를 얻는 것을 추천한다. 하지만 몇 가지 항목은 2023년도 시험에서도 겹치는 부분도 있고, 편입시험을 준비하는 사람도 있을 수 있고, 각 대학마다 무엇을 요구하는지 모르기 때문에 필자가 필기로 남겨놓은 팁을 적어본다. 하지만 기구의 경우 사람마다 선호하는 것이 있으리라 생각되며, 꼭 필자의 기구 및 재료를 따라할 필요는 없다.

■ 2011-2013년도에 ACS 에 출제된 치식번호

	Day 1	2013	2012	2011
1.	Class II Resin Resto	3.6	3.6	2.6
2.	PFM Cr Prep	1.1	1.3	1.5
3.	Class III Resin Prep	1.3M	2.2M	1.1D
4.	Class II Am Resto	2.7	1.6	3.7
5.	Endo Access Prep	1.6	4.6	1.6
	Day 2			
6.	Class IV Resin Resto	2.1	2.2M	1.1M
7.	Provisional Cr	4.5	2.4	3.5
8.	Full metal Cr Prep	3.6	3.6	4.6
9.	Class II Am Prep	1.6	4.6	3.6
10.	Rubber Dam	3.6	3.6	1.6
11.	Record keeping			
12.	Infection control			

■ Class II Amalgam Preparation

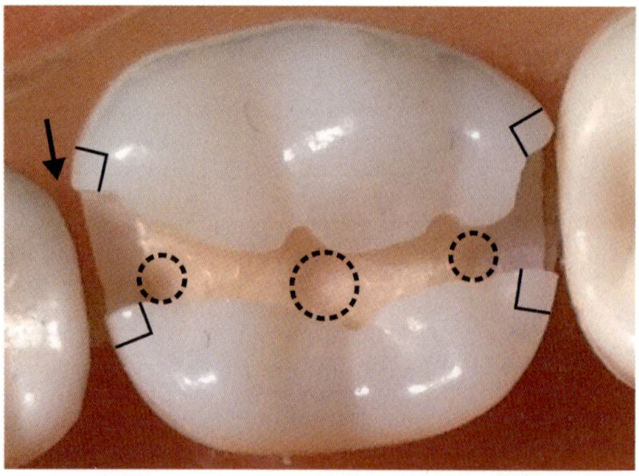

카보서페이스 부위가 90°가 되어야 하며, 인접면 clearance(화살표)는 0.5mm 이하로 유지하였다. 우식부위(둥근 점선)는 깨끗이 파내는 것이 중요하다.

	수기구	버	재료
Class II Amalgam/ Composite Preparation	– Explorer – Mirror – Hatchet – Mesial and distal gingival marginal trimmer – Periodontal probe – Cotton plier	– #245 carbide – #330 – #169	– Fender wedge

- #330 버로 occlusal cavity 시작을 하는데, 1.5mm의 깊이로 mesial pit에서 시작한다.
- #245 버로 인접면 박스 형성을 하는데, 내려갈 때 converge하게 형성한다.
- 협측에서 reverse curve를 확실히 주어야 하며 free enamel이 없어야 한다. 즉, 90°로 cavosurface margin이 형성되어야 한다. 이 부분이 익숙하지 않은 분은 어려운데, 연습을 많이 해야 한다. 잘못 형성할 경우 하악 제1대구치에서 distal cusp가 사라지는 경우가 있다.
- 인접면 형성 시 Fender wedge를 끼고 하면 인접치에 대한 손상을 줄일 수 있다.
- Hatchet과 gingival margin trimmer를 이용하여 다듬는다. 플라스틱 치아가 무르기 때문에 가능하다.
- 실제 치아에서는 우식 부분을 spoon excavator로 파내는 것이 가능하다. 기본 형태를 형성 후 최종적으로 우식부분만 둥글게 파고 들어가서 작업을 마무리하면 된다.
- 상악 구치의 경우는 좀 다르다. 만약 MO나 DO가 나올 경우, oblique ridge를 보존해야 한다.

■ Class Ⅲ Composite Preparation

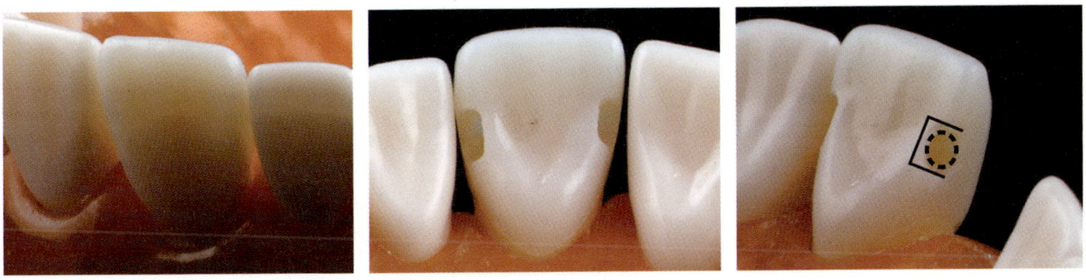

협면에서 와동박스 모양이 보이지 않아야 한다.

	수기구	버	재료
Class Ⅲ Composite Preparation	– Explorer – Mirror – Hatchet – Periodontal probe – Cotton plier	– #245 carbide – #330 – #169	– #1/2, 2, 4 Round carbide slow speed bur

- 중절치와 측절치는 비슷하게 박스 모양으로 깎고, 견치의 경우 '공'이 하나 들어가 있다는 느낌으로 깎아야 한다. 이와는 다르게 어떤 학원은 무조건 반원 모양으로 깎으라고 하는 곳도 있다.
- 필자의 경우 시험에 한 번도 나온 적이 없었던 상악 견치가 나왔는데, 우식이 표시가 되어 있지 않아 느낌으로 깎아야 했다. 에나멜 층을 제거하고 나서야 우식이 안에 보였다.
- #245나 #330 버를 썼다.
- Marginal ridge에서 1/2 부위까지는 침범이 가능하다.
- 중절치나 측절치에서는 약 1.2~1.8mm의 상하 박스 경계가 형성되도록 하고, 전체 높이는 2.5~3mm쯤 되나 실제 시험에서는 우식 크기에 맞게 깎아야 한다.
- Cavosurface margin은 무조건 90°여야 한다. Hatchet을 이용해서 부드럽고 각지게 다듬는다.
- 와동 형성 시 핸드피스 물을 켜고 해야 한다.
- 협측에서 prep한 부위의 margin이 보이면 안 된다.
- 레진 프렙인데 에나멜 쪽에 베벨을 주지 않냐는 문의가 많은데, 대학마다 요구사항이 다르다고 했다. 필자가 아는 대부분의 응시자들은 베벨을 주지 않았고 필자도 주지 않았다. 그리고 A+를 받았다.

■ Class II Amalgam Restoration

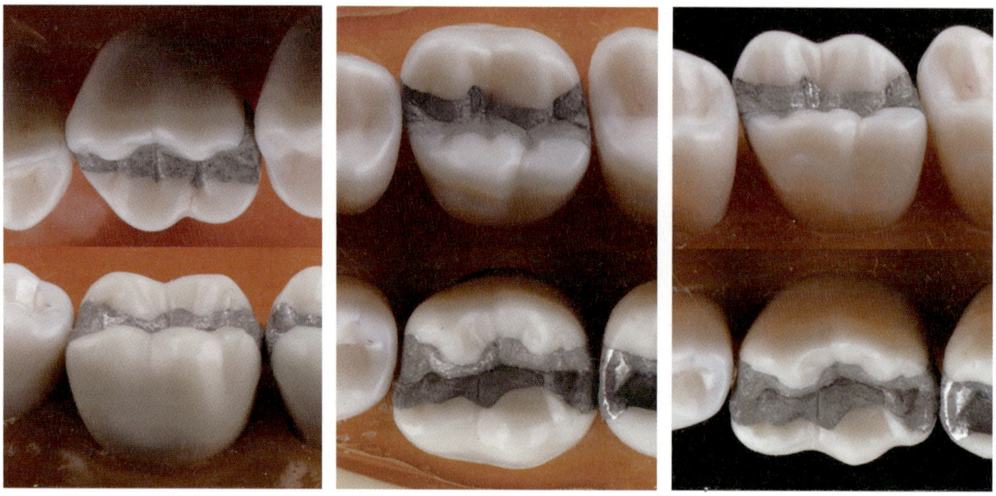

아말감 수복. 폴리싱은 중요하지 않다.

	수기구	버	재료
Class II Amalgam Restoration	– Explorer – Mirror – Periodontal probe – Cotton plier – Amalgam knife – Round burnisher – Amalgam condenser – Discoid Cleoid – Hollenback Carver – Amalgam carrier – Dappen dish	– #1/2, 2, 4 Round carbide slow speed bur	– Tofflemire matrix band – Tofflemire matrix retainer – Wedges(anatomic) – Floss – Amalgamator – Amalgam capsule

- 시험 시작하기 전 아말감을 충전할 치아를 확인해 본다. 덴티폼에 너무 헐렁하게 고정되어 있으면 안 되기 때문에 이 경우 시험관을 불러 수정을 해야 한다.
- Tofflemire matrix band를 끼우고 진행한다. 밴드 두께가 너무 얇아서는 안 된다. 인접면에는 anatomic wedge를 꽉 끼운다. 이것은 색마다 두께가 다르므로, 덴티폼에 연습을 자주해서 어느 정도의 두께로 해야 할지 감을 잡는 것이 매우 중요하다.
- 밴드를 끼운 후 컨택트 포인트를 만들어주는데, 아말감 버니셔로 협설측으로 문질러주면 계란

모양으로 자국이 생긴다.

- 이후 아말감을 충전해 주는데, 필자가 썼던 브랜드는 Dispersalloy였다. 컨덴서로 인접면 박스부터 충전을 한 뒤, 이후 교합면 전체에 충전, 버니셔로 문질러 준 후 Cleoid discoid, Hollenback carver로 치면에 대고 아말감 방향으로 과충전된 아말감을 제거해 나간다.
- Embrasure의 경우, explorer를 쓰면 제거가 편하다. 이때 mesial과 distal pit도 형성해준다.
- 이후 Tofflemire matrix band를 조심스럽게 제거 후, 인접면 과량의 아말감을 아말감 나이프로 제거해준다.
- 제일 중요한 것은 컨택 포인트인데, 치실을 통과시켜 보는데 저항감과 함께 '딱' 소리가 나며 들어가면 완벽한 것이다. 만약 저항감이 없이 느슨히 들어간다면 제거한 후 다시 해야 한다.
- 치실이 인접면 하방으로 들어간 후, 옆으로 빼낸다. 다시 위로 올려 확인할 필요는 없다.
- 아말감을 폴리싱하지 않아도 되며, 젖은 솜으로 표면을 정리해주면 좋다.
- 교합 체크를 꼭 하자.

■ Class II Composite Restoration

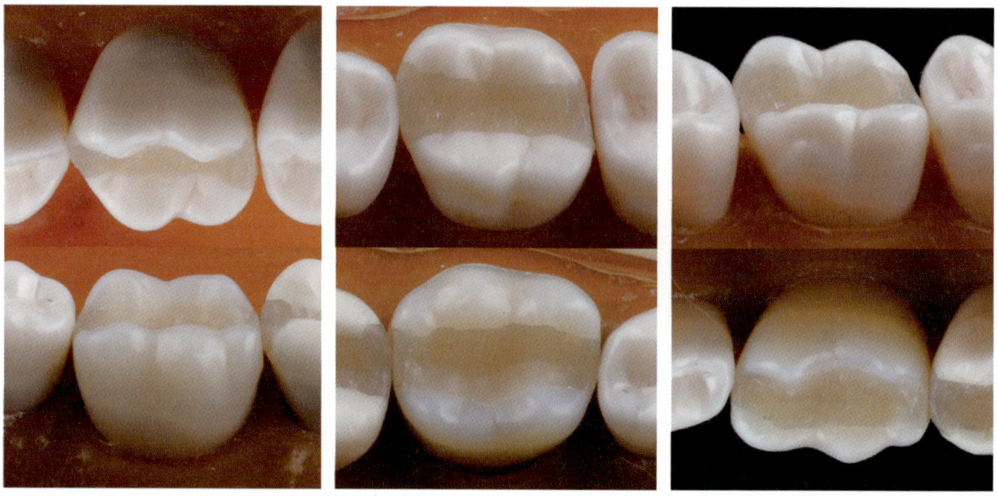

	수기구	버	재료
Class II Composite Restoration	- Explorer - Mirror - Periodontal probe - Cotton plier - Plastic filling instruments - Amalgam knife - Round burnisher - PKT3	- #7901 - #247 flame shape diamond FG bur - #1/2, 2, 4 Round carbide slow speed bur - Enhance cone - Polishing kit	- Tofflemire matrix band - Tofflemire matrix retainer - Wedges (anatomic) - Floss - Articulating paper

- Tofflemire matrix band를 쓰는 것은 아말감과 똑같다.
- 인접면 박스에는 플로어블 레진을 짠 후, 일반 레진을 짜서 기구를 사용하며 근심 및 원심으로 이동시켜 마지날 릿지를 형성해준다.
- 광조사 뒤, 레진을 교합면 하방 0.2~0.3mm까지 남기고 충전한다. 이후에 최종적으로 레진을 형성 후 PKT 3로 구 형성 및 해부학적 모양을 부여하면 된다.
- 이후 #7901 버로 인접면 과충전된 레진을 제거 후, 아말감 나이프로 추가 제거를 한다. 12B blade도 유용하다.

- SSW 1/2 사이즈 버로 교합면에서도 제거한다. 교합 체크 이후 Enhance cone으로 폴리싱을 하고, 브러시로 추가로 해주어도 된다. 이후 인접면 레진은 폴리싱 스트립의 고운 면으로 폴리싱해 준다.
- Explorer나 probe로 레진표면을 긁지 않도록 주의한다.

■ Class Ⅳ Composite Restoration

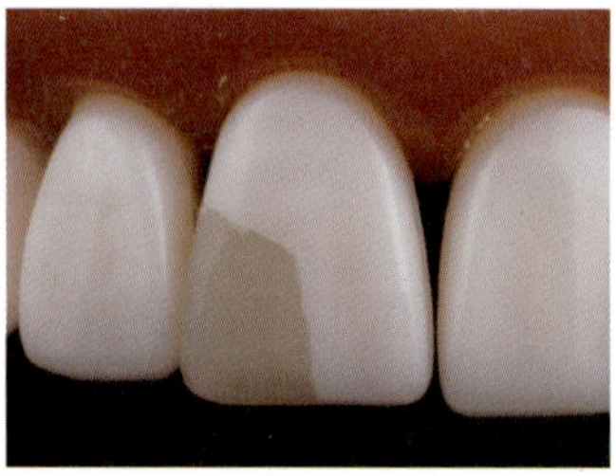

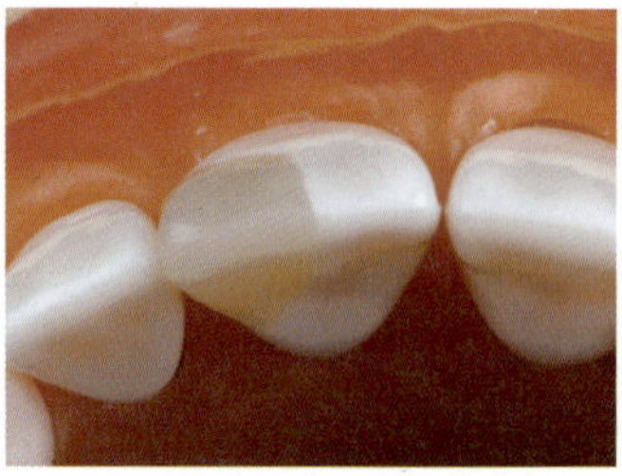

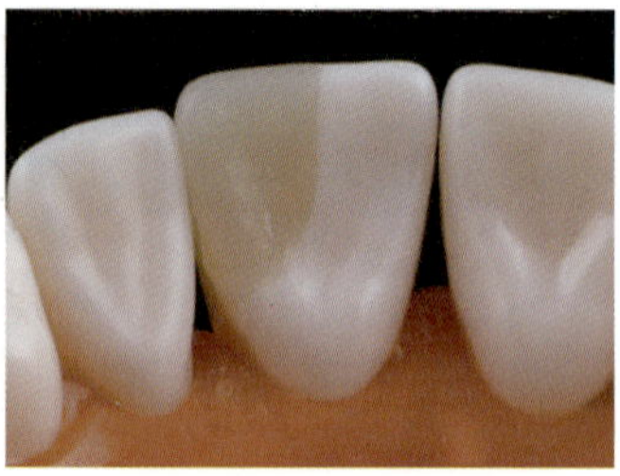

	수기구	버	재료
Class Ⅳ resin restoration	- Mirror - Periodontal probe - Cotton plier - Explorer - Plastic filling instrument - Amalgam knife	- #7901 - Round burs - Enhance cone - ET6 Polishing brush	- Mylar strip - Sof-lex polishing discs - Prophylactic brush - Articulating paper

- Mylar strip을 기구를 이용해 ㄷ자 형태로 대충 만들고 레진 충전할 치아에 끼운 후 웨지로 인접면에서 고정한 뒤 컨택트 포인트를 둥근 기구로 만들어준다.
- 이후 손가락으로 잡고 레진을 짜넣은 후, PKT 기구 중 적당한 크기로 안이 비는 형태로 위에서 아래로 눌러주면 레진이 바깥부분의 shell 형태로 치아 형태에 비슷하게 형성이 된다. 이후 curing을 하는데, 만약 기포가 보이면 flowable 레진을 사용해서 없앤다.
- 필자가 시험을 볼 때는 레진을 충전해야 하는 치아의 면에 peg가 튀어나와 있어 오히려 방해가 되었다. 지금 생각해 보면 어차피 레진으로 다 가려지는데, 잘라내고 충전해도 문제가 될 것 같지는 않다.
- 이후에는 slow speed round bur 및 여러 기구를 사용해 형태에 맞게 다듬으면 된다.
- Contact point 크기는 중절치에서는 3mm를 유지, 측절치에서는 2mm를 유지한다.

■ Endodontic Access Cavity Preparation

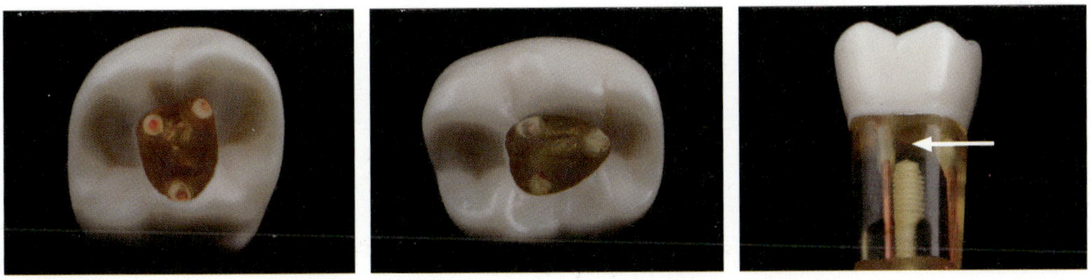

화살표 부분처럼 GG bur가 완전히 들어가야 한다.

	수기구	버	재료
Endodontic access	– Endodontic explorer – Mirror – Periodontal probe – Cotton plier – #25 file – #3 Gates Glidden bur	– #1/2, 2, 4 Round carbide slow speed bur – Endo Z bur	

- 상악 구치와 하악 구치 치아가 따로 있다. 물론 둘 다 연습을 해야 한다.
- 상악에서는 동그란 삼각형에 가깝게 만들어야 하는데, 최대한 평행하게 교합면에서 pulp canal 입구까지 형성을 해야 한다. 처음에 교합면에서 드랍을 느끼면서 round bur #2, 4로 들어간 다음, Endo Z 버를 저속으로 움직이면서 제거한다.
- 펄프 챔버 내에는 왁스가 차 있는데, spoon excavator로 제거한다. Explorer로 긁어 보며 undercut 및 catch가 되는 곳이 있는지 확인한다. 이후 Gates Glidden bur #3로 한 번만 버 깊이까지 약 3mm 정도 넣은 다음 빼면 된다.
- 파일을 넣은 다음 약 2mm 정도에서 chamber와 margin 거리가 유지되는지 확인하는 방법도 있다.
- 마지막엔 tapered polishing bur로 다듬는다.
- 하악은 trapezoid 형태로 간다고 하지만 distal canal이 하나밖에 없으므로 삼각형 형태가 된다.
- Loupe의 조명을 최대치로 하고, 눈을 감고 한쪽 눈으로만 봤을 때 pulp canal 3개가 margin의 외곽과 일치하며 한 번에 보여야 한다.

■ Crown Preparation

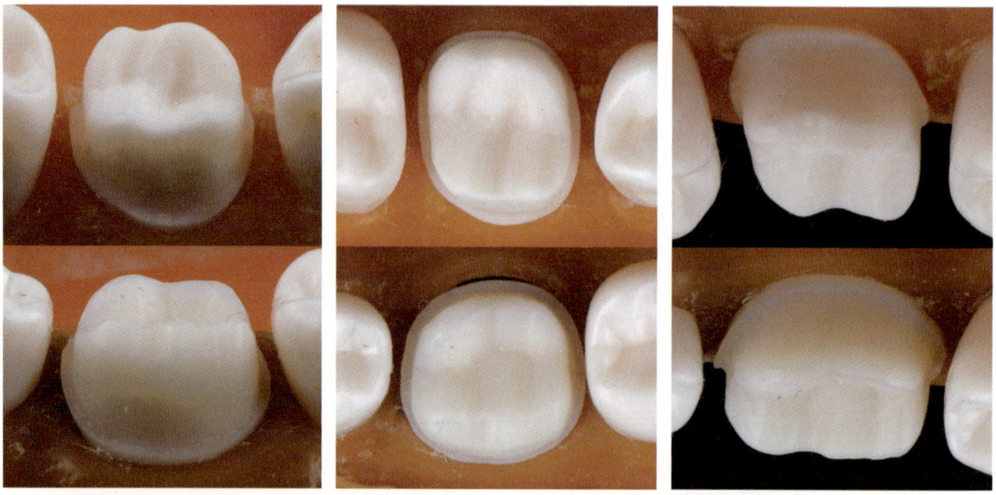

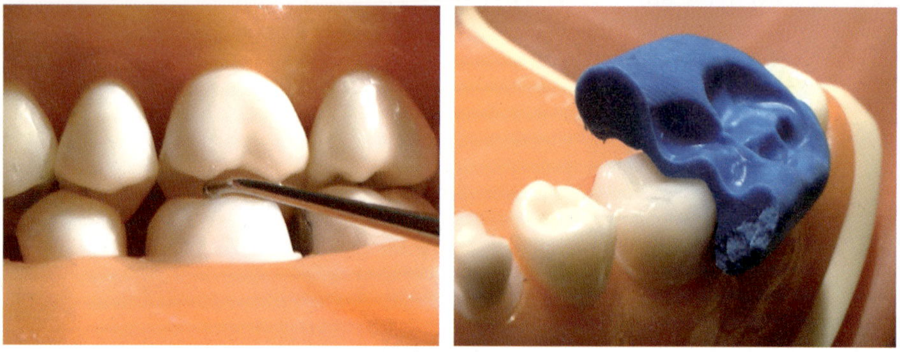

퍼티를 쓰거나 ball burnisher를 이용해 occlusal clearance를 꼭 확인해야 한다.

	수기구	버	재료
Full metal crown Prep	– Mirror – Periodontal probe – Cotton plier	– #14 Diamond chamfer bur – #12 Diamond chamfer bur – Needle bur – Enhance cone	– Fender wedge – Silicon Putty (fast setting) – Scalpel

- 골드나 메탈 크라운을 프렙할 때 정도의 삭제량으로 해야 한다. 대구치만 연습했다.
- #12, 14 Chamfer, #10 Needle 버를 썼다.
- 마진은 최종적으로 probe를 돌렸을때 probe의 끝 diameter와 딱 맞아 떨어지는 것이 좋으며, 마진에서 미끄러지지 않아야 한다.
- 필자는 퍼티(fast set)를 써서 교합면 삭제량을 확인했다. 퍼티의 전체적인 두께는 두꺼운 것이 좋다. 너무 얇으면 변형되기 때문이다.
- 컨택트 포인트는 니들 버로 협설측으로 한 번에 단호하게 삭제해야 하며, 에나멜 층을 남긴다는 느낌으로 해야 한다. 역시 Fender wedge를 써서 인접치를 보호해도 된다.
- 연습용 치아와 실제 시험용 치아는 강도가 차이가 난다.
- 시험용 치아를 깎으면 덴틴층이 드러나는데, 필자는 시험 때 최종형태가 연습하던 형태와 차이가 나서 좀 걱정되었지만 무난히 A를 받았다.

■ Metal-ceramic Crown Preparation

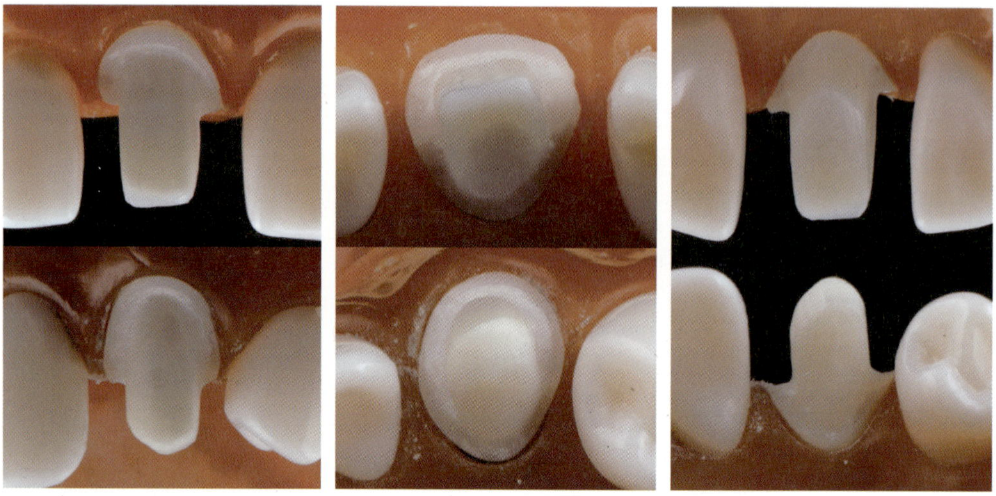

	수기구	버	재료
PFM crown prep	– Mirror – Periodontal probe – Cotton plier	– #16 Diamond chamfer bur – #14 Diamond chamfer bur – #12 Diamond chamfer bur – Needle bur – #23 Football bur – Enhance cone	– Silicon Putty (fast setting) – Scalpel

- #16 Shoulder, #23 Football 버가 추가된다(전치부 설측 삭제를 위해).
- 소구치, 견치 아니면 전치 위주로 연습해야 한다. 하악 전치는 삭제 시 거의 남는 부위가 없어 연습을 하지 않았다.
- 설측 삭제량이 퍼티를 따라야 하는지, 대합치를 따라야 하는지에 대해 논란이 많은데, 필자는 시험 중에는 퍼티를 따라했더니 설측이 과삭제되었다고 유일하게 여기서만 D를 받았다. 어떤 학원은 대합치만을 따르라고 하는 곳도 있다.
- 언더컷 없이 프렙하는 것이 매우 중요하다. Wing 또한 형성하지 않아도 되며, 자연스럽게 인접면에서 마진의 두께가 변하도록 하는 것이 좋다.

Provisional Crown Restoration

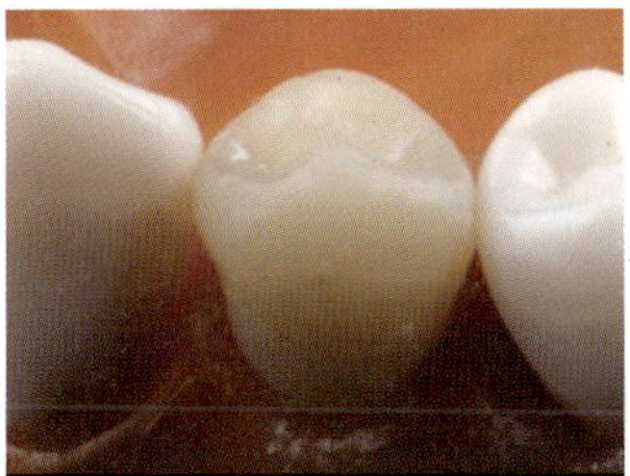
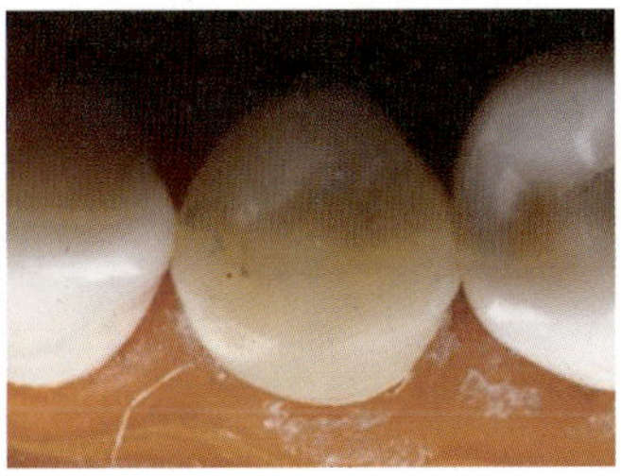
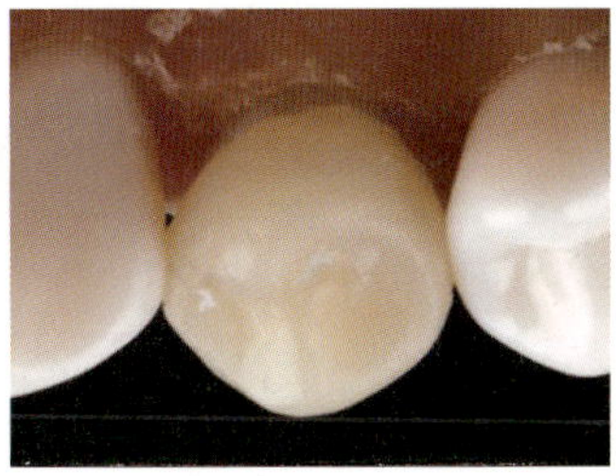
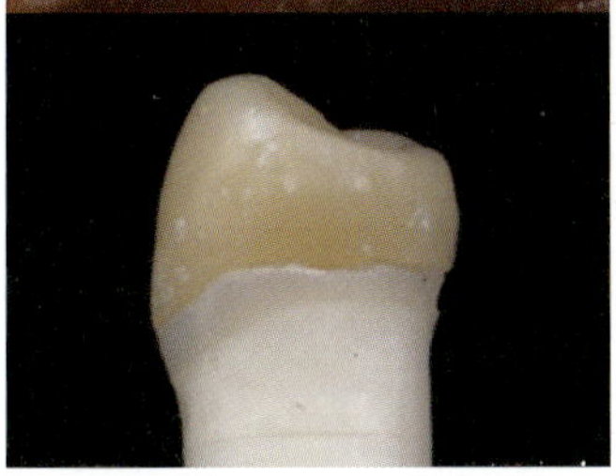

	수기구	버	재료
Provisional crown	- Mirror - Periodontal probe - Cotton plier - Explorer - Plastic filling instrument - Amalgam knife - PKT1	- #7901 - Round burs - Enhance cone - ET6 Polishing brush	- Silicon Putty (fast set) - Scalpel - Provisional crown material - Gun for provisional crown - Vaseline - Articulating paper - Floss - Flowable composite

- 시험이 끝나고 시험관이 대합치와 교합을 시켜보는데, 이는 provisional crown이 운송 도중 깨지는 것도 있고, 만약 이때 깨지면 무조건 감점을 받을 것이다.
- 이미 시험용으로 프렙된 치아에 만들기 때문에 두께는 충분할 것이다. 시험 전날에 퍼티로 프렙되기 이전 치아에 몰드를 만들라고 한다. 이때 여러 개를 만들어 두어 혹시나 분실에 대비한다.
- 퍼티를 믹스할 때는 비닐글러브로 하자.
- Cotton에 바세린을 묻혀 치아 및 gingiva에 고루 바른다.
- 퍼티 안에 temp resin을 짜기 전, 미리 한 5mm 정도 짜낸 다음 퍼티 안에 주입한다. 퍼티를 덴티폼에 장착시키면 빠져나오는 부분이 있는데, 그 부분을 제거한다.

- 잔여 레진이 치아나 치은 부위에 묻어있으면 D를 받기 때문에 깨끗이 청소하고 sulcus 부위에 explorer를 넣어 확인해본다.
- 여기서부터 레진은 수축을 하기 시작하는데, 제빨리 프렙된 치아에 놓고 껐다 빼면서 다듬기 시작한다. #7901 버로 컨택트 포인트만 남기고 다 제거한다.
- 계속 수축을 하므로 장착 및 제거를 하다보면 크라운 자체에 손상이 갈 수 있다. 만약 기포나 크랙이 있다면 flowable 레진으로 수리를 한다.
- 최종적으로 교합을 꼭 확인한다.
- 컨택트 포인트를 floss로 확인하고, Enhance cone으로 표면정리를 한다. 최종적으로 brush에 바세린을 묻히고 연마하면 광택이 난다. 꼭 여러 번 장착 및 제거를 하여 내면 및 외면 기포를 확인한다.
- 최종 마진은 딱 맞을 필요가 없고 약간 떠있는 느낌이다. 0.5mm 이내의 defect는 상관없고 필자도 그렇게 해서 제출했는데 A를 받았다.

- 이 부분을 틀리더라도 감독관들은 지적하지 않는다(하지만 이후에 D를 받을 것). 감독관이 보지 않는 경우에는 실수해도 감점이 되지 않는다.
- 손목시계보다는 탁상시계를 옆에 놓고 작업해야 한다.
- Loupe 옆에 side shield를 장착하여야 한다.
- 환자를 보면서 '만지는' 모든 부위는 contamination으로 보기 때문에 푸른색의 barrier 테이프를 붙여야 한다. 예를 들면, 안경, loupe, loupe light battery, 체어에 있는 모든 손잡이 부분, 높이 조절 버튼 부분 등이다.
- 또한 시험 중 cubicle 내에서는 스크럽 위에 얇은 일회용 가운을 입어야 한다. 점심을 먹거나 화장실을 가기 위해 cubicle 밖으로 나갈 때는 벗고, 들어갈 때 다시 새것을 입으면 된다.
- Cubicle을 나갈 때는 labcoat를 입고 나가면 된다.
- Cubicle 내에서는 clean과 dirty zone을 구분한다. 한 tray 위에 그 술식을 위한 기구들을 챙겨놓고, 다음 술식을 할 때는 그 트레이를 dirty zone에 놓고 clean zone에 있는 tray를 가져와 작업을 하면 된다. 집게로 옮겨 담는 사람도 있고 각 술식 트레이당 기구들을 놓아서 공용기구를 없애서 헷갈리지 않게 하는 방법도 있다.
- 만약 기구를 떨어뜨리면, 감독관을 불러서 어떻게 해야 할지 설명한 다음 감독관이 기구를 주워도 괜찮다고 하면 다시 주워서 진행하면 된다.

기구를 떨어뜨렸을 때 감독관에게 말하는 예시

I just dropped temporary crown for my patient. In this case, I would pick it up with my gloves on and throw it away in a disposable container. After that, I would take off my gloves and wash my hands, put on a new pair of gloves, and start making a new temporary crown.

Invigilator says ok ⇨ 글러브를 낀 상태로 임시치아를 주운 다음, 거즈 위에 올려놓고, 글러브를 뺀 다음, 손을 씻는다. 이후 새 글러브를 장착 후, 임시치아를 알콜솜으로 닦고, 다시 시작하면 된다.

만약 떨어뜨린 것이 덴탈 미러거나 내가 계속 사용해야 할 기구라면, 싱크대에 기구를 넣고 sterile tray에서 기구들을 가져온다고 말한 후에 Invigilator가 ok라고 하면 계속 작업한다.

만약 떨어진 것이 거즈나 작은 조각 같은 것들이라면, 무시하고 일해도 된다.

- 실수를 했더라도 감독관이 주변에 없거나 본인이 실수한 것을 보지 못한거 같으면 눈치껏 그냥 진행해도 되나, 나중에 점수가 어떻게 나올지는 모른다.
- Putty 같은 경우 8~9칸으로 나누어진 통에 base/catalyst을 덩어리로 따로 만들어서 넣어놓아도 된다.
- 착용 순서는 loupe, mask(무조건 코를 덮어야 함), 손을 씻은 후 장갑을 낀다.

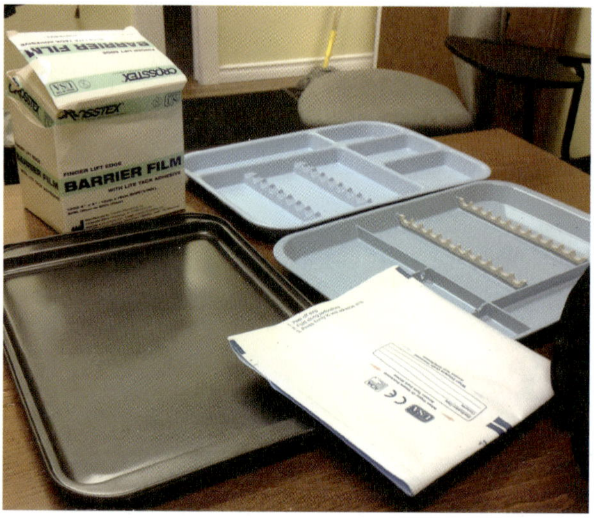

Barrier film과 tray.

Rubber Dam

	수기구	버	재료
Rubber dam application	– Mirror – Periodontal probe – Cotton plier – #2, 2A, 12A, 13A, 212 Rubber dam clamp – Rubber dam punch, forceps, frame – Scissor	·	– Floss – Rubber dam template – Rubber dam sheet (Flexidam)

- Flexidam을 쓰는 것이 편하다(잘 안 찢어짐).
- 이전에 시험을 친 응시자가 lubricant를 발라놓은 경우가 있으므로, 깨끗하게 알코올로 닦아서 제거한다.
- 필자는 러버댐 위에 template를 놓은 후 (약간 위에) 사인펜으로 표시 후 펀치를 했다.
- Winged clamp가 편하다.
- 12A, 13A, 2, 2A, 212를 사용하였다.
- 펀치를 쓸 때는 5홀 펀치 기준
  4번을 Molar without clamp, premolar with clamp,
  3번은 premolar/canine without clamp,
  2번은 upper centrals,
  1번은 lower centrals/laterals, upper laterals에 쓴다.
- 펀치를 찍은 후에는 당겨서 구멍이 제대로 생겼는지 봐야 한다.
- 프레임에 헐렁하게 러버댐을 걸고, 러버댐을 치아에 장착한 후 PKT 1번으로 러버댐을 윙에서 제거해서 치아를 감싸게 한다.
- Clamp가 러버댐을 찝히게 하면 안 된다.
- 이후 floss를 이용해 컨택트 포인트 아래로 러버댐을 내려준다. 각 hole에서 치은이 보이면 안 된다.
- 이후 PKT 1번으로 러버댐을 치은열구 방향으로 내려준다.
- 최종적으로는 clamp와 러버댐 프레임을 치실로 연결해준다.
- 러버댐을 건 다음 러버댐이 마네킹의 코를 덮지 않도록 주의한다.
- 시험 때에는 러버댐만 거는 체어가 따로 있기 때문에 러버댐용 트레이를 준비해서 가면 된다. 기구를 깜박하고 안 가져가면 낭패를 볼 수 있으니 꼭 확인하자!

■ Record keeping

Brand, composite name, shade는 꼭 들어가야 한다.

Class 2 Composite Filling의 Record Keeping 예시

- Reviewed medical history – no change
- Shade Vita guide A2 selected
- Buccal infiltration injection on left, 1.8cc 2% Lidocaine, 1:100,000 epinephrine
- Palatal infiltration for clamp applying
- Applied rubber dam (Flexidam)
- Tooth 1.6 MOD prepared for composite resin filling
- Etchant phosphoric acid 37% (Filtek) and bonding agent (3M) applied
- Restored with (Kerr) flowable composite and microhybrid composite (Denfil), A2 shade
- Rubber dam was removed, occlusion checked

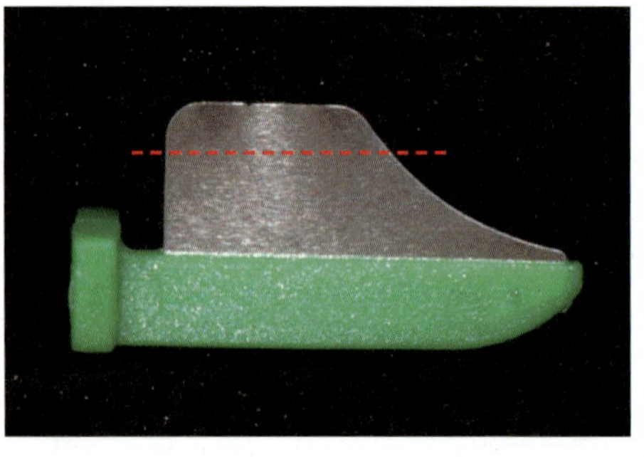

Fenderprep. 마지날 릿지 위로 올라오는 부위(점선)를 잘라내고 사용하면 된다.

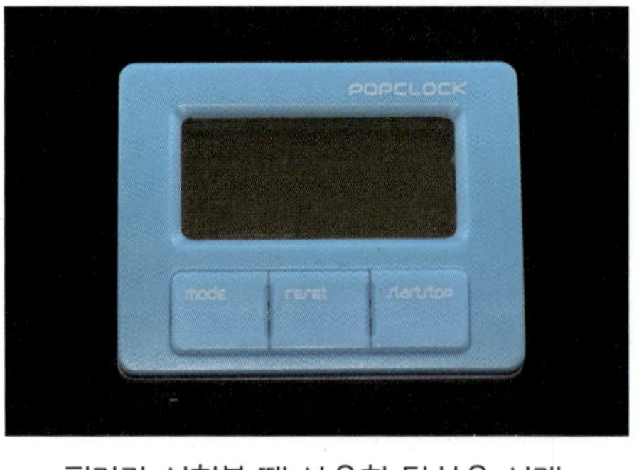

필자가 시험볼 때 사용한 탁상용 시계.

캐나다 시험 준비를 위해 구매한 마네킹 관련 제품들

Kilgoreinternational.com에서 구매할 수 있는 제품들	가격
D95SDP-200-GSF	$173
OCC-W-Oral Cavity Cover	$49
Darwin A01-Upper plate	$4.50
Darwin A02-Lower plate	$4.50
Darwin 1	$1,146.50~1,206.50

필자가 시험 준비 당시 주문했던 치아들

치아	치식(Universal)	가격 (2013년도 기준)	용도
A5A-200	- 4, 5, 12, 13, 15, 21, 28 - 3, 14, 19, 30 - 6, 7, 8, 9, 10, 11, 22, 27 - 18, 20, 29, 31	$2	- 연습용, 구치는 더 많이 주문했다.
A27AN-200	- 36H - 16F - 46P - 46K #30 - 11 #8 - 11F #8 - 11N #8	$8.15	- 우식이 있는 치아이며, 시험에도 나오는 치아이다. - 아말감, 레진 와동 형성 시 사용한다. - 우식이 매우 큰 치아들은 주문할 필요가 없다.
A22-200	- 8, 5, 12, 19, 4, 5, 11, 13	$11.88	- PFM 및 metal crown prep용 치아이며, 시험에도 나온다.
S12A-200	- 3, 14, 30	$8.98	- Endo 형성용 치근부위가 clear한 치아이다. 시험에도 똑같은 치아가 나온다.
A12A-200	- 3, 14, 30	$4.83	- Endo 연습용 치아인데, 치근부위가 치관부위와 동일한 재질이며, 굳이 살 필요는 없다 생각된다.
A12AN-200	- Cl Ⅳ 10, 8, 6, 11 - Cl Ⅱ 24, 19, 18, 30, 14, 15 - Provisional Crown 12, 4, 27, 28, 20	$2.95	- 필자가 산 치아 중 제일 불필요했다. 시험에 나오는 치아는 이미 cavity가 크게 형성되어 있어 제품들과 다르며, 연습용 치아를 사서 cavity를 만들어 연습하면 충분하다.

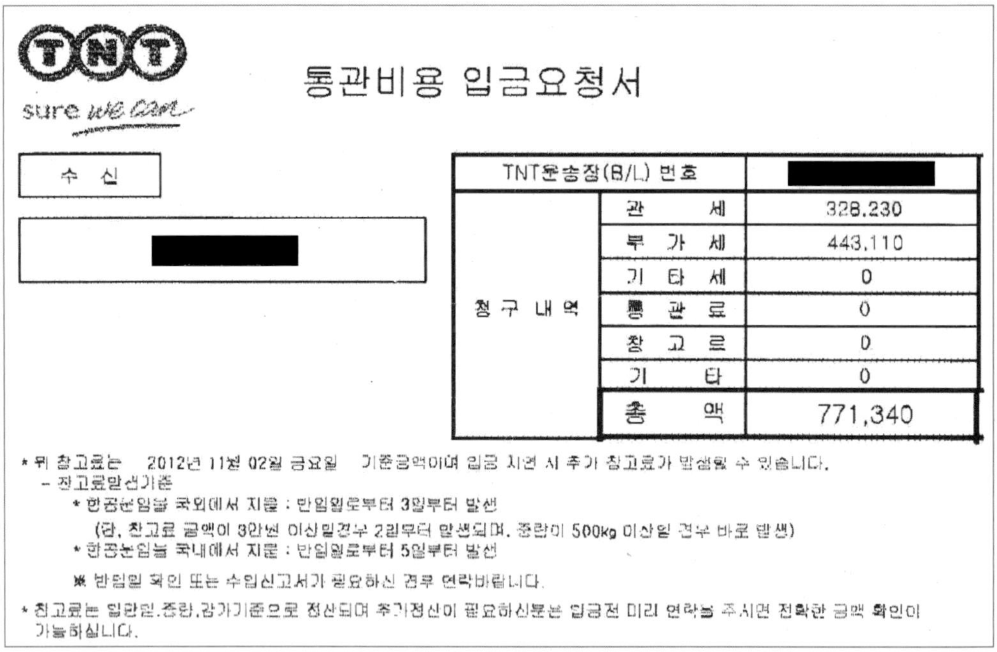

sure we can

통관비용 입금요청서

수 신

TNT운송장(B/L) 번호		
청 구 내 역	관 세	328.230
	부 가 세	443.110
	기 타 세	0
	통 관 료	0
	창 고 료	0
	기 타	0
	총 액	771,340

* 위 창고료는 2012년 11월 02일 금요일 기준금액이며 입금 지연 시 추가 창고료가 발생할 수 있습니다.
  - 창고료발생기준
    * 항공운임을 국외에서 지불 : 반입일로부터 3일부터 발생
    (단, 창고료 금액이 3만원 이상일경우 2일부터 발생되며, 중량이 500kg 이상일 경우 바로 발생)
    * 항공운임을 국내에서 지불 : 반입일로부터 5일부터 발생

    ※ 반입일 확인 또는 수입신고서가 필요하신 경우 연락바랍니다.
* 창고료는 일반입.중량.과가기준으로 정산되며 추가정산이 필요하신분은 입금전 미리 연락을 주시면 정확한 금액 확인이 가능하십니다.

필자는 캐나다에서 기구 및 재료 주문 후 세금을 내야 했다.

모든 시험의 기구는 전부다 필자가 알아서 준비해야 하는데 너무 힘든 경험이었다. 각 술식에 들어가는 재료와 기구는 당연히 최고급으로 하는 것이 맞다. 토론토에 있는 Sal이라는 치과재료상에게서 다 받았는데, 세관에서 걸리는 바람에 또 세금을 크게 내야 했다.

핸드피스는 하이스피드 핸드피스(연습용), 일본 NSK사 실전용 핸드피스, 로우스피드 프릭션 그립과 라쳇 타입도 각각 샀다. 타이포돈트만 구매할지 머리 유닛만 구매할지는 선택이다. 필자는 2개 다 구매했고 얼굴 skin까지 구매했다. 실전과 제일 비슷하기 때문이다. Kilgoreinternational.com에서 구할 수 있다. 시험에 쓰는 플라스틱 치아를 구하는 것도 어려웠는데, 캐나다 시험이 오픈된 이후로 Kilgore에서 치아를 주문해야 했는데 재고가 전부 소진되어 구하기가 매우 쉽지 않았다. 대략 얘기를 들어보니, 일본의 Nissin사에서 수입을 해서 Kilgore에서 파는 구조였다. 즉, Nissin사에서 그 치아를 팔 때까지 기다려야만 했다. 특히 구하기 어려운 치아는 상아질, 법랑질, 우식이 있는 여러 층으로 나뉜 치아였다. 연습용 치아는 그것보다 더 단단하고 단일 재료로 이루어져 있다. 여러 층으로 나뉜 시험용 치아의 경우, 비싸기도 하지만 훨씬 더 부드럽고 무르기 때문에 시험볼 때 주의해야 한다. 잘못해서 법랑질층이 날아가 버리는 경우도 흔하므로 최종 마무리 때는 수기구로 작업을 해야 한다.

이 부분을 준비하는 데 있어 필자는 재미있는 경험을 하였다. 합격 후 토론토에서 사는 선

배가 다니던 Dental Simulation Training Center(DSTC)의 원장 Naresh와 이메일로 연락을 하게 되었다(https://dstcdental.ca/). 이분은 치과의사가 아닌 오너로, 토론토 치대 근처에서 복사일을 하다가 이쪽 사업을 하게 되었다고 했다. 이 학원은 이후에 일차시험을 치를 때도 방문해서 구경할 기회가 있었다. 이 당시 아직 이런 시험을 준비하는 학원들이 별로 없던 때라 그나마 원조 격인 DSTC에서 시험을 준비하기로 결정하였다. 일차시험을 치기도 전에 ACS와 ACJ를 준비하는 것으로 계획을 세웠는데, Naresh는 비행기값(비즈니스석)을 내준다면 Ramtin이라는 강사를 보내주겠다고 하였다. 스터디 그룹에서는 비싼 비행기값(그분의 아내까지 온다고 하였다), 호텔비, 학원비 및 타이포돈트, 치아 비용까지 들여서 한국으로 오게 하였다. 한 일주일 정도 체류하면서 서울에 있는 한 치과에서 수업 및 실습을 하게 되었는데, 정말로 성심성의껏 세세히 잘 가르쳐 주었다. 마지막 날에는 모의고사를 봤는데 떨어지고 말았다. 결국 정말 열심히 해야겠다는 것을 다시 한 번 실감하였다.

일단은 AFK 시험을 치고 귀국한 뒤에, 공중보건의 생활의 막바지에 보건지소 유닛체어에 마네킹 머리 및 타이포돈트를 설치한 후 연습을 하였다. 공중보건의 생활을 끝내고 바로 캐나다행 비행기로 실습 기구 및 재료를 큰 가방에 넣고 토론토로 출발했는데, 인천공항에서 퍼티가 검사에서 걸려서 무엇인지 설명해줘야 했다. 캐나다에 도착한 후에는 AFK 시험을 칠 때 도움을 받았던 한국인 주인이 운영하는 하숙집에 또 묵게 되었다. 일단 하숙집에서도 계속 연습을 하려 하였는데, 문제는 선배가 넘기기로 한 컴프레서가 소음이 너무 심하다는 것이었다. 정말 어마이미한 소리가 났는데, 이러면 하숙집에 사는 다른 학생들의 컴플레인이 들어올 것은 뻔한 일이었다. 하숙집에서 세운 대책으로, 필자를 본인들이 사는 본가로 데려와서 거기서 지내라 하였고, 그리고 거기에 사는 학생 한 명에게는 미리 양해를 구해서 다행히 계속 연습을 할 수 있었다. 그 학생과는 베트남 쌀국수를 한 번 같이 먹은 것이 전부였는데, 엄청난 소음을 참아준, 이름도 생각나지 않는 그분께 감사할 뿐이다. 그 하숙집은 히터가 돌아가면 물방울이 떨어지는 공명음 같은 소리가 나는 것 빼고는 괜찮았다. 차도 한인업체를 통해 작은 것으로 하나 렌트하게 되었고, 운전하기 위해 국제운전면허증을 취득하여 시험 전 한 달 동안 토론토에 체류하게 되었다. 하숙집 주인 내외분은 예전에 한국에서 전자제품 대리점을 하다가 오래 전 이민을 오셨고, 자녀 한 분은 오타와에서 일하고 본인들은 여유롭게 사시는 듯했다. 필자도 그분들과 같이 지낸 지 벌써 10년이 흘렀으니, 지금도 잘 지내시는지 모르겠다.

체류하는 동안에는 당연히 매일 연습을 하였다. DSTC의 Markham 지점에서 연습을 하였는데, 이때도 참 여러 가지 일이 있었다. 총 세션을 오전/오후/저녁반으로 나누어 연습하였는데, 어떤 체어는 잘 작동되지 않아서 고쳐달라고 하면 Naresh가 화를 내는 모습도 볼 수 있었다. 고치러 오는 기사는 한술 더 떴는데, 와서 그냥 대충 해놓고 가버려서 지점 담당자인 Ramtin이 고치려고 노력하기도 했다. 필자가 주로 연습하는 시간대에는 중국계 치과의사 그룹도 있었고, 파키스탄 출신도 있고, 이란 출신의 치과의사들이 많았다. 특이하게도 필자가 연습할 때는 전부 여자밖에 없는 상황이었다. 필자는 연습을 시작하면 총 4가지 술식을 하였고 다른 사람들에게 말도 안 걸고 계속 연습을 했기 때문에 거기에서 만났던 그 누구와도 친해지지 않았다. 필자는 거기서 주로 Ramtin에게 검사를 받았고, 검사받는 것도 다들 경쟁이 있어 계획을 잘 짜고 진행해야 했다. 기구가 떨어지거나 하면 역시 재료상인 Sal에게 가서 구매했다. 필자가 프렙한 치아를 보고 다른 친구들이 많이 칭찬해준 기억이 난다. 이후에 몇몇 학생은 필자에게 본인들이 프렙한 치아를 평가해달라고도 하였다. 문제는 제대로 평가를 해주면 기분 나빠하는 것이 보여서 잘 해주려고 노력했지만 한국 치과의사의 손재주를 누가 당해낼 수 있단 말인가? 실제로 어떤 분은 필자의 집까지 와서 실습했던 적도 있다. 필자는 시험을 치기 일주일 전부터는 준비가 충분히 되었다 판단되어 더 이상 센터에 나가지 않기로 하였다.

연습을 할 때는, 한 술식을 따로 천천히 준비하면서 하는 것보다는 여러 술식을 차례대로 빠르게 기구를 바꿔가며 하는 것에 익숙해져야 한다. 실제 시험이 그렇게 진행되기 때문이다. 필자 같은 경우는 한 session에 3~4개의 술식을 계속 앉아서 진행하며 연습했다.

ACJ 시험도 준비해야 했기 때문에 주로 주말에 도서관에 가서 공부했었는데 그렇게 열심히 하지는 않았다.

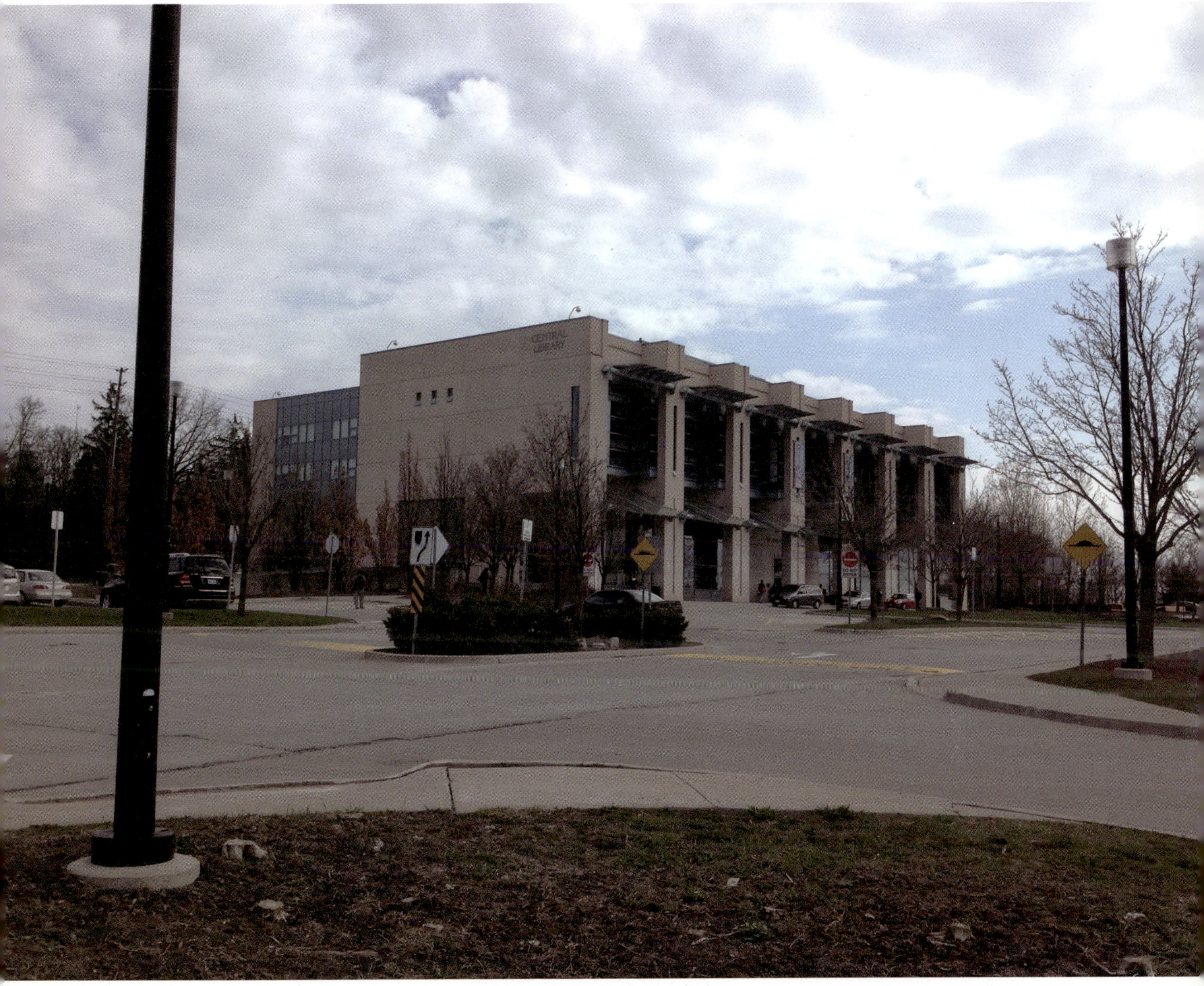

필자가 ACJ를 공부하던 도서관. Richmond Hill 지역의 Central Library인데,
여기 근처에 이탈리안 베이글 샌드위치 집이 정말로 맛있다. 2023년 현재에는 찾을 수 없다.

같은 스터디 그룹에 계신 다른 한국인들은 시험 몇 주 전에 와서 DSTC의 다운타운 지점에서 연습을 하기로 되어 있었다. 이때가 늦은 밤이었는데, 건물관리인이 와서 더 연습하려면 돈을 내놓으라는 것이 아닌가? Naresh하고 이미 얘기가 되어있는 줄 알았는데, 이해가 되지 않는 일이었지만 어떻게든 연습을 계속 했던 것 같다.

시험 보기 직전에 정말 황당한 일이 있었는데, 강사인 Ramtin이 사실 작년 시험에 한 번 떨어져서 올해 나와 같이 친다는 것이었다. 이때 정말로 놀랐는데, 한국에서는 이런 말을 전혀 하지 않아 당연히 붙은 줄 알았기 때문이었다. 결과적으로 우리가 속은 것이라 이후 DSTC와는 더 이상 연락을 하지 않게 된다. 이후에 영주권 문제로 DSTC측에 고용되어 일하는 것을 알아보던 중 고용주인 Naresh의 말이 자주 바뀌고 연락도 잘 되지 않아 신뢰가 가지 않으니 거기서 일하지 말라는 변호사의 권유가 있었다. 그쪽 문화가 그렇다고 하면 별수 없지만, Ramtin은 현재 다른 학원을 운영 중인 것으로 알고 있다. 필자가 이후 버팔로에서 수련할 때 연락을 해보았는데 더 이상은 연락이 되지 않았다.

이와는 별개로 역시 선배의 추천으로 DSTC와는 다른 학원인 PrepDr이라는 곳에서도 시험을 준비할 수 있었다(https://prepdoctors.ca/). 이 시험센터의 CEO인 Dr. Marwan과 연락이 닿았는데, 이분들과는 ACJ 준비를 하기로 하였다. 역시 비행기 비즈니스석 및 호텔 비용 및 강사료를 내주고 한국에 모시고 와서 서울의 한 치과에서 이틀 동안 수업을 들었는데, 크게 어려운 시험은 아니라는 것을 바로 알 수 있었다. Dr. Marwan은 DSTC와는 별개로 필자가 토론토에 가면 필자가 작업한 치아들을 봐주겠다 하였고, 실제로 필자는 PrepDr에 자주 가서 필자가 작업한 결과물들을 보여줄 수 있었다. 이후에 시험 끝나고 저녁을 한 번 먹은 이후로는 만나지 못했는데, 지금도 CEO직을 유지하면서 열심히 잘 운영하고 있는 것 같다.

필자의 시험장은 토론토 서쪽에 위치한 London이라는 도시에 있는 Western Ontario 대학에서 쳤는데, 시험 일주일 전 일정 금액을 지불하면 시험장 체험을 미리 할 수 있게 해준다. 스터디 그룹 멤버와 같이 가서 보았는데, 필자는 이 경험을 추천한다.

Schulich
MEDICINE & DENTISTRY

Continuing Dental Education

VERIFICATION OF PARTICIPATION

Jae Won Kim

Course Title:	**NDEB Set-Up & Orientation ~ HANDS ON**
Course Date:	**Saturday, June 1, 2013**
Location:	**Western University Canada, London, ON**
MCDE:	**3 Points**
AGD Code:	**149 3 Hours**

This confirms that the individual designated above has met all the requirements of the above course for awarding applicable continuing education credit. Participants should retain this document for their records.

Western University, Canada is an ADA CERP recognized provider.

ADA CERP is a service of the American Dental Association to assist dental professionals in identifying quality providers of continuing dental education. ADA CERP does not approve or endorse individual courses or instructors, nor does it imply acceptance of credit hours by boards of dentistry.

Concerns or complaints about a CE provider may be directed to the provider or to ADA CERP at www.ada.org/cerp.

Sandra Wagner
Program Administrator
Continuing Dental Education

Continuing Dental Education, London, Ontario Canada t.519.661.3345 1.888.281.1428
f.519.850.2389 cde@schulich.uwo.ca www.schulich.uwo.ca/dentistry/cde

Western

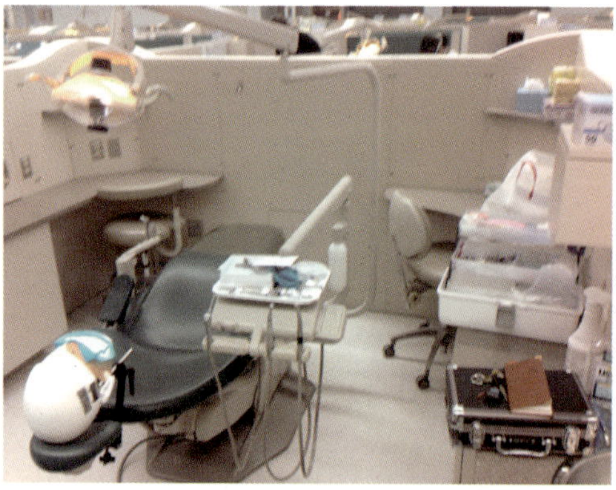

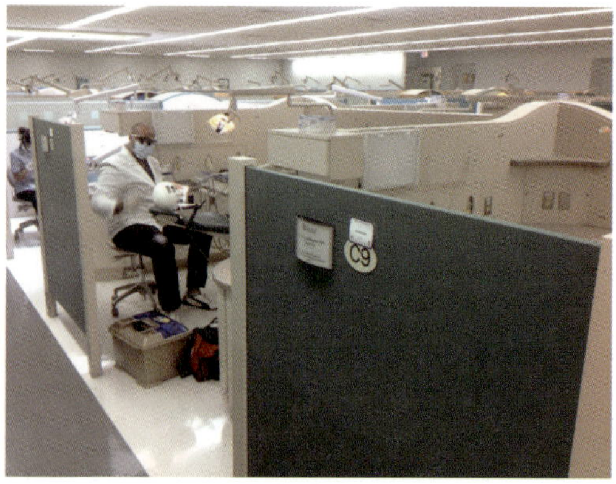

웨스턴 온타리오 대학교 내의 Cubicle. 여기서 시험을 치기 전 세팅하는 방법이라든지 연습을 할 수 있었다.

이후 스터디 그룹에 계셨던 다른 분들도 모두 토론토로 오게 되었는데, 시험장소를 고르는 데 있어서 통일이 되지 않아 어떤 분은 밴쿠버에서 치르기도 하였다. 토론토 치과대학 같은 경우 작업공간이 너무 좁아 불편하다는 말이 있어서 선택하지 않았고, 밴쿠버의 경우 페달이 밟는 형식이 아니라 옆으로 미는 형식이라 들어서 택하지 않았다.

ACJ 시험부터 치기로 되어 있었기 때문에 부담 없이 임했다. 시험 형식은 오전에는 환자 케이스 위주의 임상문제, 오후에는 방사선 사진 판독이 있었다. 환자 케이스 문제 같은 경우 보기가 10개 정도 나오는데 답이 여러 개인 경우 잘못된 답을 하나라도 표기할 경우 감점이 되기 때문에 확실하지 않는 답은 고르지 않는 것이 좋다. 방사선 사진은 주로 인접면 우식이 어디에 있는지 찾는 문제가 꽤 있었는데 사진의 화질이 좋지 않아 고생하였다. 시험 자체는 무난했던 것 같다.

다음 날 ACS 시험일이 되었을 때, 필자는 전날 호텔방에서 큰 캐리어 가방에 기구들을 정리하고 또 정리하면서 실수한 것이 없는지 확인했다. 전날에는 잠이 잘 오지 않았고 시험 아침에는 당연히 조식이 잘 넘어가지는 않았지만 열심히 식사하려 노력했다. 시험장소에 가보니 필자 외에도 수많은 다른 후보들이 가족들과 포옹을 하며 응원하는 모습을 보이고 있었다. 우리 수험생들은 함께 '우리끼리라도 포옹할까요'하며 농담을 하기도 했다.

시험 보기 바로 전 오리엔테이션을 했는데, 특별히 도움이 되지 않았고 질문을 하면 담당하는 시험관들은 '그 정보에 대해선 말할 수 없다'라고 답변을 회피하였다. 시험 전 큐비클에서 세팅할 시간을 주는데, 그 순간이 지금도 기억이 난다. 시험이 시작되자 필자는 제일 자신있던 Class Ⅱ resin restoration부터 시작을 했다. 치아는 이미 예쁘게 프렙되어 있었는데 좀 이상했던 것이, 치아의 근심 cavity 부위가 이상할 정도로 뒤로 물러나 있어 공간이 크게 뜨는 것이 아닌가? 결국 필자가 통상적인 방법으로는 할 수가 없어 편법으로 약간 더 레진을 추가하여 겨우 접촉점을 앞 치아와 맞추니 상당히 과풍융되어 보이는 것이 아닌가? 필자는 이 술식에 시간을 이미 많이 사용하였다 생각되어 빨리 다른 술식으로 넘어갔는데, 결국에는 이것을 잊어서 나중에 시험점수를 보니 'overcontour'되었다고 결과가 나왔다. 좀 억울하지만 치아가 뒤로 밀려난 상태로 고정이 되었던 것 같다.

아말감 필링에서도 크게 낭패를 보았다. 아말감은 원래 자신 있던 부분인데, 이상하게도 그날은 마진 부위에서 아말감이 약간 깨진 것 아닌가? 연습할 때는 한 번도 이런 적이 없었는데. 결국 추가로 아말감을 넣고 다져보았는데 잘 되었다고 생각하였다. 그런데 결국 이 부분은 'undercontour'로 점수가 나왔다. 필자가 해주고 싶은 조언은 아말감 수복은 부분적으로 수정하는 것이 힘드니 갈아내고 다시 시작하는 것이 좋다.

풀 메탈 크라운 프렙 같은 경우, 이상하게도 최종 형태가 필자가 하던 형태와 너무 달라보여 조금 걱정이 되었지만 퍼티상으로는 문제가 없었다. 이 부분은 합격이었기 때문에 프렙할 때는 퍼티를 믿고 진행하기 바란다.

둘째 날에는 record keeping을 하는데, 보통은 시험 시작 전에 다 써놓고 시작한다. '시작' 소리와 함께 고요함과 사각 사각 연필소리가 곳곳에서 나는 기억이 난다. 농담으로 점수받기 제일 쉬운 부분이라는 말을 하기도 한다. 러버댐 걸기는 둘째 날에 하였는데, 걸기 이전에 치아에 손상이 없는지 확인하는 것이 중요하며 만약 있으면 시험관에게 어필을 하고 진행하면 된다. 필자의 경우 러버댐을 좀 늦게 걸었는지 같은 그룹 분들은 이미 다하고 가버린 것 아닌가? 필자는 여유 있게 확인을 오래 한 다음 시험관을 불러 확인 후 다시 다른 술식을 하였다. 아말감 와동 형성에서는 2시간을 투자하여 프렙을 하였다. 정말 완벽하다고 생각했는데, 나중에 보니 인접치아를 건드렸다고 평가가 나왔다.

제일 위험했던 순간은 둘째 날 Class Ⅳ 레진 필링과 임시치아 수복을 앞둔 상황이었다. Class Ⅳ 레진 수복을 할 치아를 보니 수복 이후에 탈락하지 않도록 레진 치아 와동면에 peg가 튀어나와 있었다. 이 때문에 필자가 쓰던 방법인 Mylar strip을 두른 후 레진을 부어 빠르게 형태를 잡는 방법이 통하지 않게 되었다. 기포가 엄청나게 많이 생겨서 그것을 메꾸는 데 시간을 허비하게 되었고, 접촉점도 잘 잡느라 힘들었다. 결국 플로우 레진을 이리저리 부으면 과풍융이 되고, 그러면 또 설측 및 협측을 엄청나게 갈아내다 보니 필자가 예측한 시간을 넘기게 되어 급하게 임시치아 수복을 진행하게 되었다. 임시치아 수복은 나중에 레진 재료가 열구 부위에 남는다든지, 교합을 확인할 때 깨져서 E를 받는다든지 어이없이 탈락되는 경우가 많았는데, 다행히 돌발상황 없이 평소대로 할 수 있었다. 결국 마지막 날까지 시험시간 오후 4시까지 꽉 채워서 겨우 마칠 수 있었고, 시험관이 와서 임시치아 교합을 확인한 후 캐스트를 가져가면서 시험을 끝낼 수 있었다. 참고로 필자는 시험기간 동안 화장실에 가거나 점심을 먹을 생각도 못하고, 참아가면서 계속 시험을 쳤던 것 같다. 시험이 끝나고 다음 날 아침에 필자의 몰골을 보니 살이 확 빠져있었다. 그날 호텔 조식이 어찌나 맛있던지! 식사 후 바로 데리러 온 하숙집 주인의 차를 타고 다시 토론토로 돌아간 다음 한국으로 돌아오게 되었다. 이때 비행기에서 듣던 음악이 어찌나 편하던지 황홀감이 올라왔다.

The National Dental Examining Board of Canada
Le Bureau National d'Examen Dentaire du Canada

ASSESSMENT OF CLINICAL SKILLS

PRACTICE TEETH

Participants may practice on the identified teeth at any time during the Day 1 Assessment (including set-up time).

Requirement	Typodont tooth type	Practice Tooth
Endodontic Access	Tooth with simulated enamel, dentin and pulp	1.4
Class III Composite Resin Preparation	Tooth with simulated enamel, dentin, caries and cavitation on mesial	2.2
Metal-ceramic Crown Preparation	Tooth with simulated enamel, dentin and pulp	3.4

The National Dental Examining Board of Canada
Le Bureau National d'Examen Dentaire du Canada

ASSESSMENT OF CLINICAL SKILLS

PRACTICE TEETH

Participants may practice on the identified teeth at any time during the Day 2 Assessment (including set-up time).

Requirement	Typodont tooth type	Practice Tooth
Full Metal Crown Preparation	Tooth with simulated enamel, dentin and pulp	3.4
Class II Amalgam Preparation	Tooth with simulated enamel, dentin and mesial, distal and occlusal caries	1.4

이렇게 시험 중간에도 연습할 수 있는 치아들이 있다.

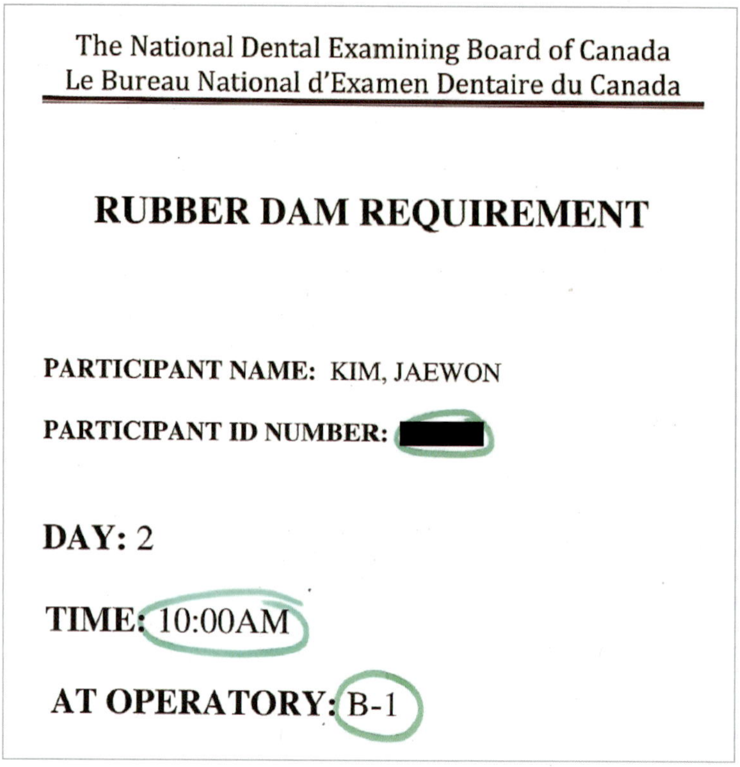

The National Dental Examining Board of Canada
Le Bureau National d'Examen Dentaire du Canada

RUBBER DAM REQUIREMENT

PARTICIPANT NAME: KIM, JAEWON

PARTICIPANT ID NUMBER:

DAY: 2

TIME: 10:00AM

AT OPERATORY: B-1

러버댐은 정해진 시간에 다른 체어에 가서 장착하고 검사를 받았다.

이 시험결과를 채점하기 위해 캐나다 전역의 치과의사들이 와서 확대경을 쓰고 5명 정도가 하나의 작업물을 돌아가며 익명으로 평가한다고 하니, 조그마한 실수가 있을 경우 바로 걸릴 수 밖에 없다.

시험결과는 ACJ는 78점이었고 ACS는 A+ 1개(Class Ⅲ 레진와동형성) 및 D 1개(PFM 크라운), 나머지는 전부 A를 맞고 합격했다. 시험에서 허용되는 점수는 A+, A, D, E인데 E는 1개까지만 용납되고, D는 3개까지만 가능했다. 한 항목당 총 세 부분에서 점수를 받는데, A A A면 최종점수는 A+, A A D면 A, A D D면 D로 평가되는 방식이다. PFM 크라운 같은 경우 오버프렙되었다고 나와 있었는데, 전혀 수긍이 가지 않았으나 일단은 합격했으니 빨리 잊고 싶었다. 이후 필자는 시험에 사용했던 기구 및 재료들을 선배에게 팔게 되면서 반값 정도 다시 돌려받을 수 있었다.

Ergonomic Dentistry

필자는 학교 다닐 때 loupe를 쓰지 않았고 마찬가지로 외과 수련할 때 목을 아래로 내리며 수술하고 진료했었다. 이후 30대 초반에 캐나다 시험을 칠 때는 아무래도 세세하게 봐야 하니 2.5배율의 서지텔 Galilean loupe를 썼었다. 이후 캐나다에서 진료할 때는 맨눈으로 진료했고, 버팔로에서 치주수술을 할 때는 연조직 수술을 할 때에만 loupe를 썼다. 미국 치과대학에서 수련해 보니 매년 여러 loupe 회사에서 경쟁적으로 행사를 열어 치대생들이 할인가로 구매하도록 권하는 것을 볼 수 있었다. 또한 trial period가 있어 마음에 안 들면 반품 및 조정도 가능했다.

필자도 나이가 들면서 목 건강을 지키는 것이 더 중요하겠다는 생각을 하던 중 장시간 앉아서 진료하는 치주주술의 편의를 위해서 ErgoDeflection Prismatic loupe 3.5배율을 다시 한 번 미국 서지텔에서 구매했다. 이 loupe는 끼더라도 타사 제품에 비해 시야가 넓고, 또한 LED조명이 매우 마음에 들어서 지금까지 계속 사용하고 있다. 또 다른 장점으로 그냥 보통 눈으로 바로 확인하고 싶을 때 바로 눈만 아래로 내리면 되서 loupe를 벗을 필요가 없나.

캐나다 시험은 장시간의 연습을 필요로 하기 때문에 스트레칭 및 목 허리 건강유지는 필수다. 필자 생각에는 미리 ergonomic loupe에 익숙해지는 것이 장기적으로 자세에도 좋으리라 생각된다. 여러 브랜드 것을 껴보고, 조명의 밝기도 확인해보고 자신에게 맞는 것을 고르는 것이 중요하다. 캐나다에서도 연습할 때 연세가 많은 어떤 분은 허리통증 때문에 brace를 차고 하는 것을 본 적도 있었다. 필자도 미국 ADEX typodont 시험을 칠 때는 시험이 끝나고 허리 근육통이 생겼다.

또한 진정한 ergonomic을 위해서는 loupe뿐만 아니라 양 팔걸이, 의자 높이, 무릎 및 고관절의 굽혀진 위치 등 여러 가지를 고려해야 한다. 필자는 최근에 “Ergonomics Applied to Dental Practice”(Juan Carlos Ortiz Hugues 저, Quintessence Publishing) 구매한 바, 참고가 되길 바란다.

Written 및 OSCE(Object structured clinical examination)

이 시험은 PASS/FAIL로 결정되는 캐나다 치과대학 졸업생들도 치는 시험으로, 이것을 통과하면 캐나다에서 치과의사로 일할 수 있는 자격증을 받게 된다. 필자가 한국에서 2013년도에 페이닥터로 취업했을 때는 ACS와 ACJ시험을 치고 온 상황이었다. 취업은 너무 힘들었고 돈도 없을 때라 친척들에게 돈을 빌려서 생활해야 했다. 만족스러운 자리는 아니었지만 더 따질 수도 없어서, 서울 근교에서 급하게 한국에서의 첫 일자리를 구했다. 구강외과를 수련했음에도 불구하고 월급이 이 정도밖에 안 된다는 데에 자괴감이 생겼다. 무엇 때문에 이렇게까지 열심히 노력해서 수련했단 말인가? 졸업만 하면 훨씬 좋은 자리가 보장된다던 선배의 말씀이 기억났다. 그해에 11월에 마지막 시험이 예상되었기 때문에 취직한 치과에 그때는 일주일 정도 자리를 비우겠다고 미리 얘기해놓고 일하기 시작했다. 페이닥터 생활은 순탄치 않았는데, 주 6일 일하고(토요일은 반일), 한 달에 2회 쉬는 일정이었다. 치과 분위기도 그렇고 정말로 재미없고 힘든 생활이었다. 일하고 나면 지쳐서 살던 오피스텔 근처 식당에서 밥을 사먹고 자다 보니 몸무게가 늘기 시작했다. 이에 새벽에 헬스를 시작하게 되었는데, 퍼스널 트레이닝을 받았다. 문제는 고된 업무 때문에 계속 책상 앞에서 선배님이 주신 공부자료만 펴놓고 잠을 자는 반복되는 것이었다. 또한 이 시험은 떨어지는 사람이 거의 없다고 들어서, 그만큼 느슨해진 것도 있다. 공중보건의 때 여유 있게 준비하던 시기가 그리웠다. 결국 11월이 될 때까지 자료만 보다말기를 한 달 정도 반복한 상태로 갔다. 시험은 또 토론토 치대에 가서 쳤는데, 15일에 Written 시험, 즉 필기시험을 보고 17일에 OSCE 시험을 보았다. 시험 약 5일 전쯤에 시차적응을 위해 미리 출발했는데도, 적응이 되지 않아 공부는 제대로 하지도 못했다. 이때 ACS 준비할 때 알던 분이 재시험을 쳐야 하는데 연습을 위해 필자의 마네킨 머리 부분을 사고 싶다 하여서 팔았다. Written 시험을 치러 가니 예전에 ACS 준비할 때 알던 중국 치과의사 두 분을 만났다. 매우 반갑게 인사하며 합격한 것을 축하하고 바로 시험을 치러 들어갔는데, 특별히 어렵지도 않았으며 AFK 시험과 별 다를 바가 없었다. OSCE 시험은 우리나라 말로 하면 땡시험인데, 각 테이블에 문제가 하나씩 있고 거기에서 주어진 시간 내에 답을 적으면 된다. 처방전을 내는 문제도 있고, 캐스트를 보면서 문제점을 찾는 것 같은 것도 있었다. 예를 들면 34번 크라운에 무슨 문제가 있는가라고 되어 있고 돋보기가 하나 있는데, 보면 원심 접촉점이 없는 상황이다. 그걸 답안지에 적으면 된다. 이 시험은 크게 어렵지 않고 나름 즐기면서 보았다. 이 시험만 보면 다시 보지 않아도 마지막 몇 문제를 남겨두었을 때는 가슴이 뛰었다. 마지막 문제를 끝낸 후 두 팔을 위로 올리고 만세를 외칠 수밖에 없었다. 그때는 참 순진했다. 바로 한국에 일하러 가야해서 관광도 제대로 못해보고 시험 당일에 한국으로 돌아와야 했다. 이후에도 자주 토론토에 갔지만 필자는 지금까지 그곳을 제대로 관광을 해본 적은 없다!

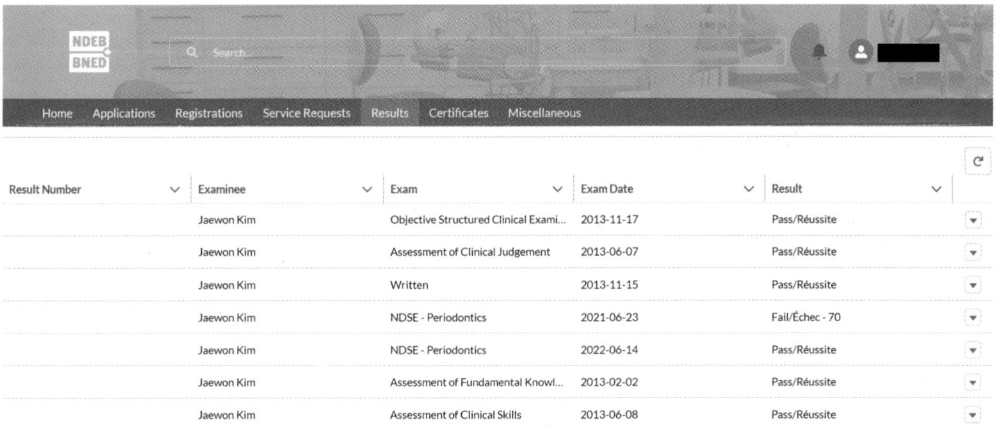

Result Number	Examinee	Exam	Exam Date	Result
	Jaewon Kim	Objective Structured Clinical Exami...	2013-11-17	Pass/Réussite
	Jaewon Kim	Assessment of Clinical Judgement	2013-06-07	Pass/Réussite
	Jaewon Kim	Written	2013-11-15	Pass/Réussite
	Jaewon Kim	NDSE - Periodontics	2021-06-23	Fail/Échec - 70
	Jaewon Kim	NDSE - Periodontics	2022-06-14	Pass/Réussite
	Jaewon Kim	Assessment of Fundamental Knowl...	2013-02-02	Pass/Réussite
	Jaewon Kim	Assessment of Clinical Skills	2013-06-08	Pass/Réussite

NDEB 웹페이지에서 확인가능한 필자의 시험결과. (출처: www.ndeb.ca)

번외편. 캐나다에서 전문의가 하고 싶다! NDSE 시험

만약 한국에서 전문의를 취득하신 분이라면 캐나다에서 전문의로 활동하는 것도 가능하다. 바로 Dental Specialty Core Knowledge Examination(DSCKE) 시험인데, application과 exam fee만 각각 3,000불이 넘으니 잘 생각하길 바란다. Commission on Dental Accreditation of Canada(CDAC)에서 인정받지 못하는 전문의 프로그램을 수료한 사람은 모두 DSCKE 시험을 쳐야 한다. 이 시험을 합격할 경우, Dental Specialty Assessment and Training Program(DSATP)를 할 수 있게 되는데, 바로 전문의 과정을 약 2년간 하는 것이라 할 수 있겠다. 그러면 National Dental Specialty Examination(NDSE) 시험을 보고 주 전문의 면허를 받을 수 있게 된다. 필자도 구강외과 과정을 해볼까 생각도 했으나, 케이스 요구사항이 너무 까다롭고 또 몇 년의 시간을 거기에 투자할 생각이 없었다. 필자는 이 과정을 추천하지 않는데, DSATP 대신 차라리 미국 전문의 프로그램에 바로 지원 후 수료하면 1년 정도만 차이가 나며 미국 및 캐나다 전문의 취득이 가능하기 때문이다. 필자가 친 NDSE 시험에 대해서는 이후 미국 이민 부분에서 상세히 서술되어 있으니 참고하기 바란다.

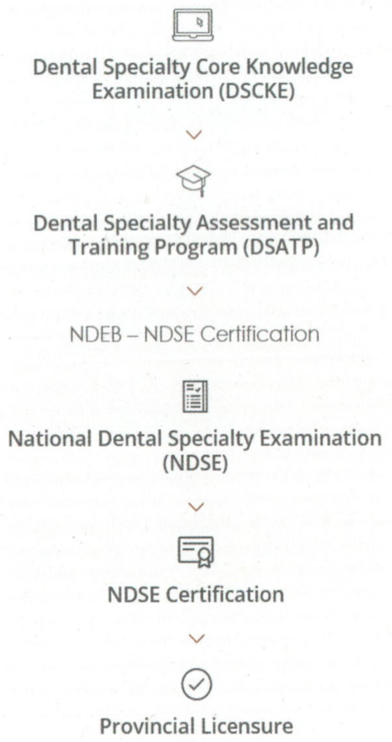

DSCKE를 응시 후 DSATP를 수료한 다음, NDSE에 합격하면 캐나다 내에서 전문의로 활동 가능하다. (출처: www.ndeb.ca)

2023년도 기준으로 바뀐 NDEB(AFK, ACJ, NDECC, OSCE)

안타깝게도 기존 포맷을 많이 바꾸어서 필자가 NDEB 사이트에 있는 것을 요약하여 적어보고자 한다. 일단 1차는 AFK, 2차는 ACJ, 3차가 NDECC로 바뀌었다.

AFK는 2023년 현재 1년에 두 번 칠 수 있는 것으로 공지가 되고 있으며, 캐나다 시험장에서 직접 치르는 방식과 Prometric test center에서 응시하는 방식 두 가지가 인정되고 있다.

ACJ는 2023년 현재 1년에 두 번 칠 수 있는 것으로 공지가 되고 있으며, Prometric test center에서 응시할 수 있다.

ACS에서 변형된 NDECC 시험은 현재 1년에 총 4회 칠 수 있게 해주었고, 또한 기구를 시험장에서 주는 것으로 바뀌었다. NDEB 웹페이지에서 NDECC 섹션 Q&A에 상세히 답변을 해놓았으니 참고하도록 하자.

NDECC는 이틀 동안 치르게 되는데, 하루는 Clinical skills component를 치고 다른 하루는 Situational judgement component로 치게 된다.

Clinical skills component는 다음과 같다.

- Class II amalgam preparation
- Class II amalgam restoration
- Class II composite resin restoration
- Class IV composite resin restoration
- Endodontic access cavity preparation
- Crown preparation
- Provisional crown restoration
- Infection control and safety

즉, 이전 ACS와 비교했을때 Class III preparation, PFM preparation, Rubber dam, Record keeping이 없어졌다.

이번에 새롭게 도입된 Situational judgement component는 일을 하면서 발생할 수 있는 문제 해결 능력을 보는것인데, 총 10개의 station이 있다. 여기서는 다음 항목을 테스트한다.

- Patient centered care
- Professionalism
- Communication and collaboration
- Practice and information management
- Health promotion

시험 시나리오서는 답을 적는 것, 답을 타이핑 하는 것, simulation된 환자와 대화하는 것, 비디오를 보는 것 등이 있다. 각 스테이션마다 비디오/음성 녹화가 된다.

일단 채점기준은 PASS/FAIL로 바뀌었고, Pass의 경우 competent, minimally competent가 되어야만 한다. 단 1개라도 Fail을 받게 되면 Clinical skills나 Situation judgement 각 파트에서 Fail하게 된다.

재응시를 하고 싶을 경우, NDECC나 ACJ를 통과한 이후에 60개월 이내면 가능하다.

OSCE는 과거에는 Written and OSCE로 두 가지 시험을 쳐야했던 것과는 달리, 현재는 Virtual OSCE로 바뀌었다. 정해진 시험장소(캐나다/미국/아일랜드/호주)에서 컴퓨터로 치는 것이며, 1년 중 3, 6, 11월에 친다. 총 200문제이며, 50문제는 multiple choice, 150문제는 case 위주의 질문들이다.

호주/뉴질랜드 면허와 NDEB 면허 호환

혹시나 흥미를 가지고 계신 분들을 위하여 말씀드리자면, 2023년 현재 기준으로 오스트레일리아치과협회 홈페이지를 보면 캐나다 NDEB를 통과한 사람은 치과의사 등록이 가능하다고 되어 있다. 또한 뉴질랜드의 경우 5년제 치대를 졸업 후 역시 캐나다 시험을 통과하면 등록이 가능한 것 같다.

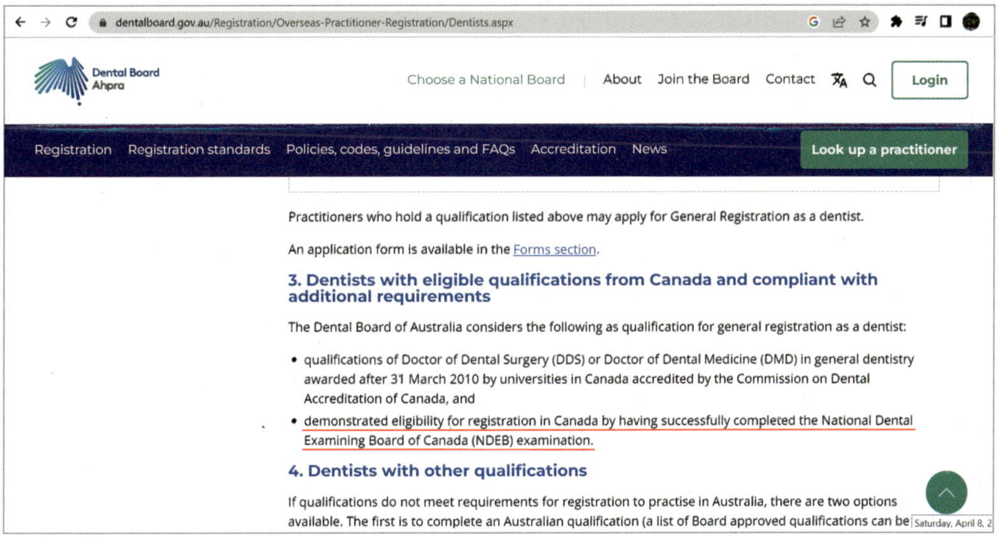

dentalboard.gov.au/Registration/Overseas-Practitioner-Registration/Dentists.aspx

Dental Board Ahpra

Choose a National Board | About Join the Board Contact Login

Registration Registration standards Policies, codes, guidelines and FAQs Accreditation News Look up a practitioner

Practitioners who hold a qualification listed above may apply for General Registration as a dentist.

An application form is available in the Forms section.

3. Dentists with eligible qualifications from Canada and compliant with additional requirements

The Dental Board of Australia considers the following as qualification for general registration as a dentist:

- qualifications of Doctor of Dental Surgery (DDS) or Doctor of Dental Medicine (DMD) in general dentistry awarded after 31 March 2010 by universities in Canada accredited by the Commission on Dental Accreditation of Canada, and
- demonstrated eligibility for registration in Canada by having successfully completed the National Dental Examining Board of Canada (NDEB) examination.

4. Dentists with other qualifications

If qualifications do not meet requirements for registration to practise in Australia, there are two options available. The first is to complete an Australian qualification (a list of Board approved qualifications can be

호주 치과의사 홈페이지에 있는 면허정보.

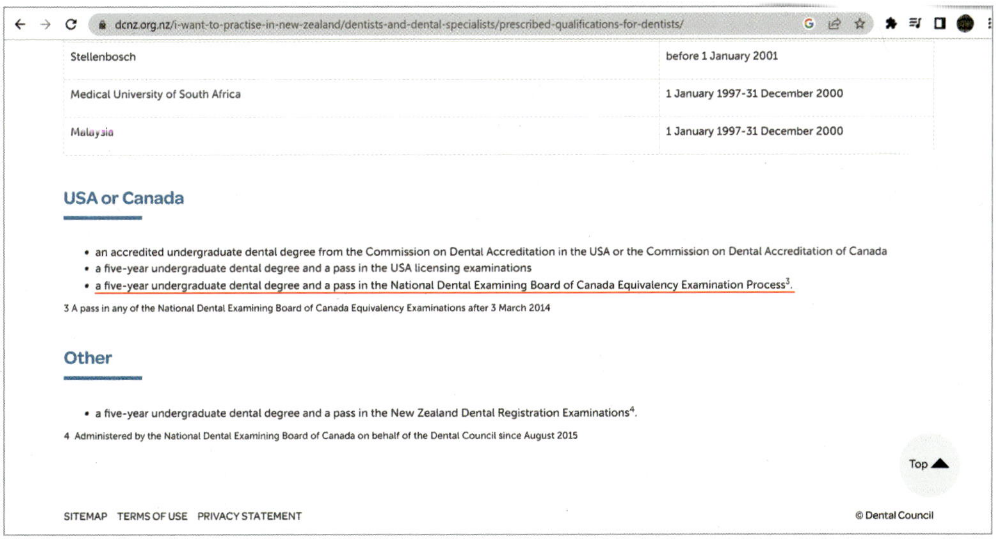

dcnz.org.nz/i-want-to-practise-in-new-zealand/dentists-and-dental-specialists/prescribed-qualifications-for-dentists/

Stellenbosch	before 1 January 2001
Medical University of South Africa	1 January 1997-31 December 2000
Malaysia	1 January 1997-31 December 2000

USA or Canada

- an accredited undergraduate dental degree from the Commission on Dental Accreditation in the USA or the Commission on Dental Accreditation of Canada
- a five-year undergraduate dental degree and a pass in the USA licensing examinations
- a five-year undergraduate dental degree and a pass in the National Dental Examining Board of Canada Equivalency Examination Process[3].

3 A pass in any of the National Dental Examining Board of Canada Equivalency Examinations after 3 March 2014

Other

- a five-year undergraduate dental degree and a pass in the New Zealand Dental Registration Examinations[4].

4 Administered by the National Dental Examining Board of Canada on behalf of the Dental Council since August 2015

Top

SITEMAP TERMS OF USE PRIVACY STATEMENT © Dental Council

뉴질랜드 치과의사 홈페이지에 있는 면허정보.

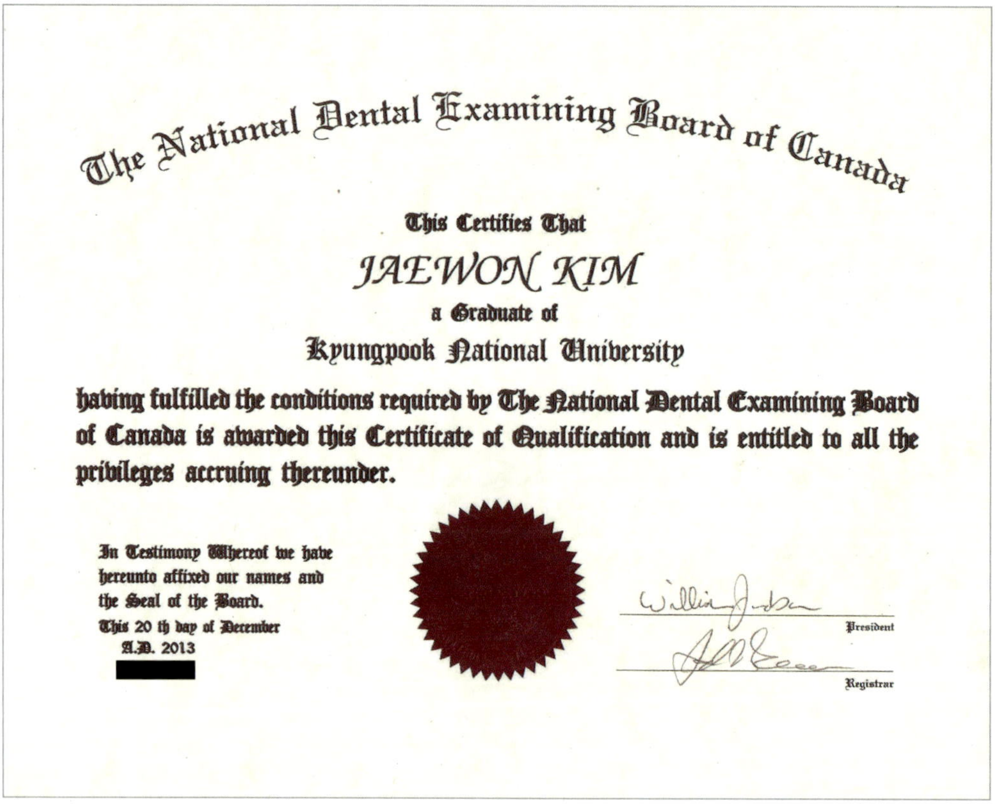
The National Dental Examining Board of Canada

This Certifies That

JAEWON KIM

a Graduate of

Kyungpook National University

having fulfilled the conditions required by The National Dental Examining Board of Canada is awarded this Certificate of Qualification and is entitled to all the privileges accruing thereunder.

In Testimony Whereof we have hereunto affixed our names and the Seal of the Board.
This 20 th day of December
A.D. 2013

President

Registrar

NDEB 시험 통과 후 받는 캐나다 치과의사 면허증.

캐나다 영주권 준비

현재 캐나다는 영주권이 없을 경우 그 어떤 주도 주 면허를 발급하지 않는 것으로 안다. 즉, 캐나다에서 일하려면 영주권이 필수이다. 미국처럼 비자를 가지고 먼저 일할 방도는 없다는 것이다. 필자가 이민하려던 2013년도는 여러모로 이민이 참 힘든 시기였다. 캐나다 정부에서는 2022년에 40만 명, 23년에 41만 명, 24년에 42만 명의 이민자를 받겠다고 하니, 이전보다는 훨씬 많아진 셈이다. 여러 이민 프로그램 중 Provintial Nominee Program 및 Express Entry Program을 택할 수 있다.

첫 계획으로 믿을 만한 이민알선법인에서 Provintial Nominee Program을 통하여 미리 영주권을 받는 방법을 추진했는데, 이때가 2013년도였고 시험을 치는 중간에 준비하였다. 학원을 다니며 IELTS를 한 달 준비 후 쳤는데 점수가 꽤 잘 나왔다. 의기양양하게 점수표를 이민법인에 갖다 주고 직원이 영주권은 시간문제라고 할 때까지만 해도 모든 일이 잘 풀릴 줄 알았다. 하지만 필자가 공중보건의가 끝나고 2013년도 초에 ACS와 ACJ 시험을 한 달 남긴 상황에서 토론토로 출국하려는 즈음, 이민법인에서 연락이 온 바, 캐나다 정부에서 이 프로그램의 문을 닫는다는 것이었다. 인도와 중국계 이민자들이 너무 많이 몰렸기 때문이었다. 필자는 출국 하루 전에 상황이 급변하게 되어서 고민이 될 수밖에 없었다. 이 상황에서 시험을 미리 치는 것이 옳은 일인지, 아니면 영주권이 확실시 된 후에 치는 것이 나을지…. NDEB에 이메일을 보내 물어보았다. 모든 시험에 통과하여 면허를 취득한 뒤 유효기간이 있냐고 물어보니 평생 유효하다는 것이었다. 결국 시험을 먼저 치기로 결단을 내리고 답답한 마음을 끌고 토론토로 갔다.

다시 한국에 돌아온 후 페이닥터 생활을 하며 기약 없는 시간을 보내야만 했다. 다른 이민법인으로 갈아타고 인터넷에서 찾은 구인글을 보고 연락된 밴쿠버의 ARTA dental을 통한 스폰서 이민을 진행했는데 심사에만 몇 년 걸린다고 하였다. 원래 이렇게 시간이 오래 걸리는 것이 아니라고 하였는데, 2015년도까지 별 소식이 없어서 결국 포기 가까이 가려는 순간, Express Entry 프로그램이 생겨 도전을 해보자는 연락을 받았다.

이 프로그램은 여러 가지 점수를 합산하여 최소 67점을 받으면 되는데, 다음의 다양한 기준을 적용하고 있었다.

- 나이: 젊을수록 좋다. 이때 필자는 35살이었다.
- 학력: 높을수록 좋다. 필자는 박사학위가 있어서 다행이었다.
- 직장경험: 경력이 있는 것이 좋으며, 필자는 치과의사로서 일한 경험이 몇 년 있었다.
- 언어능력: 필자는 이전 IELTS가 유효기간이 만료되어 결국 다시 치고 말았는데, 똑같은 학원을 또 다니면서 준비했다. 이때는 8.0이 나왔다.
- 적응성: 이것은 이미 캐나다에 친척이나 가족, 배우자가 이미 캐나다 영주권자면 가산점을 받을 수 있는데, 필자는 여기서는 점수를 받을 수 없었다.

위의 내용을 종합하니 이미 67점은 넘고도 남으니 지원을 빨리 해보자는 이민법인의 다급한 권유로 인해 진행하게 되었는데, 놀랍게도 6개월 만에 영주권이 나왔다. 이전에 스폰서 이민을 진행한 것도 2년을 넘게 기다려서 결과가 나왔는데, 이미 브리티시컬럼비아 주에 치과의사가 그렇게 많아 왜 당신을 뽑아야 하는지 이유를 알 수 없다며 거절당했다.

캐나다 가기 전에 직장을 구할 수 있는가?

결론적으로 얘기하자면 맞는 말이고, 영주권 없이 가는 것도 가능하나 실제로 해보지는 못했다. 필자의 경우, 2013년 모든 면허시험을 마친 이후 인터넷을 통해 구직을 하게 되었는데, 실제로 3곳과 통화할 수 있었다. 그중 한 곳이 영주권을 지원해 주겠다고 하여 영상통화로 대표원장님 및 매니저와 통화하였는데, 필자의 케이스를 보내 달라 하였다. 필자는 그 당시 페이닥터로 일하고 있을 때라 카메라로 케이스 사진을 여러 장 찍어 보냈다. 대표원장은 비자 및 영주권 지원을 해줄테니 와달라고 하였다.

다른 곳은 Cranbrooks에 있는 치과였는데 매우 상세하게 설명을 원장님과의 국제통화를 통해 매우 상세하게 설명을 들을 수 있었다. 나머지 한곳은 Victoria에 있는 곳이었고, 밴쿠버 가기 바로 전에 인터뷰 날짜를 잡고 가서 만나기로 하였다.

이렇게 인터넷으로도 구직이 가능하지만 알아야 할 사실은, 캐나다에서도 이미 치과의사가 많으므로 괜찮은 자리라면 인터넷에 올리지 않아도 구인이 바로 가능할 것이다.

캐나다에 가기 전에는 특별히 준비할 것이 많지는 않았다. 필자는 혼자였고 딸린 가족이 없었으니까. 그냥 숙소만 정하고, 몇 개 잡아놓은 인터뷰 날짜에 맞추어 짐가방 2개만 들고 갔다.

Welcome to Mars, 2015년 김재원 작. (Ipad Procreate)

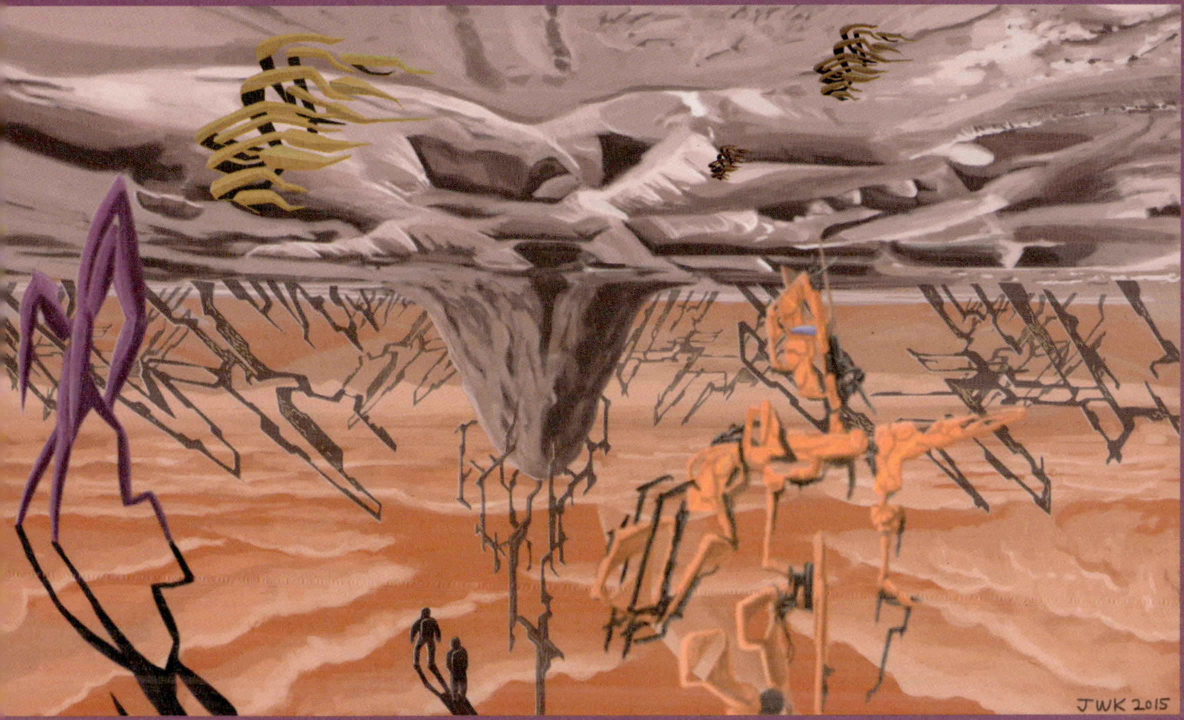

제 3 장

캐나다 생활

정착과정 – 하숙집에서 시작

2016년 다니던 직장을 그만두고 4월 남동생과 어머니의 배웅을 받고 밴쿠버행 비행기에 몸을 실었다. 아버지와 여동생은 직장에 가야 해서 집에서 작별인사를 해야만 했다. 지금 생각해 보면 참 무모했던 것 같다.

밴쿠버행을 위해 택한 항공사는 악명 높은 Air Canada. 비행기 뒤 화장실 앞 공간 안에서 스트레칭을 위해 체조하다가 승무원이 'Hey!' 하면서 매우 기분 나쁘게 제지하던데, 지금 생각해보니 잘못은 아닌 것 같은데 왜 가만히 있었나 하는 생각이 든다. 밴쿠버 공항에 도착하자마자 입국 사무소에 영주권자 신분으로 신고를 하고, 택시를 타고 Burnaby에 있는 하숙집으로 향했다. 하숙집 2층 방에 살았는데, 아주머니 뜻대로 가끔은 다른 방에서 자야할 때도 있었다. 첫째 날에는 Social Insurance Number(SIN)를 받기 위해 Service Canada Center에 갔고, Scotiabank에 가서 은행계좌를 열었다. 그리고 대중교통을 타는 법부터 배웠는데, 밴쿠버는 버스와 각 Skytrain station의 연결이 잘 되어 있어서 이동하기 편했다. 휴대폰은 구글의 저렴한 폰으로 Mobilicity 요금제를 시작하였고, 이후 Insurance Corporation of British Columbia(ICBC)에서 Zipcar를 등록하게 되었다. 하숙집에서는 빨래를 하고 밥을 먹을 수 있었는데, 빨래를 할 때는 세제를 전혀 쓰지 않는 것 같다는 생각이 들었다. 하지만 식사는 잘 나왔다. 이후 6월에 별 생각없이 광고를 보고 다른 아파트를 찾기 시작했다. 이때는 필자가 나름 직장이 있어서 크게 걱정을 하지는 않았다. 총 3군데 정도 본 것 같은데 그중 마음에 드는 곳은 두 곳이었다. 한 곳은 직장하고 매우 가까웠는데 성사되지 못했고 집주인이 그리스계인 아파트 한 곳을 찾아 들어가게 되었다. 그분은 필자가 치과의사인 것이 아주 마음에 든다며 자기 아내도 의사라고 하였다. 경치가 정말로 좋았고 교통, 월세 등 모든 것이 만족스러웠다. 지금도 그 아파트가 가끔 그립다. 단점은 따로 관리인은 없는 아파트였는데 뭔가 도움이 필요해 전화로 연락을 해보면 매우 불친절하게 응대하던 한 직원이 기억난다. 필자가 도시락통을 주차장에서 잃어버려서 찾는 것에 대해 문의하니 네가 잃어버렸으니 네가 책임져야 한다고 소리 지르며 충고하던 그 직원. 그리고 인터넷 수리기사가 필자 유닛의 인터넷 선을 뽑아놓고 가서 다른 아파트 직원이 와서 그것을 해결하면서 필자와 얘기할 기회가 있었는데, 자기들 문화에서는 세입자가 요구하는 것은 신경도 안 쓴다고 하였다. 한국이라면 생각도 못할 일이다.

입주 초반에는 아파트에 아무것도 없어서 진공청소기로 한번 청소하고 요를 깔고 잤었다. 아파트에 들어갈 가구나 식기 같은 것은 천천히 구입했는데, 침대 같은 경우 하숙집 주인이 추천한 브랜드 침대를 구입했고, 나머지는 IKEA에서 구입했다. 이후에 어머니 친구의 아들의 친구가 몰고 다니던 중고차를 구입했는데, 이 차는 나중에 크게 고장 나서 매우 큰 수리비를 주고 고친 기억이 있다. 다른 건 몰라도 차는 좋은걸 구입하자.

직장 구하기 - 맨땅에 헤딩

캐나다에서의 여유를 즐기는 것도 중요했지만 직장을 구해야만 했다. 필자는 이미 인터뷰를 하기로 한 치과의사분을 만나 대략적인 캐나다 치과의사의 삶이라든지 많은 정보를 얻을 수 있었다. 밴쿠버 서남쪽에 있는 Victoria라는 도시의 치과에서 일하는 분이었는데, 안타깝게도 필자는 밴쿠버에 있을 생각이었기 때문에 더 이상은 만나지 못하게 되었다.

다른 곳은 밴쿠버 북쪽 North Vancouver 지역에 지은 지 얼마 안 된 새로운 치과로서, 치과의사가 아닌 분이 경영을 맡아 하는 것 같았다. 주 진료는 임플란트만 심는 자리가 될 것 같다고 하였는데, 좋게 대화가 진행된 후 곧 연락을 주겠다고 하였다. 하지만 북미 치대 출신의 구강외과 전문의가 그 자리로 가게 되어 필자는 이곳에 갈 수 없었다.

또 다른 곳은 밴쿠버에서 차로 12시간 북쪽으로 올라가면 있는 Chetwynd라는 도시에 있었는데, 화상통화로 인터뷰를 2번 정도 했으며 Ontario주 Thunder bay에도 치과가 하나 있었고, 여기가 두 번째 practice라 하였다. 하지만 검색을 통해 너무 외진 곳 같아서 도저히 갈 엄두가 나지 않아 포기하였다.

밴쿠버에서 동쪽으로 차로 9시간 걸리는 Cranbrook이라는 곳에 있는 치과는 일단 원장님이 너무나도 친절하게 설명을 해주셨고, 한국에서부터 통화가 가능한 곳이었다. 이분은 Victoria에서 비행기를 타고 출퇴근을 한다고 하셨는데, 필자가 밴쿠버에 직장을 잡게 되면서 역시 더 이상 연락하지 않게 되었다.

그외 밴쿠버 내에 있던 다른 치과도 기억이 나는데, 역시 매니저하고 대화해보니 이전에 일하던 치과의사가 환자를 다 데리고 가버렸다고 하였다. 한 2주 정도만 일하고 그만두었다. 환자가 하나도 없었으니까.

한국에 있을 때도 화상으로 인터뷰했던 치과도 직접 방문하여 인터뷰를 하게 되었다. 여기서 필자는 다른 직원들 및 이런저런 도움이 되는 정보를 준 Dr. Chiu와도 만나게 되었고 Endodontist였던 한국 치과의사분과도 알게 되었다. 일단 계약서는 서명하지 않은 상태에서 일을 시작하기로 하였다.

이 치과에서는 두 달 정도 일했는데 필자는 일주일 내내 출근하였고, 진료가 없으면 대표원장이나 Dr. Chiu의 진료를 보면서 캐나다 스타일의 진료와 문화를 이해하려 노력했다. 가끔씩 필자에게도 검진이나 진료의 기회가 있었는데 처음에는 간단한 레진필링, 엔도도 했는데 결과에 대해 매우 만족스러워 했다. 한 번은 대표원장이 급하게 일이 있어 자리를 비워야 했을 때 발치 후 즉시식립 케이스도 해야 했다. 이때 결과가 좋아서 그랬는지 정식으로 계약서에 사인하고 일을 하면 좋겠다고 하였다. 두 번째 임플란트 케이스는 발치 후 즉시식립 케이스였고 심미적인 결과가 그리 좋지 못해서인지 대표원장은 크게 불만족한 모습을 보였다. 이후 자기 집 가정부한테 임플란트 3개를 심었는데 뽑고 다시 심을 수 있겠냐는 것이었다. 별생각 없이 해주겠다고 했는데 이것 때문에 문제가 생기게 되었다.

여기서 필자는 흥미로운 술식을 볼 수 있었는데, 치은열구 쪽으로 절개를 한 후 기구를 치은치조경계선까지 넣어서 터널을 만든 다음 Alloderm을 넣고 치관측으로 당겨 봉합하면 치은퇴축이 해결되는 수술이었는데, 한국에서 한 번도 본 적이 없는 술식이었다. 대표원장은 자랑하면서 자기가 미국 치주과 의사한테 배워온 술식이라고 했는데, 이것이 바로 tunneling이었다. 필자는 이때 이 술식을 처음 알았고 정식으로 배워보고 싶었다. 2년 뒤에 필자의 꿈은 이루어지게 되었다.

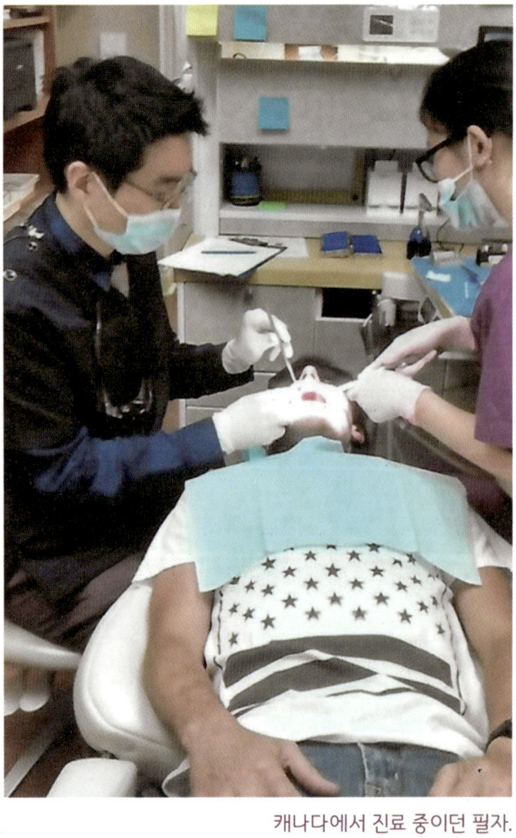
캐나다에서 진료 중이던 필자.

필자는 이 치과를 그만두겠다고 생각했는데, 우선 필자에게 오는 환자가 너무 없었고, Dr. Chiu와 면담한 결과 이전에 근무하던 치과의사들도 다 조금만 일하다가 그만뒀다는 것이 아닌가? 또한 대표원장의 성격이 필자와 맞지 않았던 것도 있다. 필자는 한국식으로 빠르게 진료하는 반면에 대표원장은 몇 시간 동안 진료를 했다. 결정적으로 갈라서게 된 계기는 필자가 매복치를 포함하여 여러 치아를 발치한 후 봉합을 하는 것에 대해서였는데, 필자가 해놓은 봉합을 다 풀더니 몇 시간에 걸쳐 다시 봉합을 하는 것이었다. 그리고 필자의 봉합방식이 잘못되었다는 식으로 얘기를 하길래 어이가 좀 없었다. 이 환자는 임플란트를 할 예정이 있었던 것도 아니고 매복치 발치 봉합에 그렇게 정성을 들일 이유가 무엇인가? 필자가 알아듣게 설명하려 노력했지만 돌아온 대답은 이거였다: '다른 직장을 알아봐라'.

이후에도 이 치과는 필자에게 돈을 제대로 지급하지 않아서 필자가 다시 가서 매니저와 얘기해야 했다. 그러면서 말도 안 되는 얘기들을 늘어놓기 시작했는데 이 케이스는 필자를 교육시키기 위해 한 것이니 돈을 안줘도 되고, 필자가 한 엔도가 탈이 났으니 돈을 안 줘도 된다는 등이었다. 그런데 그 치아는 필자가 엔도를 한 치아가 아니었다. 3개의 임플란트를 심은 케이스는 2개의 임플란트만 돈을 준다고 하기도 하였다. 계속 항의하여 대부분은 받아냈지만 끝까지 주지 않은 돈도 약간 있었다. The College of Dental Surgeons of British Columbia(CDSBC)에 전화로 문의해보니 이런 원장들은 꽤 되고, 원하면 협회에서 편지로 '밀린 돈을 주라'고 권고할 수는 있다고 하였다. 나중에 알아보니 매우 악명 높은 자리라고 그랬던 기억이 난다. 하지만 이 정도로 좌절할 이유는 없었다.

인수도 할 뻔 했는데, 밴쿠버 시내쪽에 가까운 자리 한곳과 노스 밴쿠버 지역에 있는 자리를 볼 기회가 있었다. 아쉽게도 두 자리 너무 오래된 치과였고 리노베이션을 하려면 그 비용이 새로 개원하는 비용에 맞먹을 정도였다. 또 한 곳은 재개발될 수 있는 자리기도 했다.

이후 두 곳의 치과에 지원하게 되는데, CDSBC에서 본 두 곳이었다. 이곳에서 8월부터 안정적으로 일했으니, 몇 개월은 이리저리 떠돌면서 그전에 모아둔 돈을 까먹으며 생활한 셈이다. 한 곳은 밴쿠버에서 동쪽으로 미국 국경과 인접한 Abbotsford에 있는 치과였고, 다른 한 곳은 밴쿠버와 버나비 경계에 있는 치과였는데 집하고 매우 가까워서 지원했다. Abbotsford에 있는 치과는 인도에서 치과를 운영하다 토론토 치대에 편입 후 Abbotsford에 오래 전에 개원하신 분이었고, 아내분도 치과의사인데 브리티시 컬럼비아 치대(UBC)에 다시 다닌 후 따로 치과를 개원하셨다고 했다. 여기 직원 중 Bonita라는 직원이 기억에 남는데, 매우 큰 덩치와 좋은 넉살스러운 성격으로 인하여 환자들이 이런 말을 필자에게 자주했다. 'Bonita 때문에 내가 이 치과에 와요'. 썩 듣기 좋은 소리는 아니었다. 필자 때문에 와야지! 첫 면접날 필자에게 이전 구강외과 원장이 일하다가 그만뒀는데 스케줄을 보여주면서 우리치과는 환자예약이 웬만하면 꽉 차 있으니 걱정하지 말라고 했다. 필자의 집에서 아무래도 차로 통근시간이 왕복 총 2시간에 가까우니 신경써주는 듯 했다.

여기서는 주 2회 일하기로 하였는데, 월요일과 목요일이었다. 점심시간에 먹을 도시락을 싸가기도 했고 아니면 근처에 있는 음식점에서 먹기도 했다. 또한 근처에 미술관도 있어 가보기도 했다. 진료 자체는 정말 바쁠 때는 많은 치아를 발치해야 했고 바쁘지 않을 때는 체크 환자만 잔뜩 보기도 했다. 특별히 큰 문제없이 진료했고 환자들은 주로 가난한 백인, 인도계나 가끔씩 시리아 난민들도 봤다. 보험으로 커버되는 의치 진료를 위해 발치를 위해 온 환자들이 많았다. 진료는 주로 난발치와 임플란트, 레진 및 가끔씩 엔도와 크라운을 했다. 일 년에 한두 번 정도 원장님이 저녁이나 점심을 사주었던 것 같다. 휴가를 가려면 몇 개월 전 미리 말해달라고 했는데 가기가 매우 어려웠다. 그 이유는 한 주만 쉬어도 한 달 수입이 엉망이 되었기 때문에 제대로 쉬기가 힘들었다. 수입은 치과에 벌어준 수입에서 40% 를 가져가는 조건이었다. 보통은 35%라고 한다. 여기서는 2년 일했다.

나중에 버팔로에서 전공의 과정을 하던 도중 진료 중에 클리닉 전화로 필자를 찾는 분이 있어 전화를 받으니 캐나다 치대를 졸업 후 Abbotsford의 치과에 취업하기로 했다는 치과의사였다. 그러면서 소문으로는 그 치과가 매우 안 좋다던데 대표원장이 필자의 연락처를 주며 미리 상담해도 좋다고 하길래 어떻게 생각하느냐는 것이었다. 당연히 문제없다고 얘기해줬다.

다른 곳인 버나비에 있는 치과는 홍콩에서 이민을 온 UBC 치대 출신의 대표원장이 면접을 봤다. 처음에는 매니저가 와서 인터뷰를 하더니 갑자기 들어와서 인터뷰를 같이 하였다. 필자

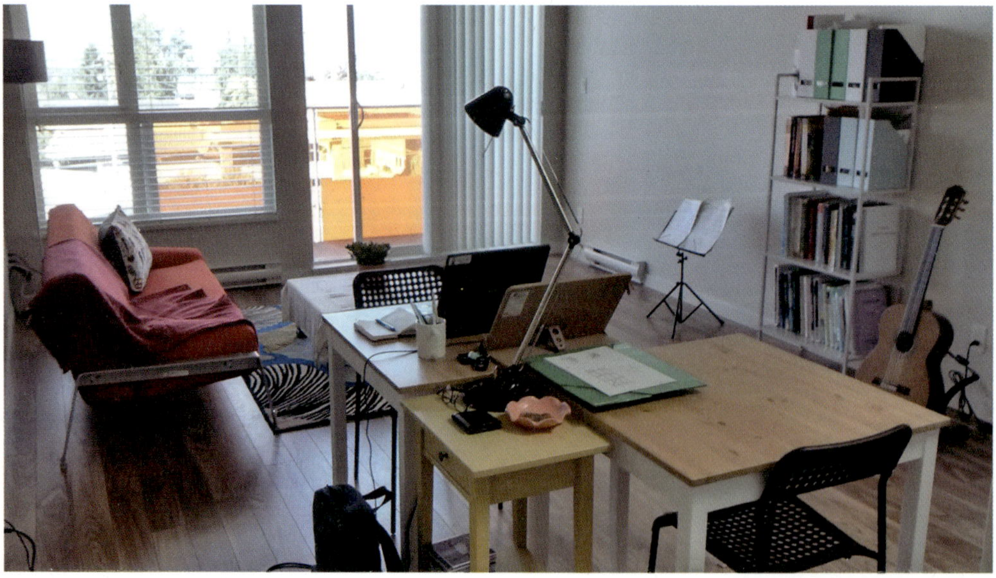

버나비에서 필자가 살던 아파트.

에게 박사학위가 있는 것에 대해 좋아했던 기억이 있다. 얼만큼 벌기 원하냐고 하길래 40%를 달라 하니 매니저가 놀라면서 밴쿠버에서 40% 주는 곳은 없다고 하였다. 대표원장은 생각해 보겠다고 하더니, 며칠 뒤 40% 줄테니 여기서 일해 달라 하였다. 이 치과는 주로 동양계 환자들이 많이 왔고 직원도 홍콩 아니면 중국에서 온 사람들이었다. 집에서 주로 Skytrain을 타고 몇 정거장 가다가 내린 후 공원을 가로질러 걸어가면 되는 정말 좋은 위치에 있었다. 여기서는 화요일과 토요일 주 2회 일했다. 필자가 일한 지 얼마 안 되서 대표원장이 매우 심각한 표정으로 필자가 레진을 하면 환자들이 시리다고 하는 것이 아닌가? 그래서 필자의 기법과 재료 및 여러 부분을 같이 검토해보았는데 약간의 수정만 하면 되는 것이어서 크게 어렵지는 않았다. 그런데 여기서 감동 받은 것은 필자의 기분이 상할까봐 정말 정중하게 어렵게 얘기해주는 것이었다. 그래서 이런 지적은 많이 해주셔도 된다고 하고 그 이후에는 크게 문제를 일으킬 만한 것이 없었다. 대표원장이 발치를 하다가 치근이 골 안에서 파절되어 잘 안 되는 것이 있어 필자에게 도와달라고 해서 5분 정도만에 빼준 적도 있다. 그런데 나중에 알고 보니 그 환자 케이스를 필자 수입으로 가도록 해준 것이 아닌가? 굳이 그럴 필요 없는데, 아무튼 성격도 참 호쾌하고 인품도 매우 훌륭했다. 토요일 점심 때는 음식을 자주 시켜주었다. 이후에 대표원장님 아들이 호주에 있는 치과대학에 지원할 때 필자가 추천서도 써줬고, 합격도 해서 참 기분이 좋았다. 진료는 주로 레진과 발치가 대부분이었고 가끔씩 임플란트, 크라운 및 엔도를 했

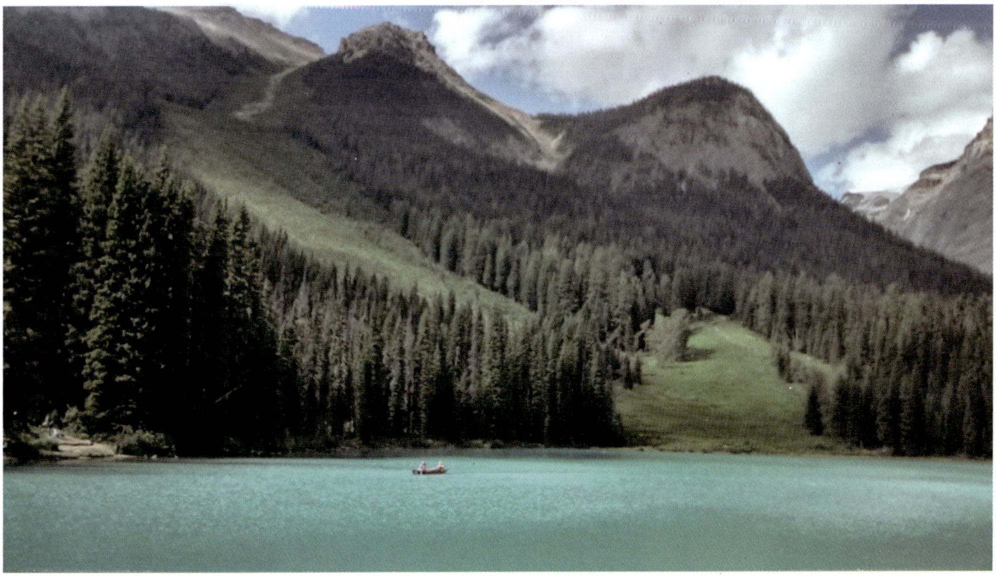

캐내디언 로키, 알버타.

다. 알고 보니 대구치 레진은 다 필자가 하고 있었는데 보통 어려운 것이 아니었다. 그러나 수가가 매우 높은 편이라 불평할 수도 없었다.

여기서 또 기억나는 일은 백인 직원 1명이었는데, 이 직원은 필자가 처음 올 때부터 신경을 거슬리게 하는 언행을 많이 하는 편이었다. 대표원장은 꼭 그 직원이 필자를 어시스트하게 했는데, 아무래도 상대하기 싫어서인 듯하였다. 그러다가 일이 터졌는데, 오전에 그 직원과 매니저가 추가 근무시간 등록 건에 관하여 계속 대화를 하더니 점점 언성이 높아지는 것이었다. 급기야 필자가 쉬고 있는 방에서도 계속 싸웠는데, 점심을 먹고 들어오니 그 직원은 울면서 당일에 바로 그만두었다. 매니저는 분이 안 풀리는지 씩씩거리면서 아이스크림을 먹고 있었고, 흥미로운 건 이 상황이 일어나는 와중에도 대표원장은 일체 관여하지 않았다. 아마 그만큼 매니저를 신뢰한다는 것이고, 필자가 봐도 이 매니저는 일을 참 잘했다.

필자는 주 5일 근무를 목표로 더 일할 곳을 찾아보았지만 쉽지는 않았다. 밴쿠버는 직장을 구하기가 어려운 곳이었고 좋은 자리, 예를 들어 임플란트만 심는 자리는 이미 연차가 높은 한국치과의사 분들이 일하는 것 같았다. 평일에 쉬는 날을 메꾸기 위해 UBC에 있는 파트타임 강사 자리에도 지원했는데 한 번도 연락이 오지 않았다.

일반 치과의원에서 일하면 또 다른 좋은 점이, 바로 전문의들에게서 많은 뇌물(?)을 받는다는 것이다. 경쟁이 치열한 도시고 일반 치과에서 리퍼를 받아야 사니 그럴 만도 했다. 매년 아이스하키 경기 관람 최고급 티켓을 주는 교정전문의부터, 풍성한 먹을거리 바구니를 주는 구강외과 의원까지 참 다양한 것들을 주기적으로 받았다. 또한 리퍼를 해주면 정말로 성심 있어 보이는 편지를 보내주기도 하는 것들은 한국에서 보기 힘든 것이었다.

브리티시 컬럼비아 주에서 일하려면 CDSBC에 가입해야 하며, British Columbia Dental Association(BCDA)에도 가입해야 한다. 그리고 malpractice insurance에도 의무 가입해야 하는데, 이 비용이 만만치 않다. 이 중에서 BCDA에 있는 구인란은 매우 유용한데, 필자도 여기서 일자리를 구했다.

매년 요구하는 continuing education(CE) 점수도 채워야 하는데, 이것도 은근히 부담이 된다. 빨리 들어놓는 게 좋다고 판단되어 UBC에서 하는 여러 날 동안 진행되는 고가의 코스들을 들었다. 여기에 참석하게 되면 돈도 벌지 못하고 비싸기도 하고, 매번 UBC까지 가야해서 듣기 힘들었지만 북미에서의 세미나는 대략 이런 쪽으로 진행이 된다는 것을 알 수 있었다. 강사들의 실력은 다 뛰어났는데, 특별히 기억에 남는 코스로는 Dr. Webb의 Cast gold inlay 코스였는데 실제 환자를 데려와서 하는 것이었다. 이분의 실력도 대단하였지만 얼마나 정밀하고

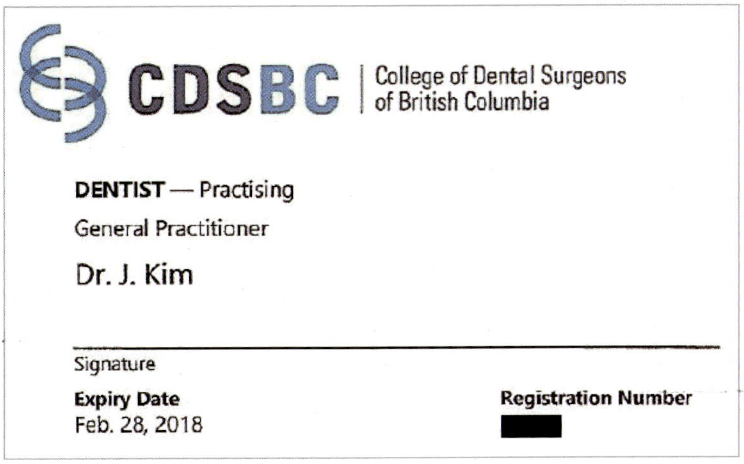
CDSBC | College of Dental Surgeons of British Columbia

DENTIST — Practising

General Practitioner

Dr. J. Kim

Signature

Expiry Date
Feb. 28, 2018

Registration Number

브리티시 컬럼비아 주 치과의사면허. 전문의가 아닌 일반의 면허이다.

꼼꼼하게 검사하는지, 나름 손재주에 자신이 있던 필자도 땀이 날 지경이었다. 또한 Class V gold foil 술식도 보여주었는데 색상이 치아색이 아닐 뿐 오래가는 술식이라고 하였다. 필자는 여기서 만난 다른 치과의사들과도 많은 교류를 할 수 있었다. 브리티시 컬럼비아 주 동쪽에서 온 한국 치과의사 한 분은 임플란트 환자도 많고 수입이 많다고 얘기하셨던 기억이 난다. 또한 다른 백인 의사는 브리티시 컬럼비아 주 북쪽의 유콘 주에서 일하는 분이었는데 일단 영어 익양이 너무 특이했고 임플란트 환자는 많은데 심을 사람이 없다고 말했다. 그리고 자신만의 임플란트 수복 철학을 얘기해주시는데 크게 공감이 가진 않았다. 또 캐나다 치대를 졸업하고 미국 시애틀에서 일하는 의사의 말에 의하면 캐나다치과의사협회는 너무 부정부패가 심해서 치과의사 회원들에게 도움을 주지도 않으면서 강제로 높은 회비를 걷고, 서로 싸우는 등 엉망이라는 것이다. 그것이 싫어서 미국에서 산다고 하였다. 그런데 사실 2년간 살아보니 맞는 말 같았다. 특히 비싼 회비는 도저히 이해가 되지 않았다.

협회가 하는 또 다른 일은 이메일로 '경고'를 날리는 것이었는데 조금 이해하기가 힘들었다. 예를 들어, 밴쿠버에서 일하는 모 치과의사가 보톡스 진료를 해서 경고와 함께 몇 개월 동안 일하지 못하는 징계를 당했다. 그런데 치과의사의 이름까지 명기하니 브리티시 컬럼비아 주 내에서 다른 치과의사들이 다 알게 된다. 간간히 한국 이름들도 꽤 있었던 것 같다. 또 어떤 치과의사가 직원과 부적절한 관계로 지냈는데 나중에 직원이 그 치과를 퇴사한 후 협회에 보고한 것이었다. 그 치과의사만 징계를 받은 것으로 기억한다. 캐나다는 법적으로 환자나 직원과 깊은 관계가 허용되지 않는다. 아마도 객관적인 진료를 저해하기 때문에 그런 것 같다.

CDSPI

155 Lesmill Road, Toronto, Ontario M3B 2T8
Toll free 1-800-561-9401 Toronto (416) 296-9401
Fax: (416) 296-8920 Toll free fax: 1-866-337-3389
E-mail: insurance@cdspiadvice.com Internet: www.cdspi.com

CANADIAN DENTAL ASSOCIATION

RECEIPT

Canadian Dentists' Insurance Program

DR JAE WON KIM

Invoice:	
Account:	
Due Date:	January 1, 2016
Period Covered	
From:	January 1, 2016
To:	January 31, 2016

Summary of Insurance

PLAN	INSURER	PREMIUM
Malpractice	AVIVA Insurance Company of Canada	$ 136.03

RECEIPT

	Subtotal	$ 136.03
Administrator's Processing Charge		$ 2.81
Invoice Total		$ **138.84**

Premiums Annual $ 1,632.44 Quarterly $ 416.54 Monthly $ 138.84
(Quarterly and monthly amounts include a processing charge.)

Amount to be automatically debited to your credit card ending with 6914.

RECEIPT

Jan-Dec 2016

Amount shown has been paid each month of the year.
CDSPI

14-530 09/14 RECEIPT_ENG 14

매달 내야하는 malpractice insurance.

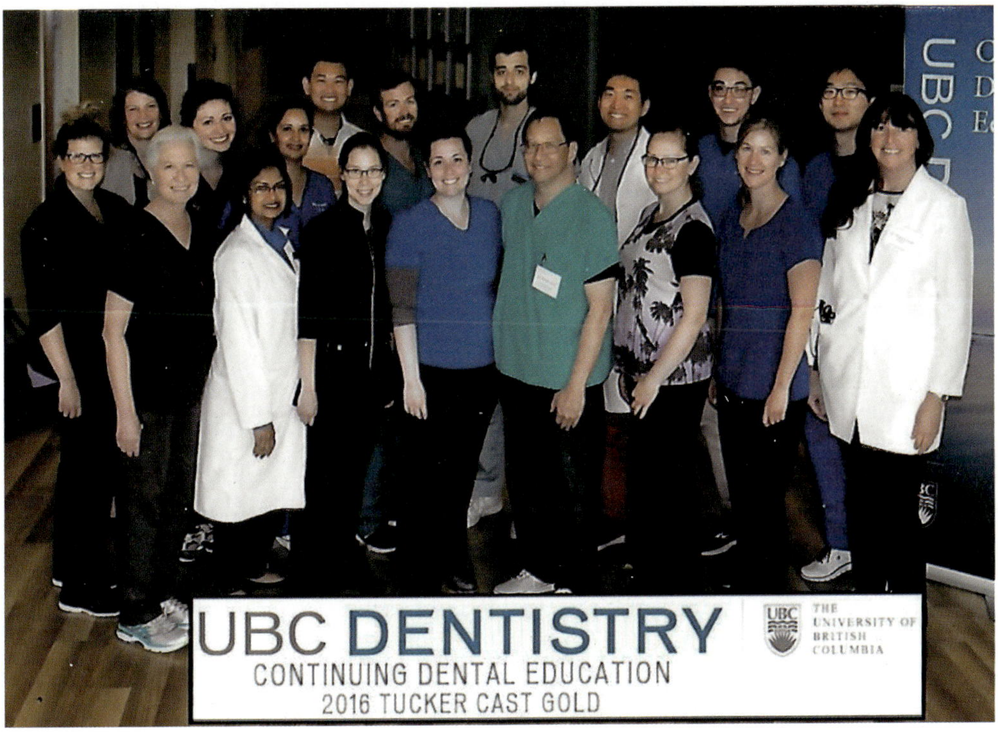

UBC에서 했었던 고가의 Gold inlay/onlay 코스.

아플 땐 어떻게? – 의사 만나기

흔히 한국 사람들이 잘 이해를 못하는 게 캐나다의 무상의료가 좋다고 하는데, 정말 그러한지, 필자의 경험담을 적기로 한다. 일단 필자는 몸이 약간 아픈 곳이 있을 때는 의원에 전화로 연락을 했다. 그러면 몇 개월은 걸려서 의사예약이 잡혔던 것 같다. 미국처럼 사보험에 가입해 있을 필요도 없다. 의사의 진찰은 매우 자세하게 성의 있게 이루어지며, 필자의 의사는 Broadway plaza family practice에 있는 분이었다. 진료는 무상이다. 그러면 처방을 내주는데, physiotherapy에 가보라고 한다. 거기 가면 결국에 돈을 내고 진료를 받아야 하나, 가격 자체가 비싸다는 생각은 안 들었다. 필자의 아파트 바로 일층에 있는 Ambrosio physiotherapy를 다녔다. 마사지 및 세라밴드를 이용한 예방적 운동을 가르쳐 주는데, 친절하고 효과가 있어 꽤 갔던 기억이 있다. Chirotherapy에도 소개받아 가 보았는데, 특별히 더 나아진 느낌은 없었다.

또한 눈 검사를 위해 몇 번이나 안과전문의에게 진료를 예약하려 했더니, 예약을 해주는 것이 아니라 일단 대기자명단에 올려놓고 내 차례가 오면 알려준다는 것이었다. 그래서 기다린 게 2년이었고 필자는 의사검진을 한 번도 못보고 미국에 가게 되었다. 듣기로는 정말 급하거나 응급상황이면 빨리 봐준다는데, 필자는 응급이 아니라서 그랬단 말인가?

필자와 일하던 대표원장님은 팔 인대에 문제가 생겨서 수술을 받아야 했다. 그러나 캐나다에서 받은 것이 아니고 미국까지 가서 수술을 받고 왔다. 캐나다 수퍼마켓에 가보면 이런 광고를 볼 수 있다. '캐나다에서 진료를 기다리지 말고 미국에서 신속하게 검진 및 수술을 받으세요'.

미국에 가기 전 예방접종 및 검사결과를 받아야 해서 의원방문을 했을 때는 좀 고생을 했는데, 아무리 기다려도 결과가 오지 않는 것이었다. 다시 의원에 방문하니 다른 지점에 가봐야 할 것 같다고 그래서 눈이 펑펑 오던 그날 고생하며 찾아간 기억이 있다. 그쪽 직원은 사과 한 마디 없이 우편결과를 필자한테 주었다.

여가시간은?

필자는 캐나다에 오기 전부터 아는 친구가 별로 없었기 때문에 주로 인터넷 카페에서 모임이 있을 때 사람들을 만났다. 자세히 보면 영주권 있는 친구들과 없는 친구들로 나뉘는데, 영주권 있는 친구들이 인기가 더 많아보였다. 하지만 이런저런 모임에 참석해 봤지만 큰 재미가 없어 더 이상 나가지 않게 되었다. 여기서 중요한 것을 말하자면, 만약 치과의사로 모임에 참석하게 될 경우 좋든 싫든 한인 동네의 소문에 끼게 된다는 것이다. 그리고 결코 좋은 소문은 나지 않는다. 필자도 나중에 다른 사람을 통해 전혀 말도 안 되는 모함들이 돈다는 것을 알게 된 이후 한인들과 교류를 끊게 되었다.

밴쿠버만 해도 놀러갈 곳이 너무나 많고, White rock이나 Deep cove 같은 viewpoint도 넘치게 많다. 또한 한인 음식점도 한국에서 먹던 맛과 똑같이 하는 곳이 많다. 중국인이 운영하는 레스토랑도 많아서 중식도 많이 먹을 수 있어, 일 끝나고 Metrotown에 들러서 중국식 국수를 사 먹는 것이 즐거움 중 하나였다. 또한 필자는 베이킹과 요리에 관심을 갖게 되면서 유튜브를 보며 독학으로 배웠는데, 지나고 보니 미국에 갈 생각이었다면 그 시간에 논문을 더 쓰는 것이 맞았다.

특이한 것은 지역마다 모여 사는 인종이 다르다는 것인데, Richmond 지역은 주로 홍콩 이민자들이 많이 사는 곳이고, Surrey나 Abbotsford 같은 경우 인도계가 많다. 각 지역 문화를 대표하는 음식점에서 밥을 사먹는 것은 또 다른 재미였다.

Rogers Arena에서 구경하는 아이스하키는 참 캐나다스러운 문화를 경험할 수 있는 기회였다. 앞서 얘기했듯이 필자는 제일 좋은 티켓을 받아 거의 최고층에서 고급스러운 무한리필 음식을 먹으면서 관람했다. 이때 Beef Wellington을 처음 먹어봤다. 이날은 캐나다 대 미국의 경기였는데 캐나다가 이겼다.

하이킹 코스도 너무나 많은데 필자는 크게 밴쿠버를 벗어난 적이 없다. 7월쯤 부모님과 여동생이 방문했을 때 밴프와 재스퍼 국립공원 주변 캐내디언 로키산맥을 갔을 때가 아직도 기억에 남는데, 버스를 타고 광활한 캐나다의 숲과 산맥을 봤을 때 입이 떡 벌어지는 풍경은 정말 추천하는 코스이다. 혼자 시애틀 여행 갔던 것도 기억에 남는다. 밴쿠버에서도 보이는 경이로운 Mount Baker도 빼 놓을 수 없는데, 필자가 Abbotsford로 갈 때 길 우측에 서 있는 모습이 장관이었다. 한 번은 마음먹고 미국 국경을 넘어 운전해서 가보았는데, 정말 아무도 없던 기억이 난다. 근처에 Nooksack 폭포도 추천하니 꼭 가보길 바란다.

운동은 주로 Edmonds Community Center에서 수영을 했는데, 회비가 꽤 비쌌다. 평일 중 쉬는 날에 가면 수영장에 사람이 없을 것이라고 생각했는데 큰 착각이었고 매우 북적였다. 그래도 주말만큼은 아니었지만 수영장 한쪽 벽면이 통유리여서 햇살을 받으며 수영하는 그 기분이 매우 좋았다. 그리고 옆에 뜨거운 탕에서 몸을 담그면 세상 뭐 부러울 것이 없었다. 중국계로 보이는 이용객도 많이 보였다. 수영을 좋아한다면 캐나다에서 제일 긴 outdoor pool이 있는 Kitsilano 수영장도 가보길 바란다.

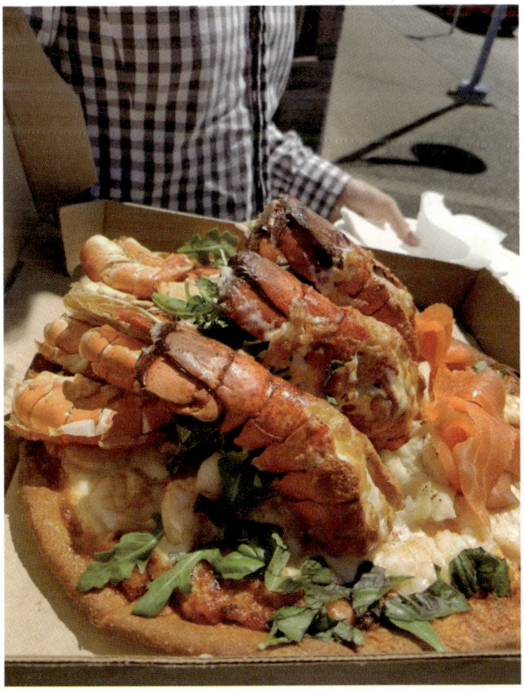

Fisherman's Wharf에서 먹은 피자.
리치먼드, 브리티시 컬럼비아.

밴쿠버는 보통 겨울에 눈보다 비가 자주 오는데, 필자가 있었을 때 딱 한 번 폭설이 내렸다. 문제는 이 눈을 전혀 치우지 않고 얼게 계속 놔둔다는 것이었다. 도대체 세금을 어디에 쓰는 것인가? 결국 필자는 스노우타이어를 장착해야

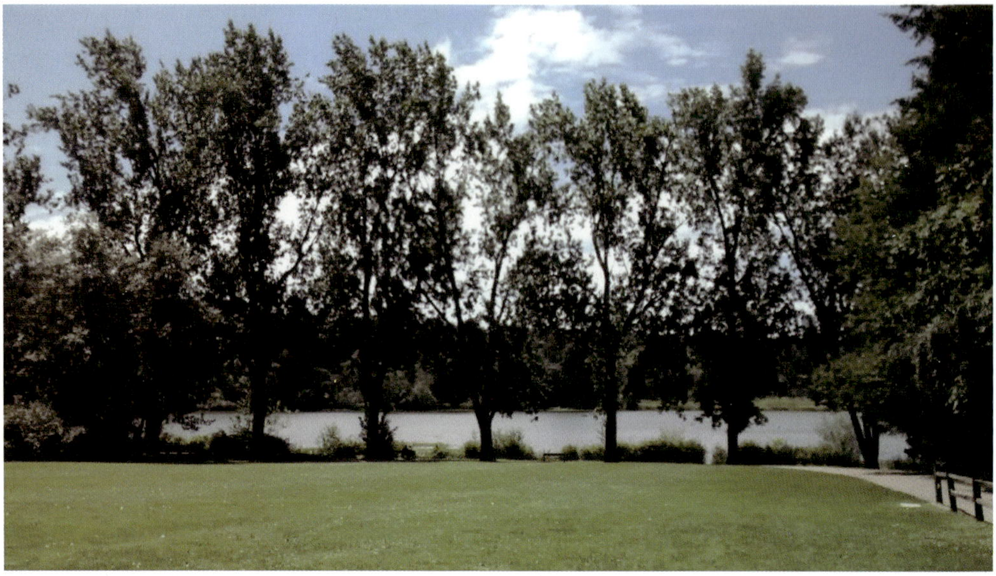

Deer lake 공원, 버나비, 브리티시 컬럼비아.

만 했는데, 한국 같으면 바로 치울 텐데 이해가 되지 않았다.

혹시나 마약이 인간에게 어떤 결말을 선사하는지 보고 싶다면 밴쿠버의 차이나타운을 추천한다. 한 마디로 마약중독자들을 한 도시 구역에 몰아넣었는데, 처음보고 큰 충격을 받았다. 길거리에서 중얼거리고 비틀거리며 걸어다니는 사람들. 이 곳은 한국인들도 마약을 생각보다 많이 하는 것 같았는데, 여행사에서 여행갈 때 버스운전기사가 여기 한국 사람들도 파티에서 모여서 다 같이 마약을 한다고 별일 아닌 것처럼 얘기를 했다.

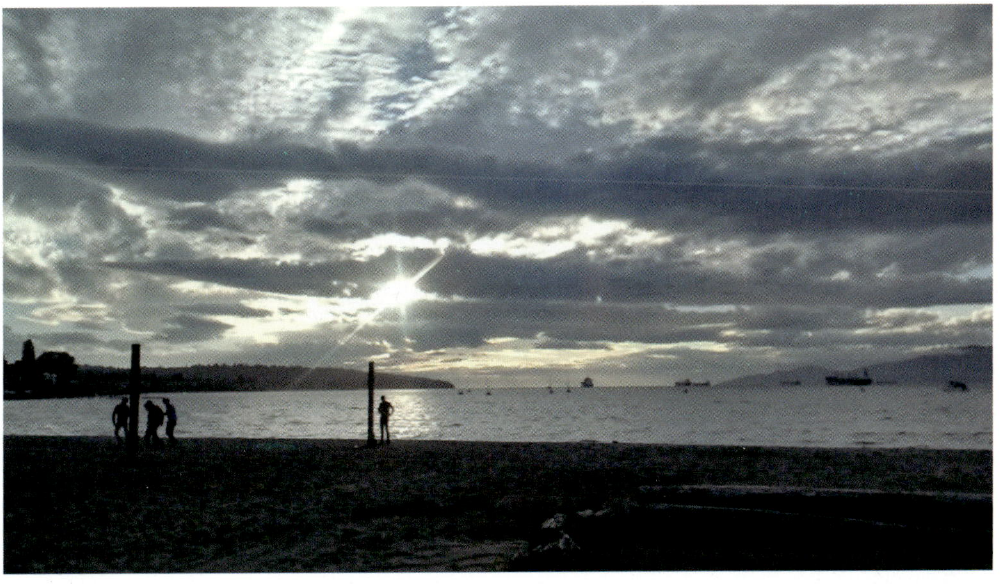

키칠라노 해변, 벤쿠버, 브리티시 컬럼비아.

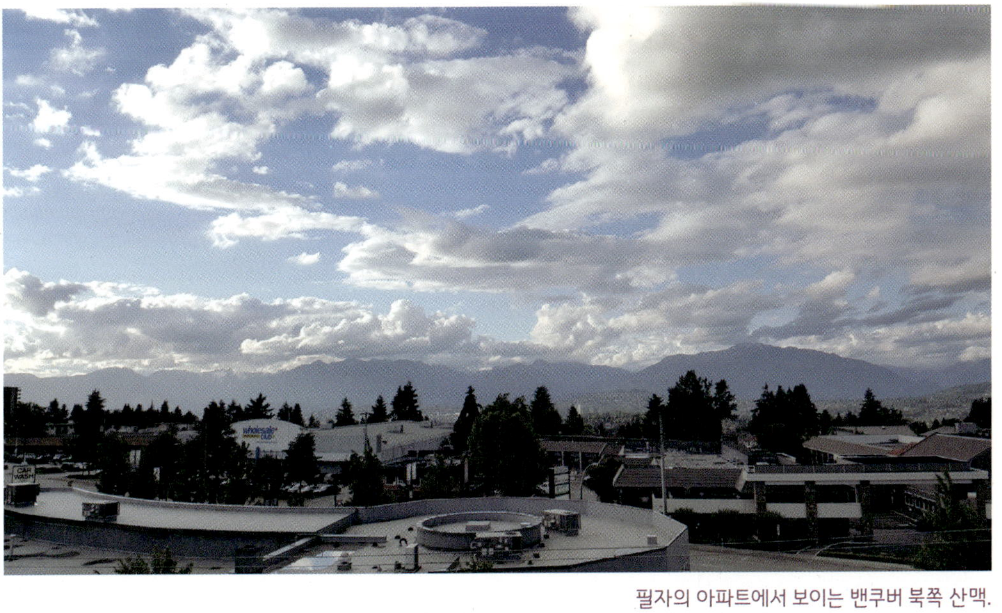

필자의 아파트에서 보이는 밴쿠버 북쪽 산맥.

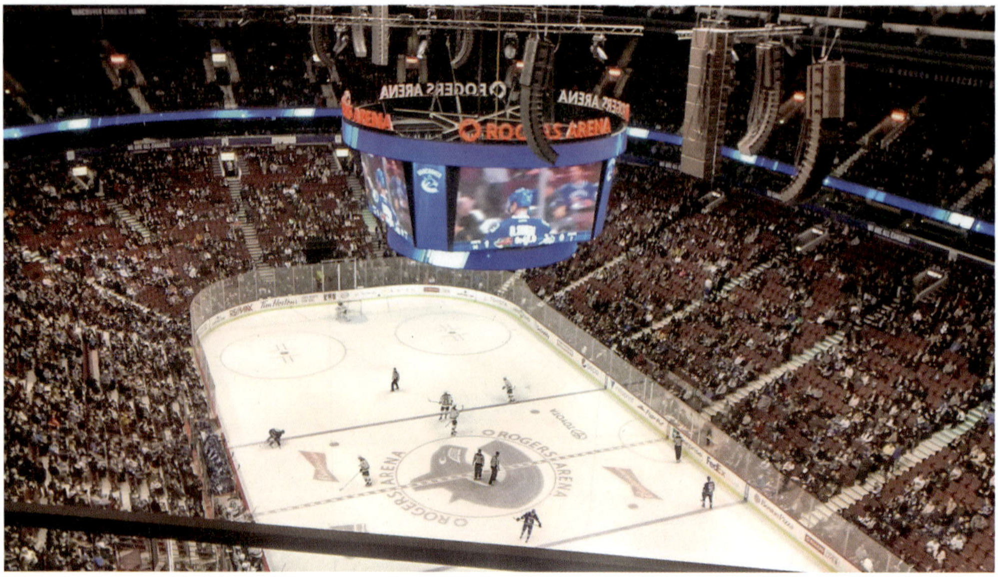

로저스 아레나, 벤쿠버, 브리티시 컬럼비아.

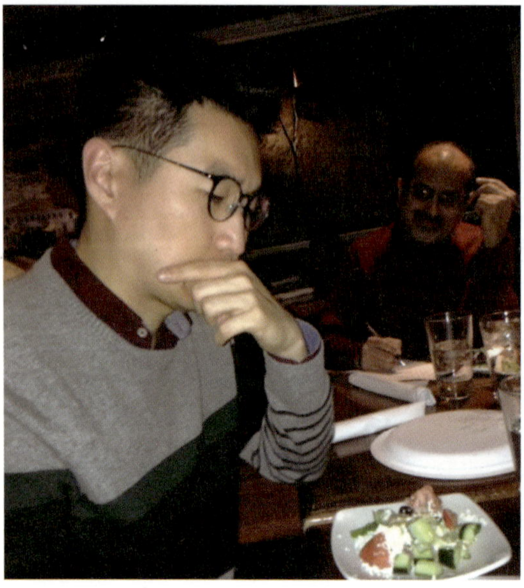

필자가 일하던 치과의 대표원장님과
크리스마스 기념 저녁 식사 중. 게임을 하고 있었다.

세금은?

필자는 수입을 매달 수표로 받았고, 세전으로 받았기 때문에 매년 세금을 회계사와 작업했는데, 꽤 많은 세금을 내고 공제도 꽤 많이 받았던 것으로 기억한다. 회계사에게 다음과 같은 문서들을 줬다.

- Insurance
- Licenses and dues
- Office expenses
- Professional development
- Vehicle expenses
  - Total number of kilometers driven while self-employed
  - Total business kilometers driven while self-employed
  - Gas
  - Insurance
  - Repairs

돈은 많이 버나요?

2016년도 중순부터 일을 시작했고 2018년도 초순쯤 그만 두었다.

필자가 기록해놓은 수입을 공개한다. 세전이라는 것을 명심하자.

■ A치과에서의 2016~2018년 세전수입

Year	$
2016	29,357.77
2017	69,897.27
2018	24,719.15

Year	Month	Office	Income	Total
2017	April	A	5,634	13,815
		B	8,181.2	
	March	A	4,916.2	13,027
		B	8,110.7	
	February	A		16,019
	January	A		13,634
2016	December	A	6,203.7	14,727
		B	8,523.3	
	November	A	8,328.7	15,168
		B	6,839.8	
	October	A	6,211.6	16,070
		B	6,734.3	
		C	3,124	
	September	A	571.6	4,259.1
		B	3,687.5	
	August	A	503.58	4,683.7
			1,100	
			500.53	
			2,120.5	
			459.06	
	July	C	9,181.5	9,181.5
	June	C	6,829.4	6,829.4
SUM				127,414

수입과는 별개로, 필자는 캐나다에서 참 헤프게 살았었다. 이 책을 쓰며 생활비를 계산해보니, 매달 다음과 같은 정도의 고정지출이 있었다.

- 월세 $1,350
- 기름값 $150
- 외식 $606
- 장보기 $384
- 이발 $85
- 기타 생활비 $396
- 차보험 $363

이외에 malpractice insurance, BC Hydro(전기 수도세) 등 추가로 들어가는 비용이 꽤 있었던 것 같다. 이 당시에 여러 한국인들과 어울리며 외식을 많이 했었는데, 참으로 후회된다. 차라리 UBC 쪽에 가서 연구나 좀 더 해볼껄!

특별편 1

강주성 원장님의 정착기

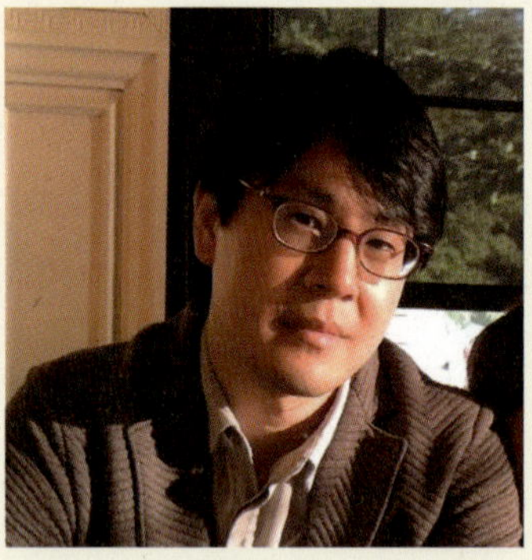

필자와 같은 study group에서 시험을 준비했고, 벤쿠버에서 성공적으로 치과를 운영 중이신 강주성 원장님.

필자의 캐나다에서의 삶은 싱글이며 associate dentist였기 때문에 제한적인 정보인 것 같아서 2015년에 가족과 함께 이주하여, 밴쿠버에 개원하고 있는 강주성 원장님의 이민 사례를 소개하고자 한다.

강원장님은 소위 이민병에 걸린 상태에서 캐나다 이민을 위해 약 3년을 투자했다. 캐나다 치과의사 면허시험이 외국 출신 치과의사에게 약 10년 만에 재오픈된 직후 시험을 준비한 관계로 시험 준비에 많은 시간 투자와 여러 가지 어려움이 있었다. 영주권 역시 취득에 중요한 요소인 부족직업군 리스트에서 치과의사가 제외되는 바람에 시행착오와 많은 어려움을 겪었다.

결국 각고의 노력 끝에 원하던 캐나다 치과의사 면허와 영주권을 손에 넣었지만, 더 큰 고민과 어려움을 맞닥뜨렸다. 마치 고등학교를 마치고 대학에 합격하면 인생의 모든 고민이 사라질 것 같은 순진한 수험생 같았다고나 할까? 우선 자리를 잡아가고 있는 치과를 정리해야 하는 점, 즐겁게 학교생활을 하고 있는 아이들과 공무원인 아내를 데리고 캐나다로 가는 것이 가장의 월권이 아닌가 하는 많은 고민이 있었다. 소중한 자식들을 먼 타지로 보내야 하는 부모님의 마음을 그 때는 다 헤아리지 못했다. 병원 인수를 약속한 대학 동기가 계약 당일 잠수를 타는 바람에 병원을 정리하는 것도 마지막까지 정말 큰 장애물이었다.

캐나다 정착은 배수의 진을 치고 접근하였기 때문에 큰 고민이나 어려움은 없었다. 얼마 되지 않는 한국의 재산을 다 정리해서 가져왔기 때문에 수많은 사람의 반대에도 불구하고 꿈에 그리던 뒷마당이 있는 단독주택을 아주 기쁜 마음으로 장만했다. 병원 또한 캐나다에 먼저 정착한 지인과 함께 오픈하여 진료하기로 하여 초기 정착에 큰 어려움이 없었지만, 지인의 입장이 바뀌는 바람에 단독 개원으로 빠르게 방향을 바꿔서 현재까지 운영하고 있다.

캐나다는 모든 것이 정말 느리기 때문에, 정착을 위해 집을 사 놓고도 가구를 구입해서 배송 받는 데 수개월이 걸렸으며, 병원을 개원하는 데도 캐나다 치과의사들은 강원장님께 놀라울 정도로 빨리 개원했다고 하지만, 1년 가까운 시간이 걸렸다. 참고로 이 1년 동안의 월세도 고스란히 내야 한다. 현재 두 번째, 세 번째 클리닉 개원을 준비하고 있는데, 여러 가지 문제로 2년 이상의 시간이 소요될 것으로 예상이 된다. 이처럼 개원을 하는 과정도 힘들고 개원비용도 많이 들기 때문에 평생 개원을 하지 않는 치과의사가 절반 정도 된다고 알고 있다. 참고로 개원 비용 그리고 인건비, 기공료, 장비, 재료 등을 포함한 운영비는 한국의 약 2~4배, 평균적으로 3배 정도가 든다고 생각하면 된다.

과거에는 개원에 대한 진입장벽이 높더라도 안정이 되면 소득 또한 높았기 때문에 병원이 안정되는 것은 시간 문제로 여겼으나, 현재는 해외에서 들어온 많은 치과의사들, 늘어난 한인 치과의사들 때문에 경쟁도 점차 치열해지고 있는 상황이다.

Associate dentist 입장에서도 과거에는 한국보다 확실히 더 좋은 수입을 얻을 수 있었다. 한국에서 보다 적게 일해도 더 많은 수입을 얻는 것이 어렵지 않았다. 하지만 코로나를 겪고 물가가 오르면서 상대적으로 수입 측면에서의 이점이 줄어들었다고 생각한다. 그래도 영어가 능통한 치과의사들은 캐나다 현지 치과에 취직하여 일하는 경우도 있기 때문에 현재 치과에서 일할 수 있을 만큼 영어가 편하지 않은 선생님들보다는 좀 더 리스크 관리가 용이한 것으로 판단된다.

아이들 양육과 교육에 있어서는 한국보다는 확실히 이점이 있다고 생각한다. 사교육은 음악, 운동 이외에는 시킬 일이 별로 없으며, 중·고등학생들도 보통 큰 스트레스 없이 즐겁게 학교를 다니며, 교육 또한 한국에 비해 실용적인 교육이 이루어진다. 강원장님 본인의 아이들에게는 부모로서 좋은 기회를 주었다고 생각하였다. 인종차별에 대한 문의도 하시는데, 강원장님이 방문해 본 미국, 호주, 영국 등의 영어권 국가 중에서는 캐나다가 인종차별이 가장 적고 이민자들에게 친절한 나라라고 생각한다고 하였다.

강원장님은 캐나다 서부인 밴쿠버 지역에 정착하기로 미리 마음을 먹고 왔기 때문에 고민이 없었지만 일반적으로는 정착할 지역을 정하는 것도 큰 고민 중의 하나이다. 강 원장님의 가족은 특정 인종이 너무 많이 거주하는 지역은 피했으며, 아이를 키우기 좋은 외곽의 조용한 주택가 쪽으로 정착했다. 교육에 관심이 많은 분들은 학군을 고려해서 정착 지역을 물색한다. 캐나다도 한국처럼 비교적 잘 사는 동네가 학군도 좋다. 강원장님은 약간 외곽의 학교이지만 IB(International Baccalaureate®) Program을 운영하는 학교가 있는 곳으로 정착지를 정했다. 공립학교에서는 IB program을 제공하는 학교가 시 또는 교육청마다 한 곳씩 있으며, 사립학교 중에서도 IB program을 운영하는 학교가 있다. 또는 AP(Advanced Placement) program을 제공하는 학교를 선택하는 것도 한 가지 방법이다.

이민병은 이민을 가기 전에는 치유되지 않는다고 한다. 선생님들의 이민병을 치유하는 데 강원장님의 글이 조금이나마 도움이 되었으면 한다. 위에서 말씀 드렸다시피 이민을 위해서는 면허와 영주권이 필수이지만, 가족의 반대, 병원 정리 등 예상하지 못한 변수들로 인해 좌절되는 경우들도 봤다. 따라서 이민에 도전하기로 마음 먹었다면 면허와 영주권 취득 이외에 다른 변수들을 우선 점검하여 배제하기를 추천드린다. 나머지 고민은 그 뒤에 천천히 하셔도 괜찮다. 이 글을 읽게 될 선생님들의 인생을 응원하며 강원장님의 이야기를 마친다.

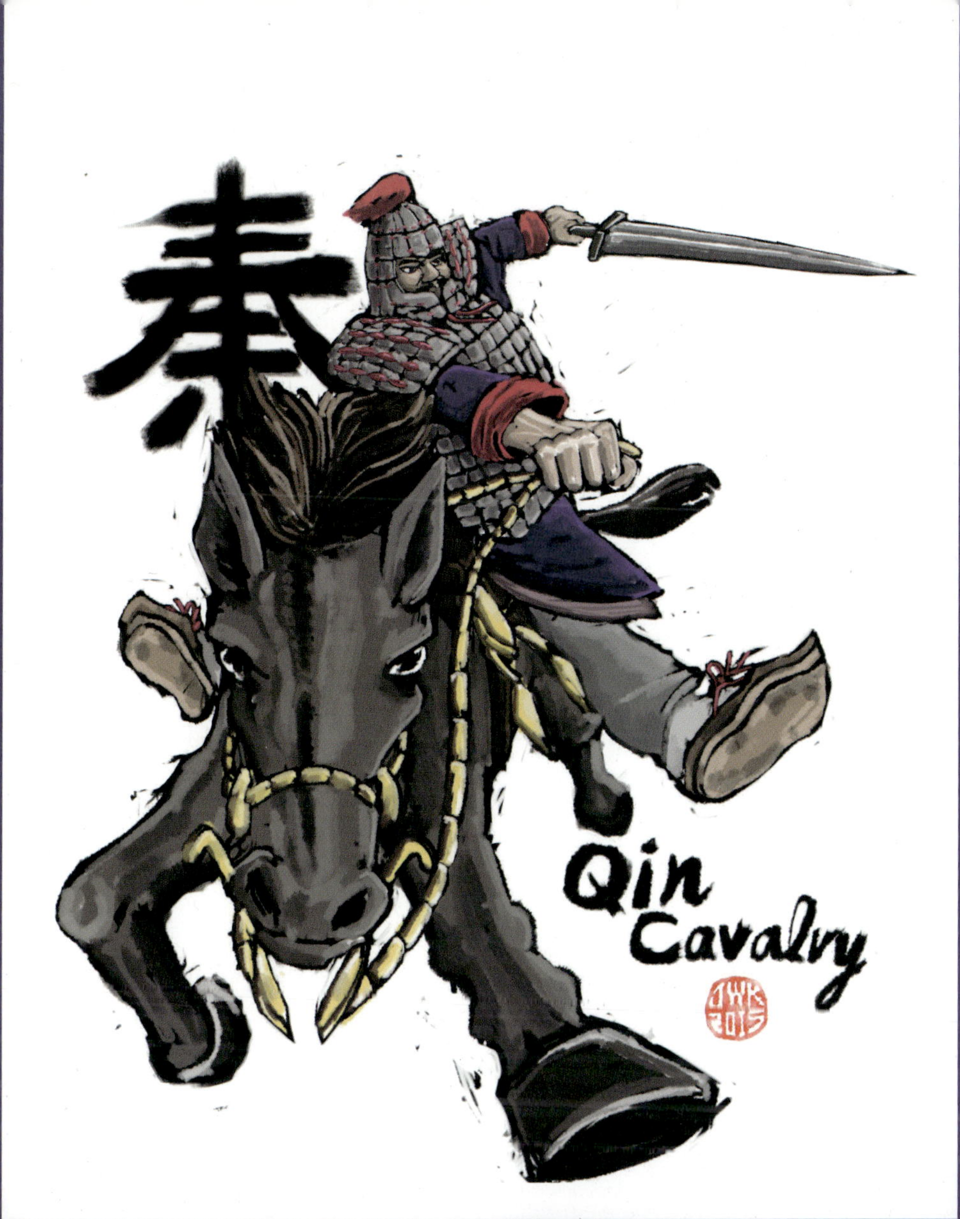

진나라 기병, 2015년 김재원 작. (Ipad Procreate)

제 4 장
미국 유학 준비

필자가 미국에 유학가기로 마음먹은 이유는 여러 가지 복합적인 것이었다. 어디까지나 필자의 주관일 뿐이며 독자분들은 얼마든지 다르게 느낄 수 있다. 일단은 캐나다가 지루했으며, 밴쿠버나 토론토를 제외한 주 도시 외에는 갈만한 곳이 거의 없었으며, 같이 갈 사람 찾기도 힘들었을 뿐더러 일 자체가 그렇게 힘들지 않았지만 자리를 오래 비우기도 힘들었다. 필자의 공개된 수입처럼, 세금을 내고 나면 돈을 많이 버는 것도 아니었다. 사람들을 만나도 재미가 없었으며, 뭔가 문화의 중심이 아닌 변두리에 있다는 것이 자주 느껴졌다. 누구나 자기가 가지고 있는 것보다는 결핍된 것에 집중하는 경향이 있지만, 필자는 이 인생이라는 길에서 캐나다만 경험하고 끝내고 싶지는 않았으니, 자연스럽게 그 아래에 가까운 나라인 미국에 관심이 갔다.

중국 문화에 계속 잠식되어 가는 밴쿠버가 싫었던 것도 있다. 필자가 있던 Grimmer street를 예로 들자면, 2년 동안 점점 중국식 카페가 생겨났는데 그 거리에만 한 3개 정도 있었던 것 같다. 게다가 중국인들이 얼마나 많이 오고 시끄럽게 떠들든지. 참고로 2월에 부모님이 놀러오신 적이 있는데 이때 설날하고 겹치니 어찌나 중국관광객이 많이 들어오든지, 도로가 마비되고 공항에서도 엄청나게 긴 줄이 생겨 중국인의 영향력은 정말 너무 귀찮을 정도였다.

시애틀 여행 때문에 미국행을 결정하게 된 것도 있다. 밴쿠버가 따라잡지 못하는 뭔가가 보였는데 일단 규모부터 다른 한인마트 및 수많은 상점들과 빌딩들, 다양하고 다채로운 문화적 경험, 미국의 도시 하나가 이 정도라면 다른 곳도 가보고 싶었다. 2017년 초순쯤 Dr. Matin과의 만남이 결정적이었다. 이분은 미국 버지니아에서 치주과 수련을 받고 있었는데, 이분과 오랜 대화 후 미국에 가야겠다는 결심을 하게 되었다. 필자의 임상 경향상 수복이나 보철치료보다는 수술이 적성에 더 맞아서 치주과에 지원하는 것이 맞다 생각되었다. 사실 소아치과나 교정과 같은 경우는 경쟁이 너무 치열할 것이며 구강외과 같은 경우는 수련기간이 너무 길었고 영주권자만 뽑기 때문에 현실적으로 3년 이상 시간을 투자하기엔 너무 늦은 감이 있었다. 또한 캐나다 프로그램은 왜 지원 안 했냐고 물을 수 있는데, UBC에서는 이미 홈페이지에 이런 정보가 적혀 있다. '평균 내신 성적이 B+(76%) 아니면 지원 마세요'.

만약 지원을 해보고 안 될 경우에는 개원하기로 마음을 먹었다. 또한 "I am a dentist"의 저자인 박상섭 원장님도 서울에서 만날 기회가 있었는데, 유학에 대한 조언을 상세하게 해주셨다. 이 책은 미국 유학을 생각하시는 분에게는 필수라 하고 싶다. 또한 한국에서 개원 후 미국에서 보철과 수련 후 교수로 재직 중이신 정수철 교수님도 아낌없는 조언을 해주셨다.

필자는 박상섭 원장님의 지침에 따라 일단 다음의 준비를 시작하였다.

National Board Dental Examination(NBDE)/Integrated National Board Dental Examination(INBDE)

현재는 INBDE로 통합되었지만, 이전에는 NBDE Part 1과 2가 있었다. Part 1은 기초가 많이 나오는 반면에 Part 2는 임상이 많이 나온다. 필자는 First Aid 책으로 Part 1부터 공부했으며 생화학 같은 부분은 유튜브에 있는 비디오를 참고했다. 하지만 필자는 NBDE 점수 없이 지원을 먼저 해보고 싶었다. 그리하여 일단 버팔로 치과대학 치주과에는 합격했지만 미국 면허시험을 위해 2018년도 초순에 시험을 치게 되었다. 공부는 쉽지 않았고 시험은 밴쿠버에서 쳤으며, 꽤 오랜 시간 동안 준비하였는데 미국에 도착한지 얼마 안 되어 결과가 나왔는데 합격하였다. 참고로 INBDE는 오히려 기초파트가 줄어들어 더 쉬워졌다는 사람들도 많다.

TOEFL

필자는 밴쿠버에 있는 서점에 가서 아무 교재나 붙들고 시작했는데, IELTS보다 쉽게 느껴졌던 것이 사실이다. 밴쿠버에 있는 학원들을 검색해 보고 2017년 6월 초순에 Ashton College에 가서 청강을 해보았는데 특별히 학원에서 공부할 필요는 없다고 느껴졌다. 텍사스 휴스턴에 온라인으로만 가르쳐주는 백인 강사와 연결이 되어 한 달간 공부한 후 보게 되었다. 점수는 만족스러웠다. 정말로 잘 가르치는 분이었는데, 특히 스피킹 쪽 도움을 많이 받았으며, 에세이 첨삭을 좀 자주 해주지 않아 그것은 불만스러웠다.

Graduate Record Examination(GRE)

준비하면서 제일 큰 어려움을 겪었던 부분이고 사실 캐나다라는 동네가 이렇구나라는 걸 다시 한 번 실감할 수 있었다. 일단 제대로 된 학원을 찾기가 어려웠고, UBC에서 하는 가격이 꽤 비싼 코스를 2017년 2월 말부터 듣기로 하였다. 다운타운에서 하는 강의라 매번 일을 마치고 차를 몰고 가야만 해서 힘들었다. 그런데 수강생들은 다 원어민들이니 이미 그들 수준에 맞춰서 강의를 하는 것이었다. 즉, 필자는 영어점수가 잘 안 나오고 에세이도 지도가 필요했는데 강사는 에세이 첨삭도 안 해 준다는 것이 아닌가? 원어민 입장에선 대충 써도 점수가 나온다는 것이었다. 기가 막히는 일이 아닐 수 없었다. 그나마 수학 강의는 괜찮았다. 결론적으로 한 달 만에 준비하는 것은 매우 어려웠으며, 4월 중순에 시험을 보고 실망스러운 점수가 나온 이후로는 이걸 준비하는 것은 의미가 없다 생각되어 더 이상 진행하지 않았다. 필자는 위 UBC 코스를 추천하지 않는다.

인터뷰

따로 준비하지도 않았고 그냥 편하게 할 말 다할 생각으로 임했다.

치주과 프로그램을 보면 www.perio.org에 상세하게 학비까지 나와 있다. 여기서 보면, The American Dental Education Association Postdoctoral Application Support Service(ADEA PASS) 프로그램에 등록된 프로그램도 있는 반면에, 버팔로처럼 자체적으로 미리 뽑는 곳도 있다.

결론적으로는 딱 두 곳만 인터뷰 요청이 되었는데, 한곳은 로체스터의 Eastman Institute for Oral Health, 다른 한곳은 버팔로의 The University at Buffalo, School of Dental Medicine의 전문의 과정이었다. 문제는 이 대학들이 시간 차이를 두고 되는 바람에 서쪽에서 동쪽으로 비행기를 두 번 타고 왔다갔다 거려야만 했다.

여기서 더 문제가 되었던 건 6월에 로체스터에 가려고 했을 때 필자가 공항에 늦게 도착했다고 탑승이 안 된다는 것이었다. 하지만 이때 다음 비행기가 이미 연착이 되어 어떻게 출발은 하였다. 로체스터 대학교 담당 직원에게 늦을 것 같다고 미리 연락하고 밤비행기로 가서 아침에 도착을 하자마자 호텔에서 정장으로 갈아입고 로체스터 대학교로 갔다. 필자의 일정은 약간 변동이 되었다.

로체스터 인터뷰는 세 분의 교수님과 함께 진행이 되었다. 첫 번째는 Dr. Caton이었는데 이 분은 치주학계에 지대한 영향력을 가지고 있었고 현재까지도 자주 인용되는 classic 논문들의 주 저자이신 분이다. 그런데 필자는 그것도 모르고 인터뷰에 임했다. 전형적인 큰 백인 할아버지 스타일이었던 것 같고 특별히 막힘없이 대화하고 인터뷰가 끝났다. 다음은 점심을 전공의들과 먹고 Dr. Tsigarida, Dr. Kotsailidi 두 분의 교수님들과 각각 일대 일로 인터뷰를 하였는데, 특별히 막힘없이 대화가 진행되었다. 모두들 친절했으나 진료실 자체가 매우 작고 답답한 느낌이었다.

밴쿠버에 도착한 이후로 답신을 받았는데 불합격이었다. '왜 안 되었나요?'라고 이유를 물어보니 내 내신성적이 안 좋아서란다. 그러면 처음부터 부르지 말아야 했던 것 아닌가? 나중에 버팔로에서 수련 중 듣기로는 로체스터는 너무 보수적인 분위기라 새로운 기술을 잘 안 배운다는 것이었다. 조금 놀라웠던 건 tunneling 술식은 하지도 않고 배울 기회도 없었다는 것이다. 또한 로체스터 출신의 자부심 높이 얘기하시던 치주과 의사분들과 대화를 해보면 굳이 그곳에서 수련을 꼭 받아야 할 필요가 없다는 걸 느꼈다. 지금 생각해보면 필자가 무슨 수술을 하던 가만히 내버려둔 버팔로에 가길 잘했다는 생각이 든다.

버팔로의 인터뷰는 좀 기묘하게 진행이 되었다. 처음에는 프로그램 디렉터인 Dr. Shibly가 뜬금없이 먼저 화상 인터뷰로 필자의 영어실력을 확인한 다음 버팔로로 인터뷰를 부를지 말지를 결정하겠다는 것이었다. 이메일도 거대한 글씨체로 정말 한두 문장으로 보내서 좀 무례하다는 생각이 들 정도였다. 필자는 "네. 알아서 하세요"라고 했는데 이후에는 연락이 없었다. 그러다가 갑자기 몇 달 뒤에 9월 말쯤 버팔로로 인터뷰하러 오라는 것이었다. 필자는 별 생각 없이 가기로 했다. 로체스터에 떨어진 뒤라 마음도 급했다.

버팔로에 도착 후 Dr. Ciancio, Dr. Schifferle, Dr. Shibly의 순으로 인터뷰가 각 방에서 진행되었다. 그 뒤에는 당시 3년차 전공의였던 Dr. Nourah와 얘기할 수 있었다. Dr. Ciancio는 버팔로 치주과의 역사와 함께하신 분으로, 매우 오랫동안 공직에 계셨던 분이다. 물론 필자는 그 당시에 그것도 몰랐지만, 북한에 대해 어떻게 생각하냐는 질문이 기억에 남는다. 특별히 치주적인 얘기는 하지 않았고 필자의 인생에 대해 얘기를 많이 했던 것 같다. Dr. Schifferle는 치주 학문과는 전혀 관련이 없는 일상적인 대화만 했다. 필자가 베이킹을 좋아한다고 하니 요리와 베이킹 얘기만 잔뜩하고 끝났다. Dr. Shibly의 경우 매우 정신없이 인터뷰가 진행되었는데 중간에 두 번 정도 나가는 등 바쁜 분인 것 같았다. Dr. Shibly는 버팔로는 내신성적이 기준 이상 안 되면 인터뷰 기회도 주지 않고, 필자의 성적 역시 너무 안 좋은데 인생 이력이 너무 흥미로워서 불러봤다고 했다. 게다가 수련을 한 번 한 상황에서 또 하는 것도 특이하다고 하였고. 필자는 학교성적 하나만으로 그 사람을 판단하는 건 잘못된 것이라 생각하고, 필자가 이후에 박사까지 했고 논문도 냈고, 캐나다에서도 일했는데 여기 전공의 과정을 따라가지 못할 것이라고 생각되지 않는다고 하였다. 또한 학교성적은 좋으나 나중에 치과계에 해악을 끼치는 일을 하는 분들도 많이 봤다고 하였다. 특별히 막힘없이 대화가 끝난 후 필자가 쓴 논문들을 보고 싶다고 하였다. 이력서에 넣었는데 전혀 보지 않은 듯 하였다. 다시 밴쿠버

University at Buffalo
The State University of New York

Department of Periodontics and Endodontics
School of Dental Medicine

October 1, 2017

Dr. JaeWon Kim, DDS MSD PHD

calisto987654321@gmail.com

Dear Dr. Kim,

The Postgraduate Selection Committee has reviewed your application to the Advanced Education Program in Periodontics. We are pleased to inform you that you have been granted conditional acceptance for admission for the academic year beginning Fall 2018 semester pending verification of all documents by our University. Your program will be in accordance with the terms and guidelines of the Department of Periodontology Graduate Goals, Objectives and policies documents.

As you are aware, the Periodontics clinical training program consists of both research and clinical components. Successful completion of both of these phases is required to obtain a Certificate of Proficiency in Periodontics. The research component will be fulfilled through completion of the Oral Sciences M.S. program in conjunction with the clinical program. (You must make separate application to that program). However, since you have PhD a special research activities will be required

In accordance with the policy of the Office of Graduate Education, we request that you confirm your intentions of entering the program by signing a copy of this letter and returning it to us by October 15, 2017.

The University at Buffalo reserves the right to withdraw admission if it learns that any fraudulent documents or false or misleading statements were submitted as part of your application.

The program duration typically is 3 years; however, this may vary according to your progress. Although the 2018-2019 academic calendar has not yet been finalized, we expect the semester to begin in early August 2018, with the orientation program beginning the first week of August. The School of Dental Medicine Office of Graduate Admissions will contact you regarding Orientation schedules, policies, and procedures. In the meantime, we thank you for your interest in our school and hope that your professional goals will be realized in Buffalo.

If you have any questions regarding the conditions of your acceptance, feel free to contact us. We look forward to working with you this coming year.

Sincerely,

Othman Shibly DDS, MS.
Director, Post Graduate Program in Periodontics.
Diplomate, American Board of Periodontology.
Coordinator, International Advanced Education Scholar Program.

에 도착하자마자 이메일로 보내드렸고 바로 다음 날 합격통보를 받았다. 합격 편지를 받은 것은 2017년 10월 1일이었다.

하지만 필자는 '감사합니다'라고만 답신하고 다른 학교들에서 연락오기를 기다렸다. 참고로 Match 시스템은 매년 10월쯤 정도에 열리고 11월 중순쯤 닫히는 것 같다. 하지만 Match가 끝나도 다른 대학에서 연락은 오지 않았다. 흥미로운 건 정원을 아예 못 채운 프로그램도 있었다. 그런 곳엔 가지 않는 것을 추천한다. 필자가 다른 대학에서 인터뷰 기회조차 얻지 못한 것은 아마 형편없는 내신 성적과 NBDE Part 1, 2의 결과도 없었기 때문일 것이라 생각된다. 하지만 내신 같은 경우 어느 정도 커트라인을 두고 다른 것들이 우수해도 아예 후보에서 제외되는 경우도 있다. 또한 유명한 학교 같은 경우 전공의가 되는 것을 염두에 두고 펠로우나 연구원으로 근무하는 사람들이 많다는 것이다. 당연히 우선권은 그분들에게 가니 불리할 수 밖에 없다.

또한 필자가 느꼈던 것은, 한국에서 구강악안면외과를 수련하고 박사과정을 한 것이 생각보다 경력에 매우 중시되었다는 것이다. 필자는 사실 인정의 과정을 했었고 수련과정이 크게 마음에 들지도 않았지만, 일단 4년 동안 고생해서 어려운 과를 한 것은 사실이며 구강외과는 미국에서 매우 힘들고 연봉이 높은 권위 있는 과로 쳐주기 때문에 필자도 그에 준하여 봐 준 것 같았다. 또한 박사도 필자는 수업을 오전 아니면 저녁에 몰아 들어서 특별히 일을 포기해가며 했다는 생각 없이 즐겁게 했는데, 미국의 박사는 최소 5년 동안 수업도 많고 연구도 많이 해야 해서 헌신 없이는 할 수 없는 과정으로 인정한다. 한국 박사가 쉽다는 것은 아니지만, 이전 수련 경험 및 대학원 박사를 수료한 것은 확실히 도움이 된다고 말할 수 있으며, 필자에 대해 소개할 때 사람들이 존중해주는 것 같다.

버팔로는 일차적으로 가기로 의도한 학교는 아니었지만 NBDE 성적이 나온 다음 다시 지원하면 또 다시 1년이 걸릴 것과 두 번째 지원 시 다른 학교에 되리라는 보장도 없어, 그냥 그곳으로 가기로 하였다. 또한 저렴한 학비와 생활비, 토론토와 뉴욕, 나이아가라 폭포가 가깝다는 것도 좋았다.

University at Buffalo Standard Graduate International Financial Form – 2018-19

PART I

Important Note: Print your name exactly as it appears in your passport. If your passport lists no Surname or no Given Name, write a dash (—). In order to issue your I-20, we must have a copy of your passport biographical page; please send or fax this to the address below.

1. Name of applicant KIM (Family/Surname) JAEWON (First/Given name)

2. Major periodontics/periodontology 3. Date of birth ______ (Month Day Year)

4. Country of birth South Korea 5. Country of citizenship South Korea

6. E-mail address (print neatly in block letters): calisto72@hanmail.net

7. ☐ I plan to come **without** dependents (spouse/children).
☑ I plan to come **with** dependents. The following dependents (spouse/children) will accompany me:

PART II

Applicants are responsible for all costs of attending the university (1–2 years for Master's; 4–5 years for Doctoral students). University costs are subject to change and increase an average of 5 to 8 percent annually. You and your sponsor must sign verification statements A. and B. at the bottom of this page indicating that you are responsible for all costs. Tick the appropriate statements below indicating where your first year of funding will come from (multiple sources are acceptable). Attach the appropriate financial documentation showing availability of one year's funding.

Source of Funds

Tick (✓) the boxes showing where your first year of funding will come from and indicate the amount that will come from that source. The total must amount to at least $40,645.

Source:	**Amount:**
☐ I will pay from my own personal account.	$
☐ My family will pay for my education.	$
☐ I will have a scholarship from: ______.	$
☑ I will have a student loan from: Scotiabank.	$ 275,000
☐ My Government/Company will pay for my education.	$
☐ Other (specify): ______	$
Total:	$

Financial form. Source of funds 란에 보면 어떻게 학비를 지원할지에 대해 써야 한다.

미국 출국 준비

일단 필자가 2년 동안 살았던 정든 아파트는 나갈 준비를 해야 했다. 깨끗이 청소하고 나가야했고 이사는 현대해운에서 전부 짐을 포장한 다음 가기로 하였다. 매우 깔끔하게 이사를 마칠 수 있어 좋았으나 비용은 상당히 들었다. 보통은 가구나 가전제품을 무빙세일로 팔고 다시 미국에 가서 다 마련하는 경우가 많은 것 같다. 소파는 구글 벼룩시장에 올려서 반값에 바로 팔았다. 역시 몰고 다니던 차도 한인 중고차 딜러를 통해서 매우 낮은 가격에 처분하였다.

버팔로 대학에 가기로 결정이 난 이후에 I-20가 도착하는데, 이거와는 별개로 F-1 비사 신청을 캐나다 벤쿠버 내에 있는 미국 영사관에서 하였다. 가방을 들고 들어가면 안 된다고 하여 또 근처 사물함을 찾아 이리저리 뛰어다녔다. 또한 신체검사 및 예방접종도 받아야 했는데, 이것 역시 캐나다 특유의 답답한 일처리때문에 고역이였다.

제 5 장

미국 전공의 생활

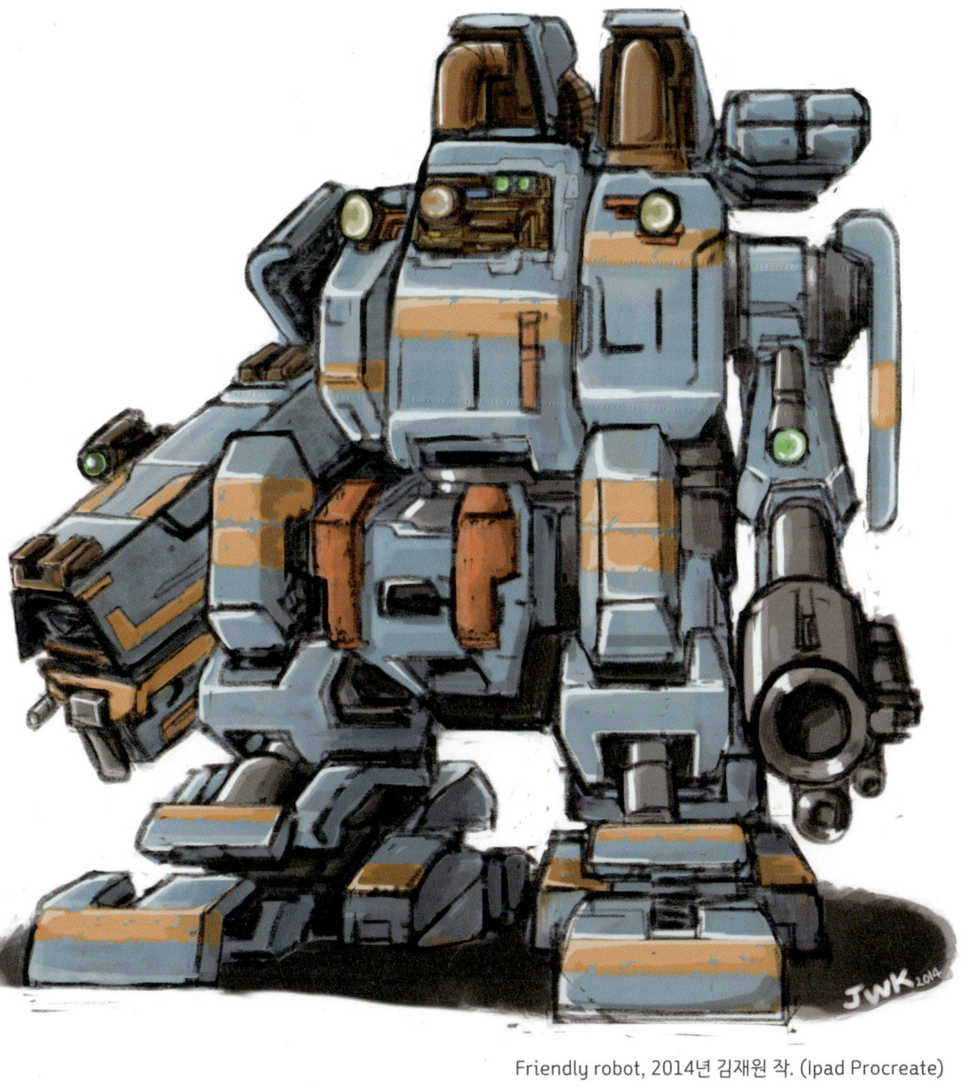

Friendly robot, 2014년 김재원 작. (Ipad Procreate)

정착과정 - 쉽지 않네

필자가 미국에 들어온 시점은 2018년 7월 초순이었다. 필자는 공항에 내린 후 렌터카부터 픽업을 하였다. 일단 버팔로 대학 North campus 근처에 허름한 Motel 6에 방을 잡고 시작하였다. 아파트는 거의 20곳 가까이 본 것 같은데, 선택이 쉽지 않았다. 전통적으로 South campus 쪽은 고르지 않는 곳이 맞다는 걸 확인했고, 신축아파트들은 월세가 비싸거나 자리가 없었다. 또한 월세가 1,000불이 넘느냐 마느냐는 세탁기/건조기가 공용이냐 아니냐로 갈라지는 것 같았다. Williamsville처럼 부자동네 아파트는 학교와 거리가 너무 멀었다. 결국 고른 곳은 수도세와 인터넷 비용을 포함 월세 1,445불 짜리 집이었다. 하지만, 이 아파트에는 절대 들어가지 말라고 권하고 싶다. 일부러 무섭게 생긴 관리인을 두고 입주민들이 불평을 못하게 하는 것 같았는데, 여러 가지 문제가 있었다. 일단은 이런 신축 아파트는 목재로 만들어서 옆 복도나 방 소리가 다 들린다. 특히 옆집 백인 아저씨가 기억나는데, 나를 쳐다보자마자 하는 말이 '니하오'였다. 어이가 없어서 필자는 아무 말도 안 했던 기억이 난다. 또한 동거녀로 보이는 분과 싸우는 소리, 피아노 치는 소리까지 다 들렸다. 복도에서 떠드는 사람은 다른 곳으로 가라고 얘기해야 할 정도로 방음 문제가 심각한 아파트였다. 또한 이 아파트는 천장에서 온풍과 냉풍이 되는 시스템을 갖추고 있었는데, 정말로 그 바람소리가 너무 적응이 안 되었으며 밴쿠버의 아파트가 그리워졌다. 또 다른 것은 바로 유리창이다. 매우 특이한 현상으로, 필자처럼 예민한 귀를 가진 분들은 주의 깊게 보기 바란다. 창문을 자세히 보면 유리가 2겹으로 되어 있고, 이 경우 아르곤 가스로 채워 넣는다고 하였다. 문제는 밖에서 소음이 들리면 그와 맞춰 공명하는 소리가 들린다는 것이다! 아파트 관리인은 아무소리도 안 들린다고 잡아떼고…. 오히려 이후에 가게 된 더 오래된 낡은 아파트에서는 그런 소리가 절대 들리지 않았다. 또한 아파트 관리인에게 나가기 3개월 전에 통보를 안했다고 월세를 계속 내야 한다고 그랬는데, 계약서 어디에 그런 문항이 있냐고 하니 원래 그렇게 해야 한다고 우기는 것이 아닌가? 내가 영어를 잘못한다고 생각해서 그러는 것 같다고 하자 혼자 열을 내면서 그래도 월세를 1개월치 내라고 그랬던 기억이 난다. 아무튼 이 아파트는 1년을 살았지만 짐은 거의 풀어놓지 않고 생활했다. 바로 나갈 생각이었으니.

이때 캐나다에서 가져온 짐을 풀 때, 현대해운에서 한인 한분과 필리핀계로 보이는 직원 여러분이 와서 짐을 아파트 유닛까지 올려주었다. 가구도 다시 조립하고, 이후 비용을 드리려고 하는데 과도한 팁을 요구하길래 그 만큼은 주지는 않았다.

이후에 같은 레지던트 동료의 추천으로 Boulevard towers라는 곳에 입주했는데, 세탁기/건조기는 공용이었지만 월세가 829불 정도로 매우 낮은 편이었다. 이 아파트는 매우 오래된 아파트였고 벽돌로 지어서 방음이 훨씬 잘 되었던 것 같다. 또한 에어컨은 벽에 달려있는 구형이었지만 별로 쓴 적도 없고, 히터는 벽 옆에 열선으로 된 것이 있었다. 그런데 필자가 살던 유닛은 특이하게도 매우 따뜻해서 겨울에도 히터를 틀지 않고 지냈다. 아무래도 유닛 앞에 베란다와 창 근처에 큰 나무들이 많아서 그랬던 것 같기도 하나, 항상 어두웠다. 역시 여기서도 짐을 다 풀고 지내지는 않았다. 제일 좋은 것은 밤의 고요함이었고 전에 언급한 창문 소음도 전혀 없었다. 또한 위치가 어찌나 편리한지, 거의 2~3분 내에 마트 및 우체국, 몰과 레스토랑이 있어 좋았다. 이 아파트에서는 2년 정도 살았다. 필자도 버팔로에서 프로그램을 시작하기 전에 다른 레지던트들의 조언도 듣긴 했지만, 보통 다른 레지던트들이 많이 사는 곳이라면 실패가 없으리라 생각한다.

참고로 미국 아파트에 입주하기 전에는 security deposit을 내야 하는데, 문제는 나갈 때 꼭 여러 이유를 들어 여기서 일부를 공제한다는 것이다. 미국에 오래 지낸 친구들과 얘기해보니 여기 문화에서 전부는 못 돌려받는 것 같다.

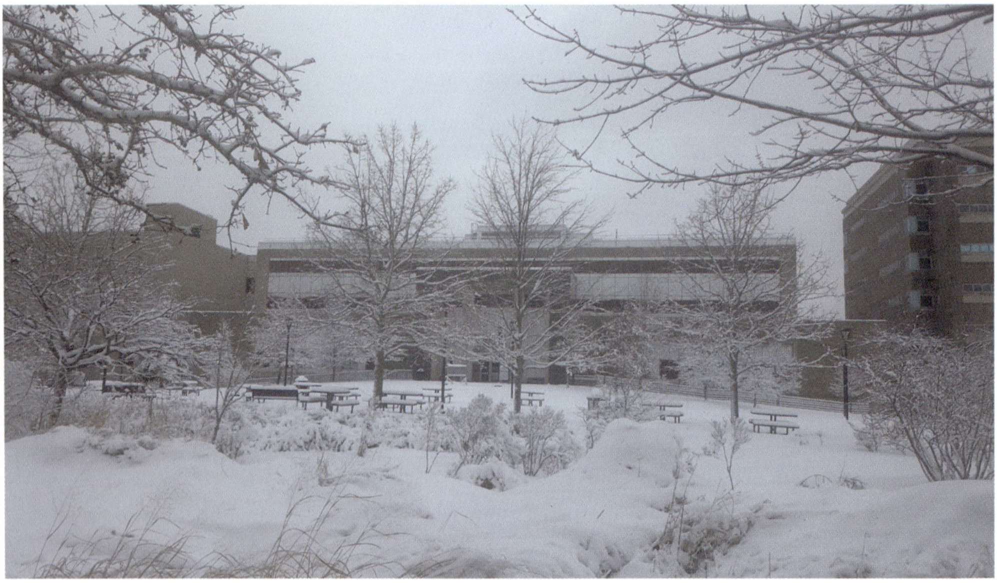

겨울의 버팔로에 이정도의 눈은 항상 왔다.

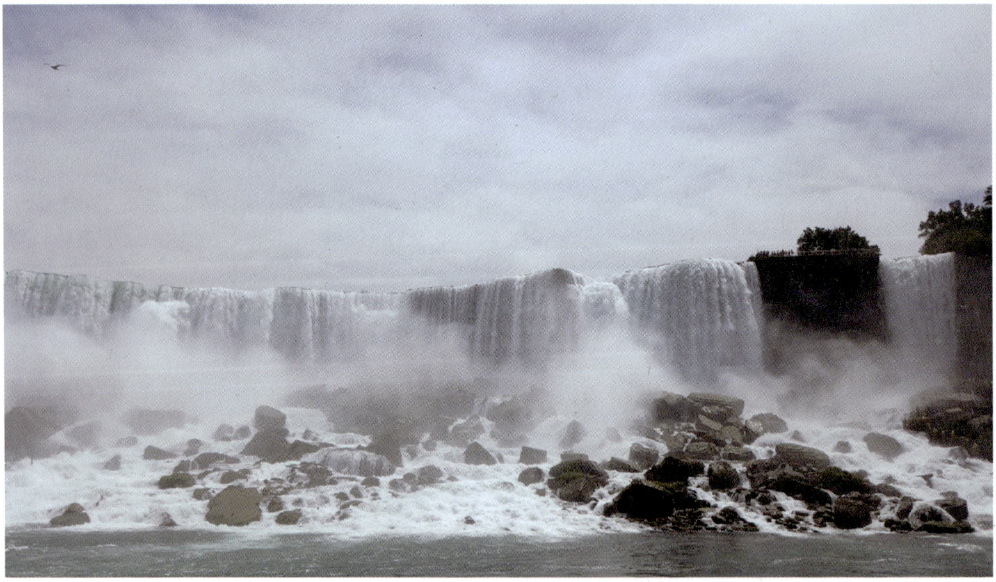

필자 집에서 30분 정도 거리에 있던 나이아가라 폭포의 American falls 미국쪽 방향.
Cave of the Winds 투어를 하면 가까이 가는 것도 가능하다.

자동차 구매

일단 미국 운전면허증을 얻어야 했는데, 다행히도 캐나다 면허증을 바꿀 수 있어 따로 시험을 치지는 않았다. Department of Motor Vehicles(DMV) office에 가서 작업을 하면 되는데, 필자의 경우 대형 쇼핑몰에 있는 곳에서 하면 되었다. 필자의 여권에 있는 F-1 비자의 유효기간이 꽤 긴 편(2018~2023년)이었기 때문에 거기에 맞추어 운전면허증을 받을 수 있었다.

자동차를 사는 것은 필자처럼 하면 안 되니 꼭 참고하길 바란다. 일단 필자는 Honda 브랜드를 택한 후 리스를 하고 싶다고 하였다. 그랬더니 리스를 하면 필자처럼 해외에서 온 친구들이 차를 버려두고 도망간다는 것이었다. 영주권이 없으면 해줄 수 없으나, Social security number를 받아오면 심사해보겠다는 것이었다. 이 과정이 또 시간이 매우 오래 걸렸는데, 방법은 Dr. Shibly의 Research Aides/Graduate assistant로 등록하면 되는 것이었다. 필요한 서류들은 Health background, Proof of Flu shot, I-9, I-29, I-94, Passport 복사본, 비자 복사본, Tax form이었다.

이후 다시 자동차 딜러와 얘기를 해보았는데, 11월까지 비싼 렌터카를 타고 다니며 리스를 하기를 기대했지만 결국엔 심사가 통과되지 않아 그냥 차를 사라고 하였다. 실망스러웠지만 그 딜러가 골라준 Honda Civic 중고차를 매입하기로 하였다. 지금도 잘 쓰고 있고 큰 고장 한 번 나지 않았다. 또한 Social security number를 미리 받아놓은 것은 지금 생각해 보면 정말 잘했다는 생각이 든다. 이후 행정적인 일을 할 때 항상 필요했기 때문이다.

버팔로가 추운 지역이기는 하나 꼭 차고가 있는 집을 구할 필요는 없다. 이런 곳은 눈을 자주 치워야 하기 때문에 아침에 몇 분 일찍 일어나서 눈을 치우는 것은 그렇게 어렵지 않다. 또한 원격 시동이 있으면 더 편한데, 아침에 출근하려고 할 때 이미 유리에 얼어붙은 성에가 녹아있고 따뜻하게 덥혀진 차에 타는 기분이 그렇게 좋을 수가 없다.

전공의 시간표

2018년 8월 일주일 동안 오리엔테이션 및 Cardiopulmonary Resuscitation(CPR) 교육을 받았다. 필자는 이때 처음으로 3년 동안 같이 생활할 다른 전공의들을 만날 수 있었다. 예측했던 대로 대부분 필자와 거의 10살 가까이 차이가 났다. 필자보다 나이 많은 사람은 1명 정도? 도서관 사용, 윤리, 연구관련 강의들이 특별히 기억에 남는다. 버팔로 학교가 연구 자체에 대한 자부심이 좀 강한 학교라는 것은 바로 느낄 수 있었다. CPR 교육은 3시간 정도 진행되었는데, 실제로 실습해보고 바로 필기시험을 쳤는데 붙을 때까지 쳐야 했다. 그리고 악명 높았던 환자 예약관련 프로그램인 AXIUM의 사용법도 배웠는데, 정말 적응하기 힘든 프로그램이었다. 이와는 별개로 감염방지라든지 Health information portability and accountability act(HIPAA) 교육 및 시험을 온라인으로 해결해야 했다.

일주일 일과는 보통 다음과 같다.

	월	화	수	목	금
오전 9~12시	연구	클리닉	연구	클리닉	클리닉
오후 1~4시	연구	클리닉	연구	클리닉	연구

세미나는 월요일 저녁, 화요일 저녁, 목요일 점심이었다.

주 일과는 9~16시까지였으며 이후 세미나를 제외하고는 크게 레지던트들의 스케줄에 대한 간섭은 없었다. 대체로 구강외과 전공의들은 늦게까지 일하고 주말에도 계속 출근하였고 보철과 전공의들은 기공일을 해야 하다 보니 매일 늦게 일하고 있었다. 이들이 어찌나 안쓰럽든지 시험공부를 많이 도와줬던 기억이 난다.

2년차가 되자 화요일 오전에 진정마취 수업이 추가되었는데 이것이 정말 힘들었다. 새벽 같이 일어나서 다운타운 쪽 소아치과병원까지 운전해서 가야 했는데 Coronavirus Disease 2019 (COVID) 이후엔 Zoom 수업으로 진행되어 편했다.

1년차 때는 월요일 및 수요일 연구날에 주로 대학원 수업을 몰아들었다. 수업이 없는 날에는 주로 임플란트나 큰 골이식 수술 예약을 잡았다.

프로그램을 최종적으로 종료하기 위해서는 Required case를 모두 채워야 하며, 수업 및 대학원 수료, C를 성적으로 받지 말아야 하며 Exit case라 하여 모든 교수님들 앞에서 처음 진단부터 비수술/수술 치료, 유지치료까지 다 마친 환자의 case presentation을 해야 한다. 이후엔 구강병리학 케이스 구술시험을 본다. 떨어지는 레지던트들이 매년 있었고, 보통 이 경우엔 재시험을 치는 것으로 알고 있다.

대학원 관련 에피소드가 있는데, 필자는 이미 박사가 있는 상황에서 굳이 대학원까지 할 생각은 없었다. 그런데 어차피 졸업을 하려면 수업을 다 들어야 하며, 학위 논문 디펜스도 해야 하는 것 아닌가? 학비도 똑같고 말이다. 결국 대학원도 같이 하기로 하였다. 그나마 나왔던 건 박사학위 5학점이 부분적으로 인정되어서, 3과목 정도 수업을 듣지 않아도 된 것이었다. 이 과정에서 연세대학교에 다시 성적표를 신청해야 하였는데 Assistant dean이었던 Dr. Jones와 상담하여 일을 빨리 해결할 수 있었다.

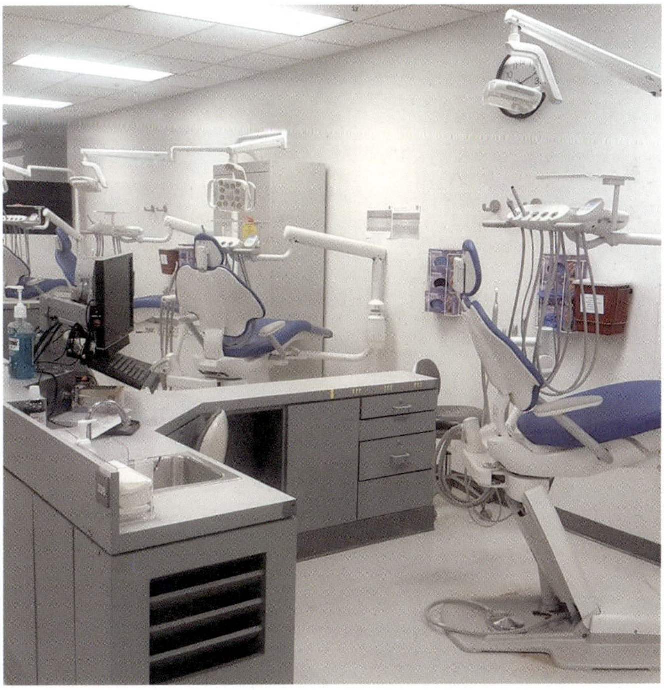

필자의 진료실 전용 자리. 유닛 체어는 한번 새걸로 바뀌었다.

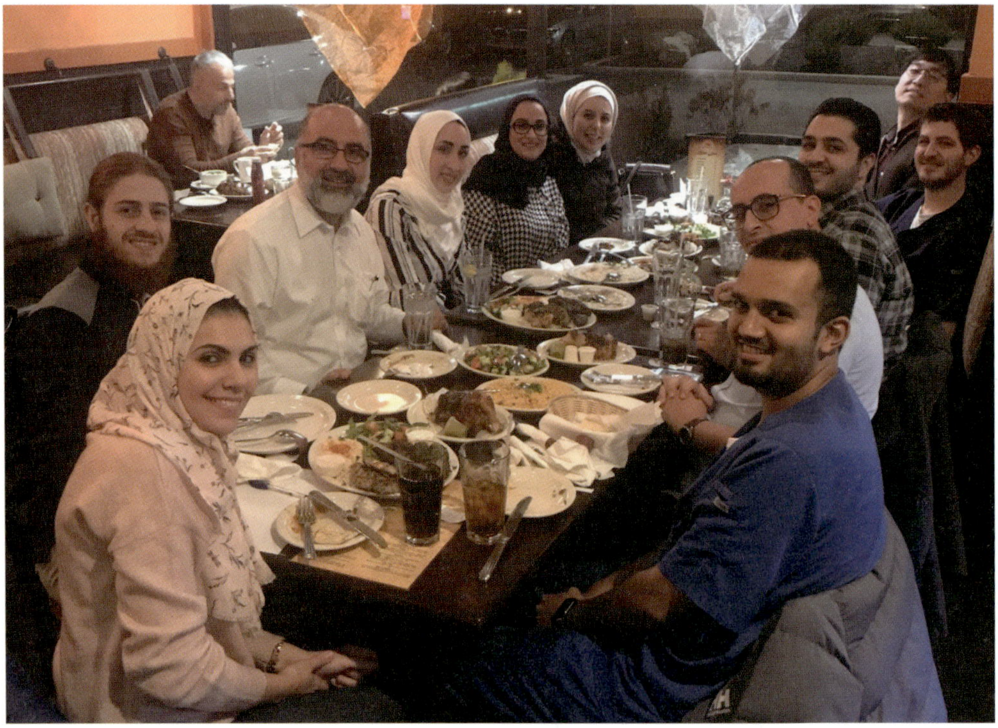

필자의 1년차 시절, 다른 전공의들과 Dr. Shibly와 함께.

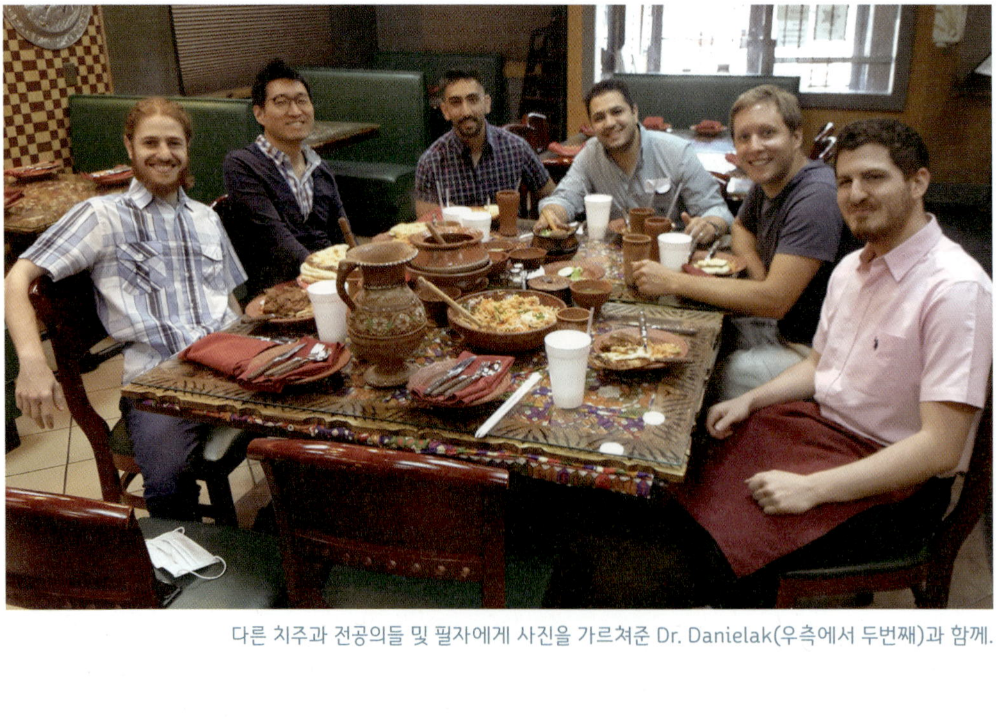

다른 치주과 전공의들 및 필자에게 사진을 가르쳐준 Dr. Danielak(우측에서 두번째)과 함께.

미국 직장문화 적응

환자들의 진료는 치주환자들의 경우 주로 프로그램 디렉터인 Dr. Shibly의 재량으로 배정을 받았다. 임플란트 환자들은 Dr. Andreana에게 받았다. 학교마다 다르지만, 임플란트과는 보철과/restorative dentistry 내의 과에 통합되어 있어 치주과 교수들은 골이식술이나 임플란트 supervision을 하지 않았다. 필자로서는 조금 이해가 되진 않았으나 충분히 즐겁게 배울 수 있었다. 당연한 얘기지만 1년차 때는 비수술적 치료/유지치료 환자만 보며, 2년차가 되어야 수술을 하게 된다. 필자는 이전 진료 경험이 있어 다른 레지던트들에 비해 난이도가 높은 케이스를 많이 받았는데, 환자를 많이 리퍼해준 보철과/AEGD 전공의들에게 감사할 뿐이다. 필자는 한 해에 전공의가 4명이나 뽑혀서 환자를 마음 놓고 보기엔 좀 힘들었던 기억이 있다. 반대로 아래 연차들은 3명만 있다 보니 환자가 너무 많아서 힘들다고 하기도 하였다.

환자가 리퍼되면 일단 전화부터 해본다. 대부분은 잘 받지 않기 때문에 주로 주말에 연락하였다. 그러면 일단 첫 진료 및 검사를 하는데, 치주 환자일 경우 Complete exam이라 하여 전악 방사선사진 및 탐침을 하며, 사진도 찍어야 하기 때문에 처음엔 한 3시간 정도 걸렸던 것 같다. 이에 비해 한 가지 문제만으로 온 환자는 limited exam이라 하여 크게 시간이 걸리지는 않았다. 노쇼 환자도 많은 편이었고 갑자기 연락이 두절되거나 가정사, 비용 때문에 수술 못하는 환자들도 많았다. 대학병원은 개인 치과의원보다 비용이 저렴하니 주로 은퇴 후 치과보험이 없는 노인이나 저소득층 환자가 주로 오는 것 같았다. 물론 치주과에 고령환자가 많긴 하다. 그렇게 저렴한 비용도 지불할 수 없어서 수술도 못 받고 유지치료만 열심히 오시는 분들도 봤다. 보험이 있는 환자들도 가끔씩 왔다. 오래 내원하신 환자분들은 가끔 농담조로 자기가 학교의 '햄스터'가 된 것 같다고 말했다. 자기한테 이런저런 실험한다고…. 필자 같은 경우 구강외과를 수련했고 진료경험이 많은 편이라서 환자들이 잘 따라주고 문제를 일으키지는 않는 편이었다. 특이한 것은 3년차 때 나갈 때가 되서 환자들은 2년차들에게 나누어주면서 인사시킬 때쯤 어떤 환자들은 제발 진료를 다 끝내주고 나가면 안 되겠냐고 사정하는 것이었다. 사실 곧 넘겨 받게 될 2년차는 필자보다 경험이 적으니 이해가 가지않는 것은 아니었지만 진료 종료하는 날짜에 맞추어서 그 이상 학교에 남아 있을 수는 없었다. 이에 반해 매우 이상한 성격을 가진 환자들도 가끔씩 있었는데 이 경우엔 굳이 스트레스 받으며 치료할 필요 없이 바로 patient coordinator에게 보고하여 더 이상 못 보겠다고 하면 되었다. 필자 같은 경우 이전에 실패했던 케이스들을 많이 받았는데, 멋지게 성공시키면 보람이 배가 되었던 것 같다. 비싼 비용을 주고 수련하는데 당연히 좋은 케이스를 받기 위한 경쟁은 치열할 수밖에 없었다.

구강 내 사진 찍는 기법을 필자는 수련하면서 처음 배웠는데 안타깝게도 치주과 교수진들은 크게 도움이 되지 않았다. 필자의 사진 실력이 바뀌게 된 계기는 2년차 때 보철과에 fellow로 온 Dr. Danielak에게 배운 덕분이었다. 이분의 프레젠테이션 실력 및 사진 편집, 그리고 디지털 프로그램에 대한 이해도는 타의 추종을 불허했다. American Academy of Periodontology(AAP) 미팅 발표자들보다 더 잘한다는 느낌이 들 정도에, 어찌나 잘 가르쳐주고 도와주는지. 트윈플래시 및 소프트 박스 세팅은 모두 이분께 배워 알게 된 것이었다. 주말에도 계속 나와서 일하고 특강도 자주 해주고, 필자가 3D 프린팅 작업한 결과물의 사진을 찍을 때도 도와주었고 환자 치료계획 및 3D 모델 디자인도 잘 도와줘서 같이 논문을 2개쯤 발표할 수 있었다. 그런데 이분이 이후에 학교에서 정치적인 이유로 해고당했다는 소식을 접했을 때 필자는 버팔로 치대에 실망할 수밖에 없었다.

뛰어난 패컬티 분들이 학교를 그만두는 건 흔한 일 같았다. 보철과 치주과를 주로 파트타임으로 봐주던 Dr. Fortino라는 분이 있었는데 캐나다 Ontario 쪽에서 일을 하다가 전공의들을 봐주기 위해 국경을 넘어 일주일에 한 번씩 오는 분이 있었다. 어찌나 성격도 좋고 잘생겼는지 인기가 많은 분이었다. 또한 항상 적극적이고 케이스를 할 때마다 전공의들이 더 많이 배울 수 있게 노력을 하는 분 같았다. 그런데 점점 분위기가 좀 어두워지는 것 같더니 어느 날 무단결근을 하는 것 아닌가? 과 chair인 Dr. Ciancio도 어디 갔냐고 찾았지만, 이후 나오지 않았다.

치주 수술을 하려면 일단 AXIUM에 예약을 하면 되었는데, 처음에는 수술용 체어 4개만 쓰라고 하여 전공의들끼리 경쟁이 있었다. 참으로 악습이라고 할 것이, 전공의가 총 10명이나 있는데 수술은 한 세션당 4명만 하라는 것이 이해가 되지 않았다. 2년차쯤 되었을 때 수술 개수 제한이 없어졌는데, 전공의들은 치주과 패컬티들이 봐주는 시스템에 대해 불만이 많았다. 오버타임은 당연히 안 됐으며, 만약 그렇게 될 경우 패컬티들은 노골적으로 짜증을 냈다. 클리닉 시간에는 패컬티들이 최소 2명이 10명의 레지던트들을 커버하는 시스템이었는데, 일단 패컬티들이 옆에서 자세히 봐주는 사람도 있고 안 보는 사람도 있었는데, 그러면 하루 종일 컴퓨터만 하고 앉아 있는 것이 아닌가? 각 과정을 직접 봐주는 것도 시간이 걸리고 다른 전공의 수술을 봐줄 때도 있다 보니 수술이 3시간 정도 연장되는 건 흔한 일이었다. 수술을 시작하면 이전에 치료계획에 패컬티의 서명을 받으며, 시작 전 전공의, 환자, 패컬티의 서명을 받고 수술이 끝난 후에 처방전, 진료가 끝난 뒤에 또 서명을 받는다. 중요한 사실은 패컬티는 수술

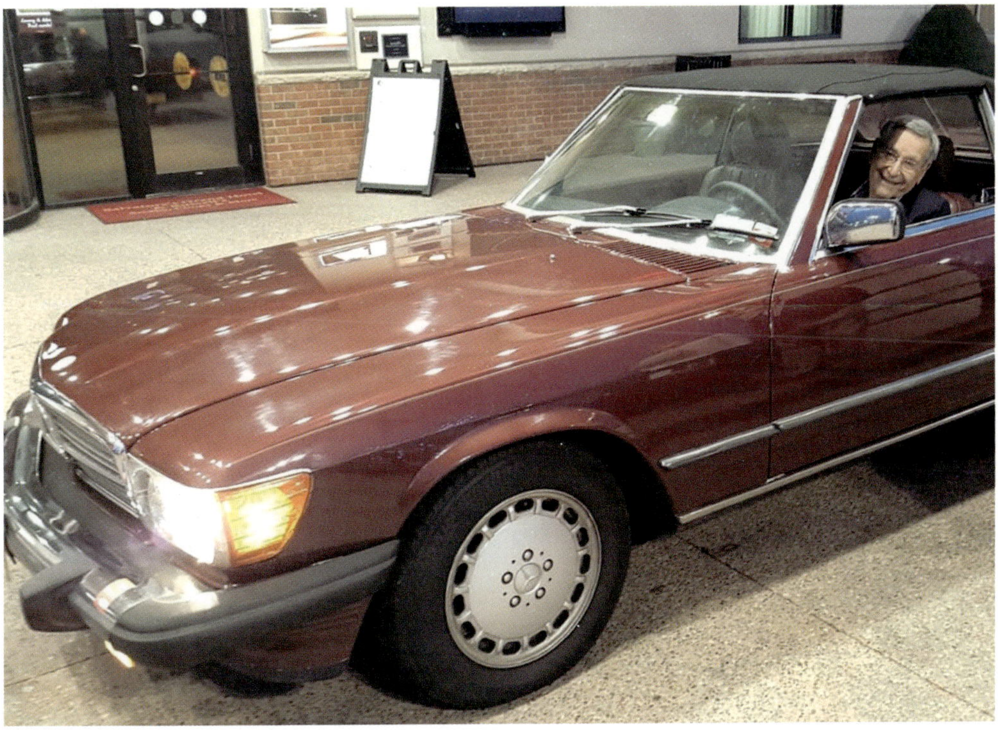

과 Chair로 35년간 계셨던 Dr. Ciancio. 안타깝게도 2020년도에 83세의 연세로 돌아가셨다.

을 책임져 주는 사람이 아니다. 전공의의 손끝에서 나오는 기술이 더 중요하기 때문에 나중에 필자는 거의 홀로 수술을 하게 되었다. 또한 전공의들도 실력 없는 패컬티들과 노골적으로 일하기 싫어했던 반면에, 패컬티들도 특정 전공의를 차별하는 등의 일들을 볼 수 있었다. 필자의 경우 정말로 실력 없는 패컬티와 문제가 생겼던 적이 있는데, 이 일화는 후술하기로 한다.

임플란트 진료는 앞서 말했듯이 따로 임플란트 진료실에서만 했다. 치주과의 경우 일단 치대 학생이 surgical guide를 만들면 그때 수술을 잡을 수 있었다. 문제는 진행속도였다. 자주 닥달하며 협박과 회유를 하면서 수술을 예약했다. 또 다른 문제는 수술 예약인데, 좋은 패컬티와 수술하기 위해 성격 좋은 분들은 빨리 예약이 차는 반면 그렇지 않은 분들은 예약이 주로 비는 편이었다. 필자는 크게 신경쓰지 않았다. 3년차 때는 필자의 진료철학을 잘 이해해 주던 Dr. Almaghrabi와 주로 진료를 하였다. 임플란트 진료는 특이하게도 패컬티가 직접 석션팁을 잡고 수술 시작과 끝날 때까지 옆에서 어시스트를 섰다. 버팔로만의 장점이라 할 수 있겠지만, 처음 수술을 하는 전공의도 있을 테고 잘 못하는 전공의도 있고, 특히 블럭본 골이식 같은 경우 4시간 가까이 수술이 진행될 수도 있는데, 패컬티의 고생이 만만치 않을 것이었다.

3년간 지내면서 필자도 문제를 아예 일으키지 않았던 것만은 아니다. 기억나는 에피소드들을 정리해보면 다음과 같다.

- **사건 1**

필자가 미국 HIPPA 문화를 잘 이해 못해서 일어난 일로, 패컬티 한 분이 필자에게 본인의 구치 발치를 부탁한 던 적이 있다. 필자는 뿌듯하기도 했고, 당연히 해준다고 하였다. 그런데 다른 전공의가 그날 수술이 있었는데 그 시간과 겹치는것이 아닌가, 그래서 그 전공의와 대화 중 교수님은 내가 치아를 발치할 예정이라 그 수술 못 봐줄 수도 있지 않겠냐고 생각 없이 얘기했는데, 그 전공의가 교수님께 찾아가서 자기 수술을 봐줘야 한다고 얘기를 한 것이었다. 교수님은 매우 화가 난 상태로 필자에게 와서 왜 개인정보를 누설했냐고, 치아는 나에게 빼지 않겠다고 한 것이었다. 사실 필자도 이해가 되지 않은 것이, 본인이 전공의를 봐줘야 할 시간에 필자보고 치아를 빼달라 한 것도 잘못된 것이 아닌가 생각이 들었지만 이후에 필자가 추천서를 발급받아야 했을 때도 이 일을 들먹이며 안 된다고 하길래 죄송하다고 하고 넘어갔던 기억이 난다. 필자는 한국에서 본과 3, 4학년을 보내고 구강외과 수련할 때도 과장님 진료를 편하게 봐드리거나 어느 과 교수님이 누구에게 진료를 받았다든지 하는 정보는 쉽게 접할 수 있었는데, 문화의 차이가 이런 것이구나 하는 생각이 들었다.

- **사건 2**

임플란트 패컬티 중 연세가 거의 80세 가까이 되신 분이 계셨다. 이분은 성격이 좀 날카로워서 전공의들이 같이 일하기를 꺼리는 분이었는데, 필자는 크게 신경 쓰지 않았지만 기억나는 에피소드가 있다. 소구치 발치 후 즉시식립 케이스였는데, 필자는 나름 빠르게 잘 끝냈다고 생각했는데, 수술이 끝나고 갑자기 방송으로 필자를 부르는 것이 아닌가? 교수님 왈, 자신을 무시하고 계속 수술을 진행하는 것 같다는 것이었다. 필자는 그럼 수술할 때 매 과정마다 여쭤보고 진행해야 하냐고 얘기하려다가 그냥 참는 게 낫겠다는 판단하에 크게 대응하지는 않았다. '죄송합니다'하고 끝냈는데 이후에는 같이 수술을 하지 않았다.

• **사건 3**

위에도 언급했지만 수술이 끝나면 패컬티의 서명을 받아야 한다. 문제는 수술이 끝나고 다들 어찌나 빠르게 나가는지 차팅을 마치고 나면 이미 어디로 가고 없다. 그래서 다음날 받으려고 하면 자리에 없고…. 이런 식으로 서명이 몇 주씩 밀리는 경우가 있었다. 필자가 서명을 제일 못 받기로 악명 높았는데, 억울한 것은 필자가 제일 열심히 환자를 많이 보기 때문에 그런 것도 있었다. 마지막까지 차팅을 하다보면 한 시간 정도 늦게 마치는 사람은 항상 필자였다. 하지만 학교 입장에서는 숫자와 통계만으로 필자를 판단하니, Dr. Jones의 경고 이메일을 받았고, 서명을 특정 시간까지 받지 못하면 환자를 보지 말라는 것이었다. 역시 부리나케 돌아다니며 서명을 받아야만 했다. 보철과처럼 패컬티들이 밤 늦게까지 남아주지 않는 치주과는 서명을 받는 면에서도 불리할 수밖에 없었다.

• **사건 4**

앞서 얘기했지만 전공의들은 실력이 없거나 좋은 수술결과가 나오지 않는 패컬티는 꺼려하는 경향이 있다. 필자는 1년차 때부터 같이 일하던 한 패컬티가 아무리 봐도 수술에 대해 잘 모르는 것 같아서 2년차 후반부터는 더 이상 그분과 일하지 않았다. 그런데 그분이 필자가 같이 일하지 않는 것에 대해 앙심을 품고 3년차가 끝나갈 때쯤 다른 교수들에게 사실이 아닌 내용으로 필자를 모함하는 이메일을 보낸 것이 아닌가? 필자는 이때쯤 버팔로 치대에 남을 생각을 하고 있었는데 참으로 답답한 일이었다. 하지만 역시 Dr. Shibly는 필자 편이었다. 필자가 그런 일을 하지 않을 사람이라는 것을 알고 있었기 때문에, 필자는 차근차근 모함하는 이메일 내용에 반박하는 내용을 적었고, Dr. Shibly는 왜 애꿎은 전공의를 모함하냐는 식으로 답변을 하였다. 필자는 이 내용을 최대한 다른 교수들에게 알렸는데 다행히 모두 필자에게 호의적이었기 때문에 오히려 그 교수가 이상하다는 반응이 더 많았다. 또한 그 교수도 학교에서 그렇게 좋은 이미지는 아니어서, 하나의 해프닝으로 끝나게 되고 그 교수와는 화해하고 끝났는데 그때 했던 말이 아직도 기억이 난다. '너는 분명히 AAP Podium에 설 인재다'.

처세술의 기본적인 것은 사람들 입에 오르내리거나 가십거리에서 벗어나야 한다는 것이다. 좋지 않은 일에 휘말리게 되면 피곤해진다. 다른 전공의들이 필자가 고통받는 것을 보며 은근히 즐기는 것 같은 분위기를 느꼈을 때 역시 너무 뛰어나도 안 되는구나 하고 스스로를 위로했다. 사실 3년 동안 필자만큼 사고를 적게 친 전공의도 없었다.

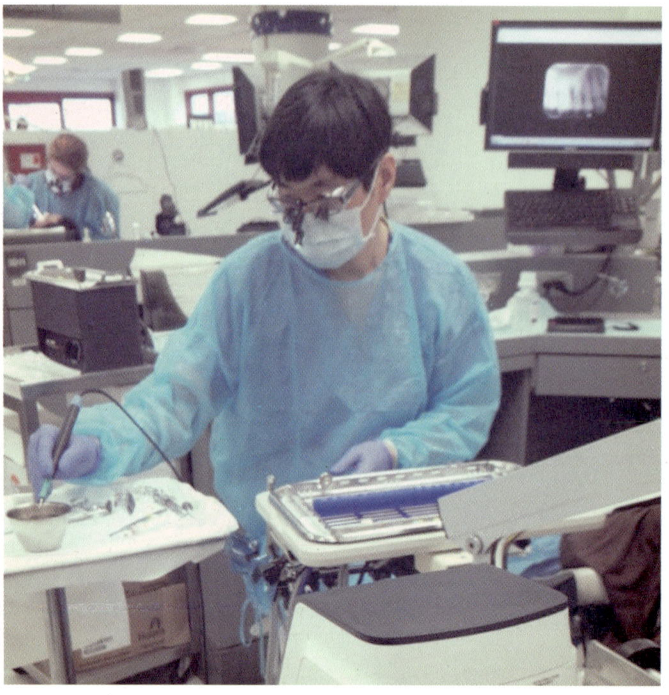

1년차 때 진료 중이던 필자.

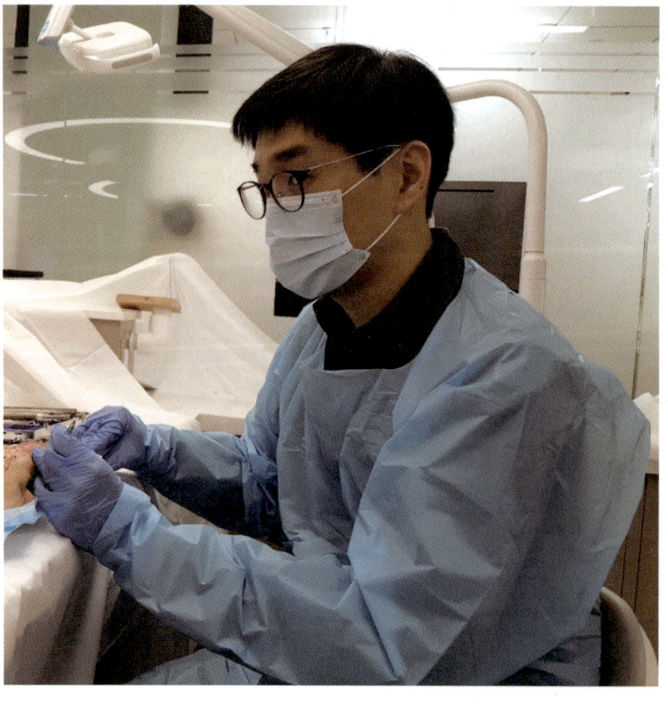

다른 대학교나 도시에서 강사를 초청해서 세미나를 자주 했다. 이때는 뉴욕시에서 일하는 Dr. Sarmiento의 세미나/핸즈온 코스.

수업 및 세미나

필자의 수업은 3년차의 조언으로 주로 1년차 때에 몰아들어야 했다. 어차피 클리닉이 그렇게 바쁘지 않았기 때문에 다른 전공의들과 같이 들었다.

• Dynamics of Bone

이 수업은 연구동이었던 Foster hall의 전설인 Dr. Dziak 교수님의 골에 대한 수업으로, 정말로 도움이 많이 되었을 뿐더러 단순히 osteoblast, osteocyte, osteoclast만 알던 필자가 골 자체에 대한 개념을 새로 정립하는 데 기여한 명강의 중에 명강의였다. 시험은 중간고사 때 주관식 문제 묶음을 풀면 되었는데 특별히 어려운 것은 없었던 것 같다.

• Cases in Scientific Writing

이 수업 역시 Dr. Dziak 교수님의 강의로, 연구나 논문을 쓰는 것에 있어 주의해야 할 점, 연구 주제를 정하고 계획을 세우는 법과 같은 것을 배울 수 있었다.

• Oral Science: Biomaterials

Dr. Meyer의 명강의로 어찌나 까다롭고 꼼꼼하게 수업을 하시는지 쉽지는 않았지만 정말로 많은 것을 배웠다. 시험은 주관식으로 한 학기에 3번이나 치고 앞서 배운 범위를 합해서 계속 쳤기 때문에 점점 부담이 되었으나 결국엔 문제없이 마칠 수 있었다. 현재 이 교수님은 정년퇴임하셨다고 들었다.

• Research Seminar in Oral Sciences

학생들이 특정 교수님 연구실에 대한 발표 수업을 하면 다음 시간에 그 교수님들이 와서 자신들의 연구실을 소개하는 식으로 수업이 진행되었는데, 안타깝게도 이때는 현재 연구를 같이 진행 중인 Dr. Arany의 소개가 없어서 당시에는 연구실 자체의 존재유무를 알 수가 없었다.

• Research Design in Oral Sciences

Dr. McCall 교수님의 강의로, 논문을 쓰는 데 있어 기본적인 용어와 스터디 디자인에 대한 비평 등을 배울 수 있었다. 논문을 많이 쓰기로 결심한 필자에게 매우 도움이 되는 강의였고,

교수님이 불시에 질문을 많이 던지기 때문에 항상 준비되어 있어야 했다. 숙제가 매우 많은 수업이었는데, 매주 하느라 상당히 많은 노력이 들어갔다. 마지막엔 기말고사도 쳤다.

• Anatomy and Physiology of Masticatory System

악관절에 대한 해부학 강의가 초반에 많았었고 이후에는 구강내과학적인 강의로 마무리되었다. 마지막은 오픈북 기말고사로 끝냈고, 치주과하고는 전혀 연관되어 있지 않은 과목이었는데 그래도 본과 1학년 때 배웠던 내용을 복습한다는 느낌으로 즐겁게 들었다. 지금도 기억에 남는 강의는 Dr. Tseng의 악관절 강의였는데 동물과 진화론적인 관점에서 본 악관절, 치아 형태의 개념 정립은 참으로 재미있었다.

• Saliva & Oral Microbiome

Foster hall에 있는 타액에 대해 연구하는 교수님들이 번갈아가며 강의를 하였다. 버팔로 치과대학은 이 연구가 매우 유명하고, 치주와 밀접한 관련이 있는 학문이었음에도 불구하고 필자는 큰 흥미를 느끼기는 못했다. 이후에 레포트를 내고 강의를 마칠 수 있었다.

• Statistical Methods Oral Science

필자가 매우 좋아했던 학문으로, Dr. Davis의 강의는 정말로 이해하기 쉽고 즐겁게 배울 수 있었다. 숙제도 많았고 시험도 치는 과목이었지만 질문이 많은 필자에게도 주말에 신속한 답변을 해주셨다. 또한 발표를 하는 방법도 가르쳐주신 게 기억에 남는다.

• Oral Medicine Diagnosis & Management

역시 구강내과학 과목으로, 연조직 진단이라든지 전신질환이 있는 환자들에 대한 대응을 배우는 학문이었다. 이해가 되지 않는 것은 클리닉 시간이 화요일인데 수업을 이때 잡아서 많은 전공의들이 불만이었던 기억이 난다.

• Current Methods in Hospital Dental Anesthesia

현재까지도 필자와 같이 연구를 진행 중인 마취과 의사였던 Dr. Heard의 수업으로, 소아치과 레지던트들과 같이 오전에 수업을 들었다. 아침에 일찍 일어나야 했고 수업이 끝나자마자 부랴부랴 클리닉 환자를 봐야 해서 정신이 없었던 기억이 난다. 수업도 매우 방대하고 양이 많고 이후에는 퀴즈도 봐야하는 정신없는 일정의 연속이었다. 강의는 파워포인트 슬라이드를 따로 주지 않으셔서 스크린샷을 찍으며 들었다. Dr. Heard는 스코틀랜드 출신 의사인데, 이후 부인을 미국에서 만나서 미국 의사면허를 따로 딴 후 진료를 하였다. 자동차도 많이 갖고 있었고 자기가 직접 고치는 재미있는 분이었다.

3년차 초반에 따로 마취과를 돌면서 다른 과의 술식을 구경할 기회가 있었다. 이때 미국의 의료 시스템에 대해 조금 알 수 있었는데, 어찌나 바쁘게 방을 돌리는지 정말 효율적으로 진행이 잘 되는 것 같았다. 또한 미국 의사가 되기 위해 본국에서 수련을 한 후 미국에서 수련하는 국제 전공의들을 볼 수 있었는데, 이후에 또 미국 의대에 편입한다는 말을 듣고 기겁했던 기억이 있다. 역시 필자만 힘들게 사는 것이 아니었다! 소아 환자에게 라인 잡는 것도 배우고, 인투베이션도 배우고, 이래저래 바쁘게 2주를 보냈던 기억이 있다. 한국에서 구강외과 전공의를 할 때 마취과를 도는 것과는 좀 다른 느낌이었다.

필자가 미국에서 전공의를 하면서 배운 것 중 하나는 바로 정맥하 진정마취이다. 케이스를 몰아 주로 금요일 오전에 하였는데, 처음엔 적응하기가 쉽지 않았으나 이후에는 적응되어 즐겁게 하였다. 이와는 별개로 다운타운에 있는 소아치과에 가서 매복치 발치를 4개 동시에 하는 16~18세쯤 되는 환자들을 보았는데, propofol로 하는 정맥하 수면마취 전 문진 및 라인잡기, 이후 진정마취 약 투여, 환자 회복 때까지 기다리며 차팅하고 정신없이 오전을 보낼 수 있었다. 구강외과의사가 와서 직접 발치를 하였으며, Dr. Heard도 항상 옆에 있었다. Deep sedation을 할 경우 환자의 airway에 문제가 생길 수 있기 때문에 주로 턱을 열심히 들었던 기억이 있다.

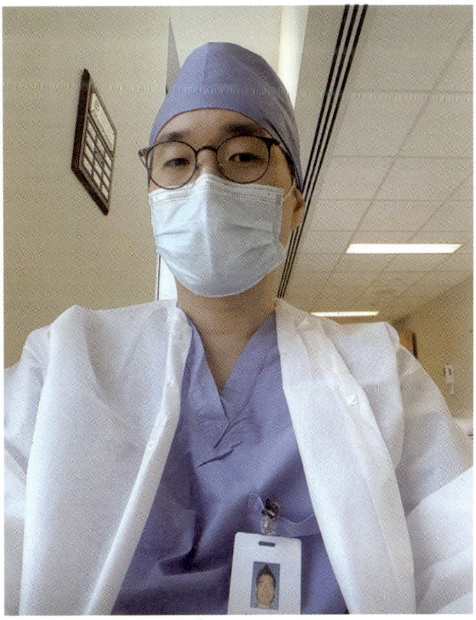

마취과 파견 나갔을때,
매우 쾌적한 분위기의 다운타운 병원 수술실 복도에서.

이와는 별개로 Dr. Shibly의 노력하에 치과대학 내에 있는 구강외과 진료실에서의 수면마취도 볼 기회가 있었는데, 미국 구강외과 전공의들이 진료하는 걸 옆에서 볼 수 있었다. 보통 propofol-midazolam-fentanyl을 동시에 투여한 다음 propofol을 이후에도 아낌없이 투여해 환자를 완전히 재우면서 진료를 진행하는걸 보며 문화의 차이를 실감할 수 있었다. 이 프로그램의 디렉터인 Dr. Markiewicz는 Dr. Arany와도 친해서 필자의 연구에도 같이 참여하게 되었고 이후에 논문도 같이 발표하게 되며, 필자가 3D 출력한 블럭본 채취용 가이드의 테스트를 위해 구강외과 수술에도 한 번 같이 참여하게 된다.

Dr. Heard가 신경 써서 진정마취 기록을 남겨준 덕분에 필자는 두둑한 파일을 들고 후일 오클라호마 진정마취 면허를 쉽게 딸 수 있었다. 버팔로 치주과 전공의 역사상 처음으로 진정마취를 다른 주에서 졸업 후 바로 시작한 것도 필자이며, 이후 오클라호마 치과대학 치주과 전공의들도 가르치게 된다. 현재도 Dr. Heard와 연구를 같이 진행할 계획이며, 논문도 같이 투고하였다.

- Advanced Oral Pathology

조용하면서 차분하게 가르치는 스타일이었던 Dr. Aguirre 교수님의 명강의로, 치주과 전문의 시험과 연관이 높은 과목이라 열심히 공부했다. 케이스를 보고 토의하는 방식으로 수업을 진행했는데, 매우 즐겁게 배웠다. 중간고사와 기말고사를 쳤다. 중간고사 성적이 이상해서 한 번 문의를 드렸는데 '이런. 내가 실수했네. 자넨 100점이야'라는 답변을 받았다.

- Seminar Dental Pharmacology

치주과의 chair이면서 산 증인인 Dr. Ciancio 교수님의 강의로, 온라인으로 미리 녹화된 수업을 들었다. 이 수업의 장점은 원하면 미리 몰아서 들을 수 있었다. 레포트와 기말시험으로 성적을 냈다. 약리학은 항상 배울 때마다 외운 것을 다시 외우는 느낌이었다. 문제는 자꾸 잊어먹는다는 것이다.

- Digital Dental Technology

보철과 교수였던 Dr. Sadid의 강의였는데, 3 Shape 소프트웨어를 배웠다. 보철 파트를 배워서 매우 재미있었던 기억이 난다. 또한 intraoral scanner도 이때 처음으로 사용해볼 수 있었다. 문제는 치주과에 이것이 없어 환자를 볼 때 쓰고 싶으면 보철과와 같이 써야 했는데, Dr. Sadid는 치주과에서도 scanner를 구매해야지 왜 보철과에서 항상 쓰냐고 말이 많았던 기억이 있다.

- Restorative Implant Dentistry

이 강의는 보철, 수술, 합병증과 같은 임플란트의 전반적인 이론에 대해 여러 교수님들이 돌아가며 강의를 하였는데, 특별히 기억나는 것은 없었고 아침에 일찍 시작해서 상당히 듣기 힘들었다.

- Postgrad Implant Dentistry

월요일 저녁에 늦게까지 진행된 세미나로, 보철과, AEGD, 치주과 전공의들이 돌아가면서 발표하는 세미나였다. 저널 발표도 있었고 케이스 발표도 있었는데, 이보다는 이 수업 담당이었던 Dr. Andreana의 코멘트가 더 재미있었던 기억이 난다. 이탈리아 Rome 대학을 졸업하시고 오신 분으로, 인품과 실력 모두 훌륭하신 분이었다.

- Contemporary Interdisciplinary Patient Care Seminar

한 학기마다 각 과 전공의들이 한 번씩 본인 과에 있는 케이스들을 발표하는 세미나였는데, 모든 과 전공의들이 다 모여 있었기 때문에 발표 시 매우 부담스러웠다. 게다가 필자는 2020년, 2021년 두 번 다 발표해야 했다(아무도 하고 싶어하지 않았으니). 하지만 필자는 이때야말로 과의 명예를 회복시키고 치주과로 환자 리퍼를 많이 해줄 수 있는 기회라 생각하여 매우 많은 시간을 투자하여 발표하였고 (사실 케이스와 사진 퀄리티가 제일 좋은 것도 필자였으니) 발표를 할 때마다 교수님께 칭찬을 들었다. 물론 다른 전공의들은 듣는 둥 마는 둥 하는 게 보이긴 했다.

- 치주과 세미나

– 603 Periodontal biology

화요일 저녁 4시 반부터 시작하는 이 세미나는 클래식 치주 논문들을 리뷰하는 세미나였는데, 정말로 고된 일이었다. 일단 최소한 전공의 1인당 매주 3~4개의 논문을 봐야하는 것은 기본이고, 최소한 저녁 7시까지는 진행되었던 것 같다. 교수님들이 질문할 때 답변도 잘해야 했고 가끔씩 피자를 시켜먹기도 했는데 매번 똑같은 곳에서 시켜먹어서 나중에는 정말 질릴 정도로 먹었다. 학기말에는 오픈북 에세이 시험을 쳤는데, 한 번 치고 나면 진이 다 빠졌었다. 이후에 필자가 전문의 시험칠 때 딱히 도움이 더 되지는 않았던 기억이 난다.

– 910, 912 Advanced periodontics clinic

화요일, 목요일, 금요일 오전에 있는 치주과 진료였다.

– 914 Postgrad treatment planning

보철과와 함께 같이 한 케이스들을 발표하는 것이었는데, 2년차부터 해야만 했다. 문제는 이 세미나가 보철과와 치주과가 지식을 교류하는 것이 아닌, 험악한 분위기의 토론 싸움판이었다는 것이다. 개인적으로 보철과에 연세가 좀 있으신 교수님이 자꾸 그런 분위기로 끌고 가는 것이 이해가 되지 않았다. 결국엔 보철과에게 가르침을 받는 듯한 분위기로 끝났다고 해야 할까? 그래도 치주과 말고 다른 과의 견해를 배우는 데는 이것보다 좋은 것은 없었던 것 같다.

– 916 Conjoint clinical sciences

"Lindhe's Clinical Periodontology and Implant Dentistry" 책을 1장부터 마지막 장까지 보면서 1년차 전공의들끼리 토론하는 세미나였다. 그 당시 프로그램 디렉터였던 Dr. Shibly와 점심시간에 진행하였다.

– 917 Periodontology journal club

Dr. Cohen 교수님과 최신 논문들에 대해 토론하는 것으로, 골라주신 논문들은 나중에 매우 도움이 되었다. 하지만 점심시간에 밥을 먹으면서 하느라 급하게 마치는 경우가 많았다.

– 919 Advanced periodontal surgery

어렵거나 흥미 있는 수술 케이스를 전공의가 발표하는 시간으로, 필자가 제일 재미있어 한 세미나다. 실패했던 성공했던 다른 전공의들과의 실력 대결이라 할수 있었는데, 사진실력이 뛰어나지 않는 전공의들은 김빠지는 발표가 많았다.

– 921 Complete Periodontal Treatment Plan

본인이 현재 보는 환자 중 진단 및 치료계획을 세우는 세미나로, 매우 깐깐하게 진행되었는데, 이후에 전문의 시험칠 때 도움이 되었다.

– 930 Supervised teaching periodontics

치과대학 본 3, 4학년 학생들이 치주 관련 환자를 볼 때 뒤에서 검사하고 도와주는 것이었는데, 이때 같이 일하는 교수님들과 대화하면 재미있는 일이 많았다. 학교에서 매우 오랫동안 일했던 노교수 Dr. Levin은 필자에게 당황스러운 농담을 많이 했는데 그분이 COVID 때문에 그만두신 이후엔 지루했다.

연구

필자가 대학원을 가기로 결정한 이상 같이 연구할 멘토를 골라야만 했다. 결정이 어렵긴 했지만 치주과 패컬티 중 1명인 Dr. Maddi가 자신의 연구에 동참하지 않겠냐 하였다. 필자는 이분이 쓴 논문을 읽어보았는데 미생물 쪽이라 전혀 이해가 가지 않았다. 그러나 한 번 해보고는 싶었다. 그래서 금요일 오후마다 실험실에 가서 연구를 하였는데, lab technician인 Jennifer가 어찌나 야무지게 일을 잘하는지 많은 도움을 받았다. 결국 이 미생물 연구를 대학원 연구 주제로 해보고 싶다고 Dr. Maddi에게 얘기를 하였고 여러 가지 실험을 하게 되었다. 모든 것은 순조롭게 진행되어 2년차 초엔 연구를 끝낼 수 있었다. 필자는 이후 Dr. Maddi에게 필자만의 다른 연구를 하고 싶다고 말씀을 드려 다른 연구실로 옮기게 되었고, 이후에도 계속 Dr. Maddi에게 성실하게 연구를 잘하니 자기 연구실에 다시 돌아오라는 말을 들었으나 다시는 가지 않았다.

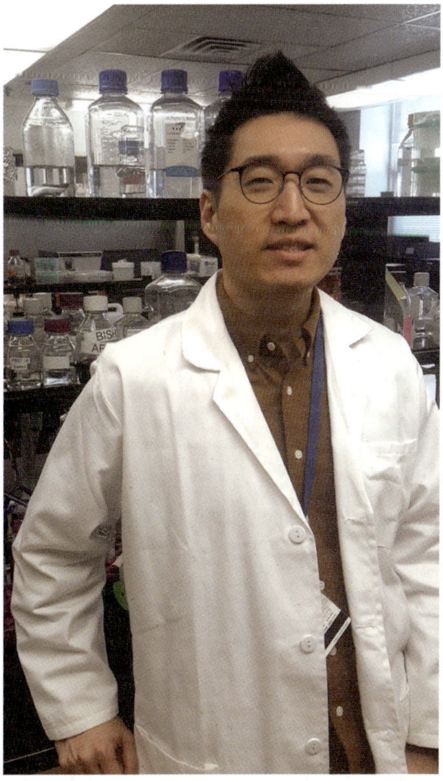
Dr. Arany 연구실에서 연구하던 필자.

필자가 두 번째로 선택한 연구실은 Dr. Arany였는데, 이유는 간단했다. 필자가 3D printing에 관심이 많았기 때문이다. 그 연구실엔 프린터가 있었다. 정말 구형인 스페인제 프린터와 체코제 Prusa MK3 MMU unit이

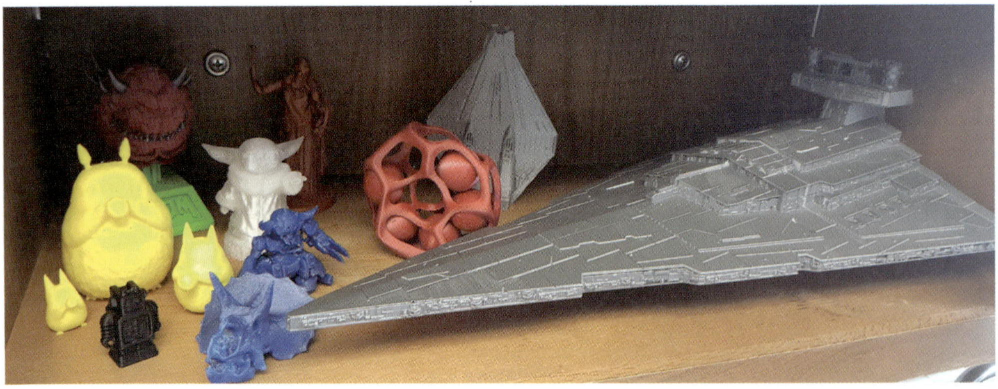

Dr. Arany 연구실의 3D 프린터로 출력한 예술품들(?).

었는데 이것이 필자의 인생의 전환점이 되게 만들지 어찌 알았으랴. Dr. Arany는 흔쾌히 필자의 관심분야에 대해 진행하라 하였고, microsphere와 PLA(poly lactic acid)를 조합하여 scaffold를 3D print하여 골재생을 하는 디자인으로 가보기로 하였다. 물론 필자가 알아서 다 해야 했다. Dr. Arany는 일요일을 제외한 주 6일 연구실에 계시는 분이었기에 너무나 즐겁게 연구를 같이 진행할 수 있었다. 또한 lab assistant였던 Sasi의 도움도 빼놓을 수 없다. 이와는 별개로 필자는 3D printing을 치과 골이식술을 위해 환자의 해부학적 모델을 출력하는 것에 매달리게 된다. 처음에는 CT에서 파일을 전환시키는 것도 제대로 못했는데 유튜브 비디오를 보면서 점점 익숙해지게 되어 마침내 대망의 첫 모델을 출력했을 때의 그 성취감이란! 환자를 보지 않거나 수업이 없을 때, 주말에도 필자는 Dr. Arany의 lab에 가서 실험을 하거나 3D 프린터로 장난감을 출력하며 놀았다.

아프면? - 미국에서 의사만나기

필자가 전공의 과정에서 의사를 만난 것은 딱 두 번, Nurse practitioner를 만난 것이 두 번이었다. South Campus의 Michael hall에 있는 Student Health clinic에서 진료를 볼 수 있었는데, 신속하고 빠르게 진찰을 받을 수 있었다. 보통 일주일 내에는 진료받을 수 있었던 것 같다. 건물 내에 로비에서는 여러 의료 안내서가 있었고 콘돔이 병 안에 가득 있었던 기억이 있다. 이후 COVID가 퍼졌을 때는 콘돔도 픽업해서 가라고 주문을 받아 종이봉투 안에 넣어져서 건물 앞에 있던 것을 본적이 있다. Nurse practitioner는 간호사와 의사의 중간적인 직업이라고 볼 수 있는데, 매우 상세하게 검사도 잘하고 진단도 내리고 처치도 잘 받은 기억이 있다.

거의 매일을 정신없이 보내는 전공의에게는 조금이라도 다치거나 아프면 일정에 차질이 생기는 것은 당연했기에, 몸조심하며 지내는 것이 중요했다. 버팔로는 추운 지역이라 겨울에 얼음이 잘 얼어서 미끄러져 넘어져서 다치는 분들의 소문이 자주 들리는데, 필자도 몇 번 넘어질 뻔 했던 적은 있으나 다행히 큰 사고로는 이어지지 않았다. 다행히 COVID는 잘 피해 갔고 버팔로에 도착하자마자 한 3일 정도 감기를 약하게 앓았던 것 말고는 별일 없었다.

혹시나 전공의 때 출산을 하시는 분들이 있을까 싶어 적지만, 필자가 있던 프로그램에서는 아예 불가능한 건 아닌 것 같다. 사우디 출신의 전공의 한분은 Saudi Arabian Cultural Mission에서 스폰서를 받아 미국에서 출산을 하였는데, 크리스마스 휴가 1주에 이어 추가로 2주간 휴가를 받았다고 하였다. 과연 이렇게 할 한국 전공의 분들이 있을까 싶다.

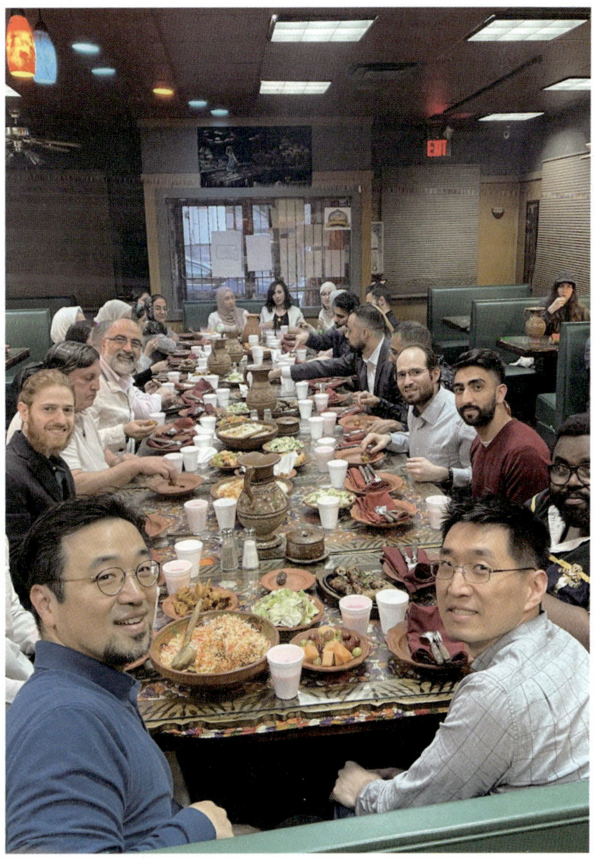

박정철 교수님께서 안식년을 가질 때 버팔로에 계셨는데,
이때 같이 Dr. Shibly가 주최한 파티에 참석했었다.

쉬는 날에는 뭘 하는가?

필자는 버팔로에 도착하자마자 North Campus에 있는 Stadium 지하에 있는 수영장에 자유수영 등록을 했다. 다이빙 보드에 엄청난 길이의 Lane이 있어 올림픽을 열어도 괜찮을 수준의 어마어마한 수영장이었다. 여기에 찬바람을 쐬면서 수영하러 아침에 가면 어린 수영선수들이 열심히 연습하는 것을 볼 수 있었다. 다이빙을 가까이서 보면 참 우아하게 떨어지는 폼이 멋졌다. 필자는 최소한 주 2회는 수영을 하였고 하루에 30분은 꼭 걸었다.

주말에는 세탁을 하고 청소를 하거나 장을 보고, 주로 연구실에서 시간을 보내며 세미나 준비를 하면서 실험도 동시에 하는 방식으로 지냈다. 그러다가 연구실 친구들하고 어울리며 점심이나 저녁을 먹든가, 동료 전공의들하고 먹기도 했다. 매년 3년차 레지던트들이 떠날때는 버팔로에서 제일 유명한 스테이크 집에서 식사를 즐길 수 있었고, 크리스마스 시즌에는 이탈리아 음식점에서 과에서 주최하는 만찬을 먹었다. 이때는 Endodontics과도 따로 와서 같이 시간을 함께 했다. Dr. Shibly도 본인 사비로 집에 전공의들을 초대한 적이 있었고, 인상 깊었던 것은 레스토랑 하나를 통째로 빌려 무슬림 문화권 전공의와 식구들을 초대한 것이었는데 필자도 재미있고 즐겁게 놀았다. 또한 Eid라고 하여 학교에서도 음식을 대접하는 행사를 같이 참석하여 즐기기도 했다. 다른 과 행사에도 초청받아 간 적이 있었는데, 교정과에서 하는 야외파티에 참석해서 잘 먹고 논 기억도 있다. 한국에서 했던 것처럼 수련 중 일주일에 한두 번 일 끝나고 하는 술자리는 없었는데, 이상하게도 그게 좀 그립기도 했다.

무엇을 준비하며 3년을 보낼 것인가?

한국에서 구강외과에 이어 두 번째로 버팔로에서 수련을 한 필자는 처음 할 때보다 훨씬 무난하게, 즐겁게 편안하게 했던 것 같다. 한국에서 구강외과를 수련할 때는 집에 제대로 가지도 못했었으니, 여기서는 오후 4시에 일을 마친다는 게 이렇게 좋은 줄이야! 하지만 역시 미국에 남을지, 아니면 다시 한국으로 귀국할지에 관한 계획이 3년의 시간을 보내는 데 있어 중요한 영향을 줄 것이었다. 만약 대학교에 남지 않을 계획이고 이미 영주권이 있어 개인치과에서 일할 계획이라면 주말과 공휴일을 여행을 다니면서 놀 수 있다고 생각한다. 버팔로 치주과의 경우 여름에 4주간 research week라 하여 연구를 위해 클리닉 문을 닫는 전통이 있었는데 사실상 연구보다는 외국에서 온 전공의들이 다시 고향을 방문하고 교수들도 쉬기 위한 수단이었다고 보는 게 더 정확할 것이다. 이때 전공의들은 학교에 나오지 않고 놀러다녔던 것 같다.

하지만 미국에 남을 계획이라면 문제가 다르다. 필자의 경우 이미 수련 초에 미국과 캐나다에 정착한 여러 분들에게 조언을 들었고 이민변호사와 상담을 진행하기로 하였는데, 일단은 석사, 박사가 있고 이미 논문을 3개 낸 경험이 있는 필자의 정황상 EB-2 National Interest Waiver로 이민을 추진하기로 하였다. 전공의 기간 동안 학회 및 대회에 자주 참석해 좋은 결과를 얻도록 하고, 연구 및 저술활동을 더 하기로 방향을 잡았다. 다르게 말하자면, 쉬는 시간에 놀 생각 말고 항상 노력을 해야 했다. 앞서 언급했듯이 Dr. Arany 연구실에서 시간을 보내는 게 필자의 취미 생활이 되어야 했다. 수련 중에는 2018년 말 여동생의 결혼식 외에는 한국 방문은 해 본 적이 없고, COVID 때문에 인접한 캐나다마저도 가지 못하게 되었다. 논문출판은 만약 연구주제가 없을 경우엔 narrative review paper도 도움이 될 수 있다. 문제는 reference가 많아야 그만큼 있어 보이니, 필자의 경우 1년차 겨울방학을 여기에 다 쏟아 부었다. 주로 연세가 있고 경험 많은 교수님들께 가서 조언을 구해야 한다. 필자는 Dr. Ciancio와 Dr. Dziak과 같이 썼는데 정말로 수월했다. 또한 국내 치과대학 교수님과도 협업을 해서 같이 논문을 발표할 수 있었다. Dr. Maddi의 연구실에서는 Scanning electronic microscope(SEM) 작업으로 공저자로 이름을 올릴 수 있었고, Dr. Arany의 연구실에서는 필자 인생의 역작(?)이라 할 수 있는 3D printing에 관한 케이스 시리즈 논문을 Journal of American Dental Association (JADA)에 출판할 수 있었다. 전공의 과정 때 장기간 추적 검사한 케이스 레포트도 New York State Dental Journal에 무리 없이 통과되어, 결과적으로 전공의 과정 동안 총 5개의 논문을 낼 수 있었다. 돌이켜 보면 필자는 참 인복이 많은 사람이었다. 필자가 강조하자면, 케이스 레포트를 위해서는 좋은 사진이 필수이기 때문에 1년차 때부터 빨리 익숙해지는 것이 좋으며, 좋은 브랜드의 고가 카메라, 미러 및 조명장비에 비용을 아끼지 말고 투자를 꼭 해야 한다.

학회참석 및 발표

필자는 초등학교 시절부터 박사를 마칠 때까지 대회에 참석해서 상을 제대로 타본 기억이 없다. 그런데 이제 영주권을 얻으려면 이런 것을 신경을 써야 했다. 처음 도전을 한 것은

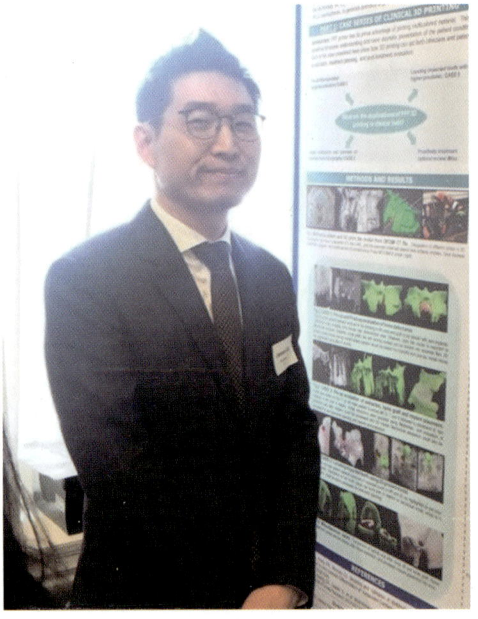

경쟁이 매우 치열했던 Student Research Day.
이때 처음으로 미국 대회에서 '상'이라는 것을 타봤다.

Student research day라고 해서 버팔로 치과대학 내에서 하는 포스터 발표였다. 문제는 경쟁이 어마어마하고 치대 외부에서도 참여해서, 보통 50개 정도의 포스터가 제출되었던 것 같다. 게다가 상의 수도 제한되어 있어 쉽지가 않을 것 같았다. 필자는 2019년부터 2021년까지 3회 연속으로 참석하였다. 첫 번째 참석에서 필자는 그 당시 Dr. Maddi의 연구실에서의 연구결과를 가지고 상 하나쯤은 받겠지 하고 리허설도 하고 포스터도 만들면서 준비하였다. 문제는 2명의 심사위원 중에 한 분이 Dr. Maddi와 사이가 좋지 않은 분이 아닌가? 그리고 발표할 때 어찌나 시끄러운 분위기인지. 필자는 덩치 크고 목소리 큰 백인 출전자 바로 옆에서 발표해야 했는데, 이 친구가 하필 발표할 시간에 필자의 심사위원들이 와서 이 때문에 필자도 고래고래 소리를 지르며 발표해야 했다. 엉망진창이었던 발표 다음 추가로 심사위원의 질문도 감정적이고 어려운 분위기였던 기억이 난다. 결국 상은 타지 못했고 장시간 정장구두를 신고 서 있었더니 허리 근육까지 아파 왔다. 거의 3주간 근육통으로 고생했지만, 이렇게 처참한 첫 실패를 바탕으로 다음에는 준비를 더 잘할 수 있었다. 2020년 Dr. Arany와 같이 연구한 3D printing 주제로 발표할 때는 훨씬 더 잘 할 수 있었으며, 2021년에는 COVID 때문에 온라인으로 발표하였고 동일 주제로 더 많은 데이터를 발표하였는데 두 번 다 상을 탈 수 있었다. 2021년도에는 이미 발표자를 정하는 예비심사 때부터 합격을 한 상태였기 때문에 필자의 명성(?)이 어느 정도 학교에 소문이 나 있었다는 느낌이 들었다. 추가적으로 Graduate research symposium이라는 의대에서 주관하는 행사에도 참석해서 포스터 발표를 하였는데, Best design상을 받았다.

미국치주학회에서는 AAP Annual meeting을 매년 10~11월 즈음 하는데, 매번 다른 도시에서 한다. 2018년은 밴쿠버, 2019년은 시카고, 2020년은 온라인, 2021년은 마이애미에서 진행되었다. 필자는 2018년도를 제외한 모든 연도에 사비를 내고 참석했다. 학회참석비가 과에서 지원되지 않는 것은 좀 이해가 되지 않는 부분이었다. 또한 포스터 발표에도 다 참석했는

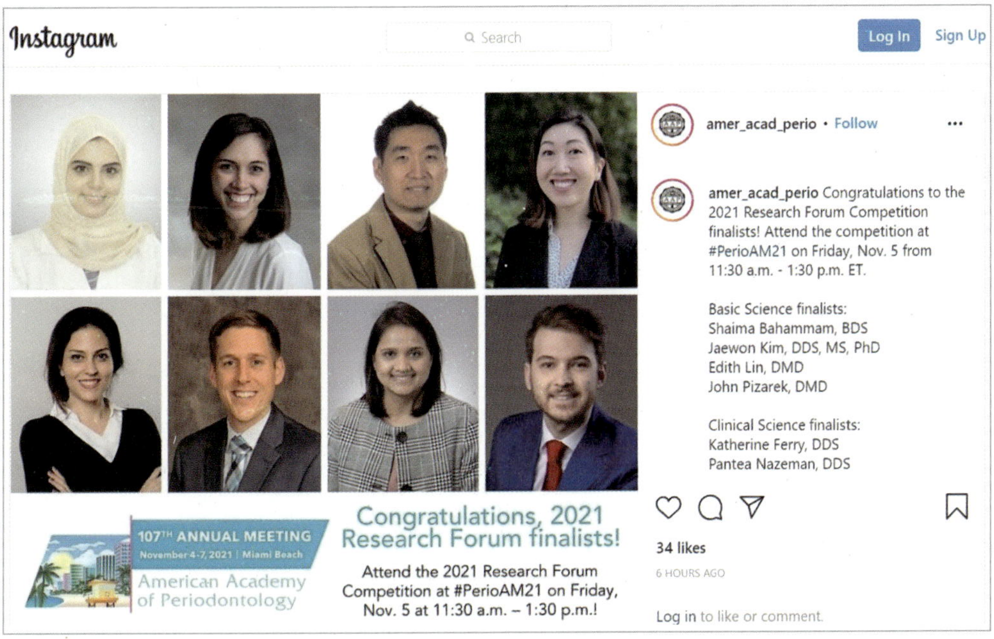

2021 AAP 학회서 최종 finalist 중 한 명이 된 필자.

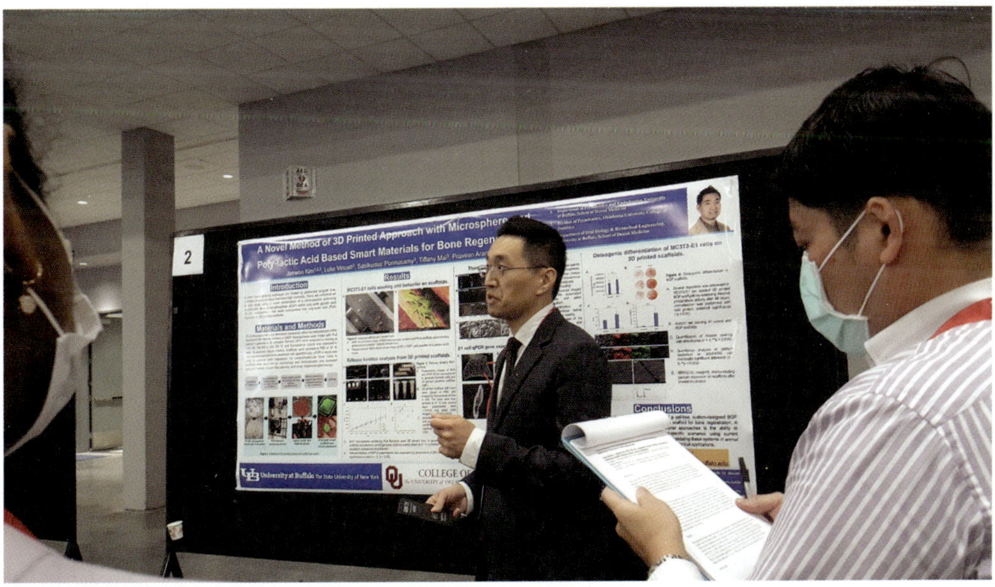

마이애미, 플로리다에서 있었던 2021 AAP 학회에서 포스터 finalist 발표 중인 필자.

데, abstract를 4월까지 내야 해서 그때까지 좋은 데이터가 없으면 힘들었다. 당연한 말이지만 미국 전역의 치주과 프로그램뿐만 아니라 전 세계에서 오는 참가자들과 진검승부를 해야 하는데, 2021년도에는 abstract가 통과되어 최종 8인 중 1명이 되어 발표하였다. 이때 필자와 경쟁한 다른 전공의 중 미시건 대학교의 Lorenzo Tavelli라는 분이 있었는데, 전공의 때부터 열심히 하기로 유명했고, 나중에 하버드 치주과 교수 및 프로그램 디렉터가 되었는데, 필자보다 나이가 어린 것으로 알고 있다. 상은 총 3개로, 2명의 전공의 중 다른 1명이 상을 2개나 가져갔는데 발표 퀄리티나 내용이나 뭔가 납득이 되지 않는 부분이었다. 하지만 매년 이런 상들은 유명 치대가 가져가는 것이 현실이다. 또한 필자가 이렇게까지 노력을 하는 것을 과에서 전혀 지원해주지 않고 관심도 가져주지 않는 것이 조금 서운하기는 했으나 문화가 다른 것으로 생각했다. 주로 Dr. Arany와 발표연습을 하고 포스터 디자인을 하였는데 정말 성심껏 잘 가르쳐 주셨다.

일단 AAP용 abstract를 쓰는 팁을 얘기하자면, 내용도 좋아야겠지만 꼭 figure를 넣기 바란다. 자신의 데이터를 돋보이게 하는 모든 노력을 해야 한다. 또한 발표할 때는 포스터 디자인도 중요하지만 발표하는 모습을 영상으로 찍어 확인하고, 자신의 습관이나 목소리 톤, 어디서 끊어야 할지, 언제 그림을 보면서 설명할지 모든 것을 철저하게 준비하기 바란다. 당연한 얘기지만 발표할 때는 엄청난 인파 앞에서 하게 되고, 제일 앞에는 전국 치대에서 온 10여 명의 교수가 심사하기 때문에 혼신의 힘을 다해 해야 한다. 개인용 마이크를 가지고 발표하는 것도 추천하고 싶다. 나중에 다른 분들이 얘기하길 필자의 목소리가 너무 작다는 것이었다.

필자가 마지막으로 참석했던 학회는 바로 Saudi Society of Periodontology에서 주최하는 1년에 한번 Riyad에서 하는 행사였다. 포스터 발표를 하였는데 2020년, 2021년도 참석했는데 두 번 다 1등으로 상을 탔다. 두 행사 다 COVID의 여파로 온라인으로 진행되었는데, 만약 그렇지 않았다면 사우디까지 날아가야 했을 것이므로 미국에서 발표하는 필자에게는 오히려 편했다. 2021년도에는 2020년도에 비해 발표들을 더 잘하는 것 같다고 생각되었고 역시나 2022년도에는 사우디에 있는 친구 2명과 오클라호마 전공의와 같이 포스터 2개를 발표하였지만 상을 타지 못했다.

또한 Dr. Maddi의 권유로 2019년에 San Francisco에서 ASM Microbe라는 행사에 참석해서 포스터 발표를 했는데, 미생물 관련 주제로 이렇게 큰 학회가 있다는 것은 처음 알게 되었다. 이외에 따로 참석한 학회는 없는데, 더 활동적으로 하고 싶다면 다른 학회들도 있으니 검색해서 최대한 많이 참여하는 것이 좋다. 문제는 교통비 및 숙박비가 만만치 않다는 것!

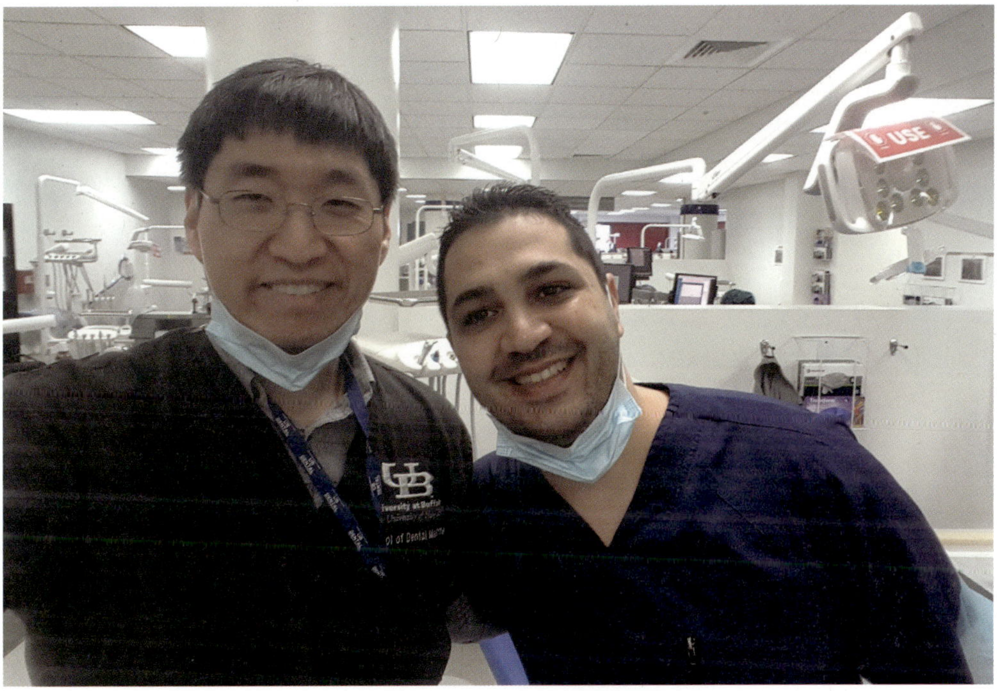

필자가 3년차였을 때 성격좋은 faculty였던 Dr. Khaled Katmeh와 함께.
현재는 버지니아 주에서 일하고 있다.

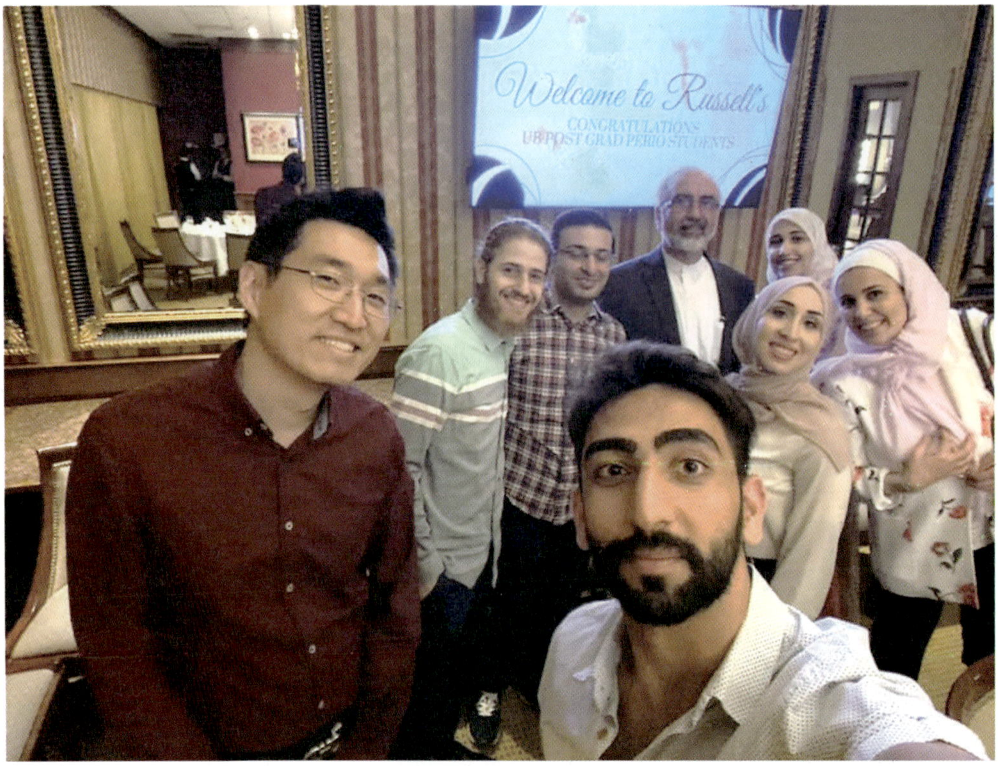
Welcome to Russell's
CONGRATULATIONS
UB POST GRAD PERIO STUDENTS

다른 전공의들과 2021년 졸국식.

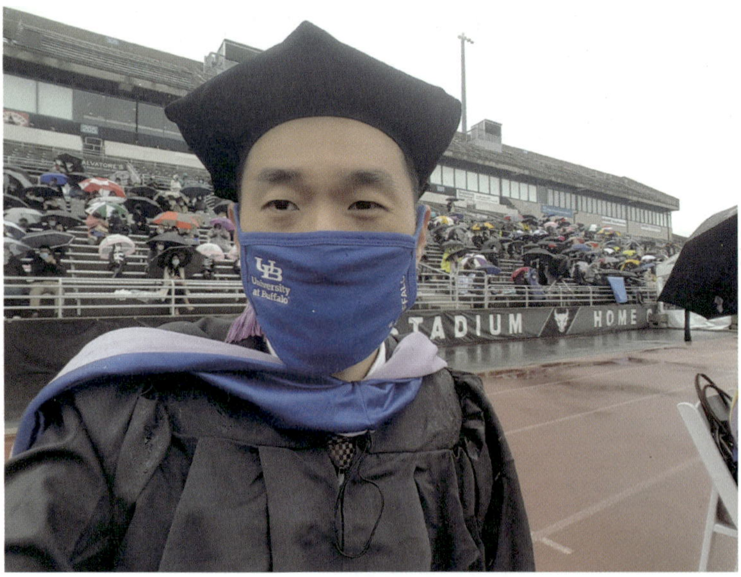
HOME

필자의 지인은 아무도 없던 대학원/치주과 졸업식.
이날 비도 하루종일 오고 많이 추웠지만 야외에서 진행되었다.

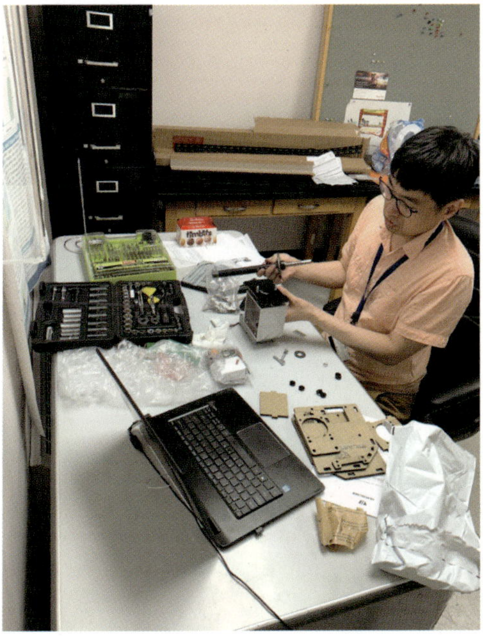

Dr. Arany의 연구실에서 연구하던 필자.
이때 기계를 사서 직접 조립하는 중이였다.

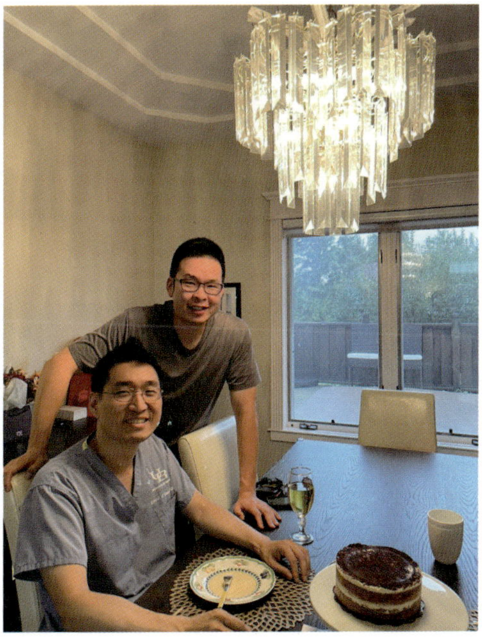

버팔로 치과대학 Foster Hall에서 연구하시던
권혁제 교수님과.

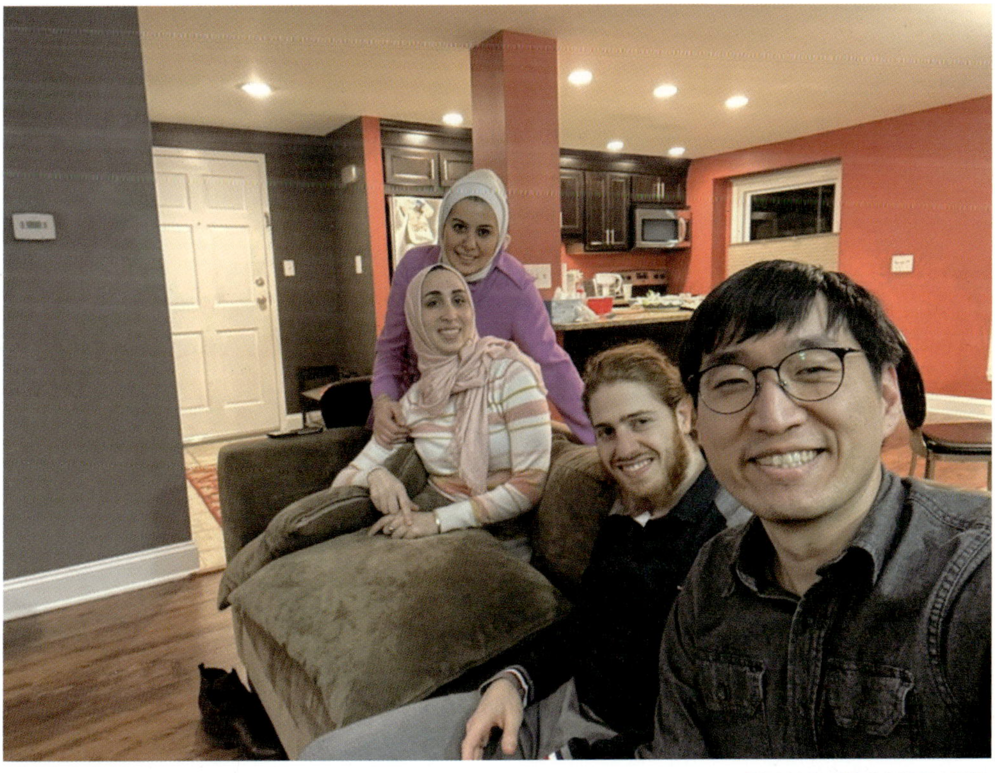

필자의 동기들과 2020년 겨울.

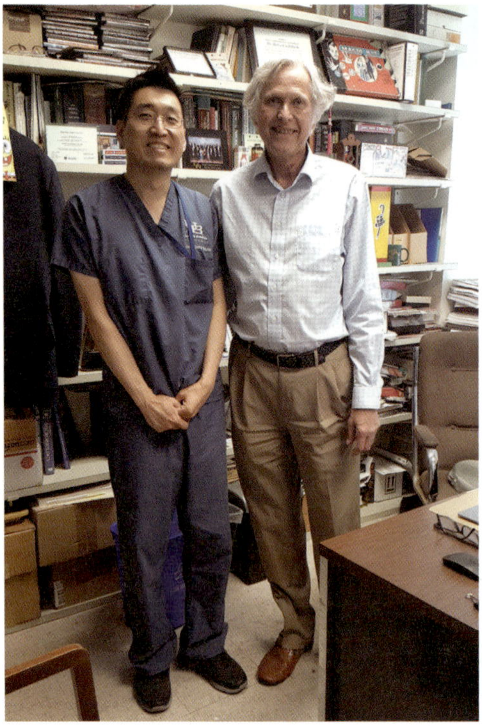

필자가 영주권을 받을수 있도록 추천서를 써주신
Dr. Schifferle. 매년 크리스마스 파티 때
마술쇼도 보여주신 즐거운 분이셨다.

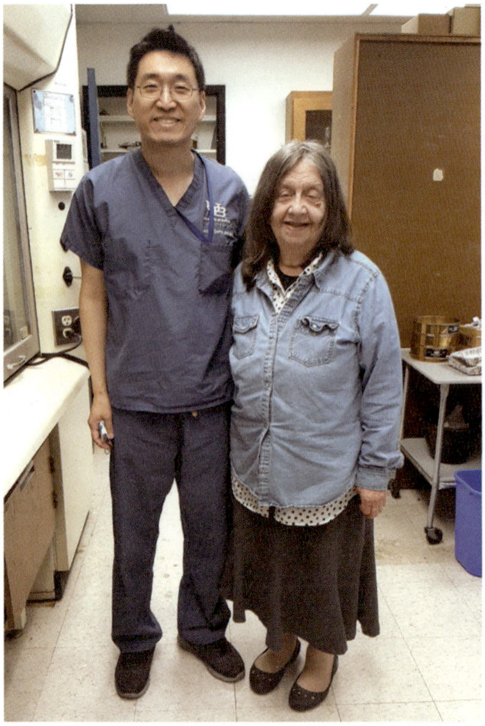

필자가 영주권을 받을수 있도록 추천서를 써주신 Dr. Dziak.
훌륭한 인품과 함께 필자와 논문도 함께 발표하였던
명강사셨다.

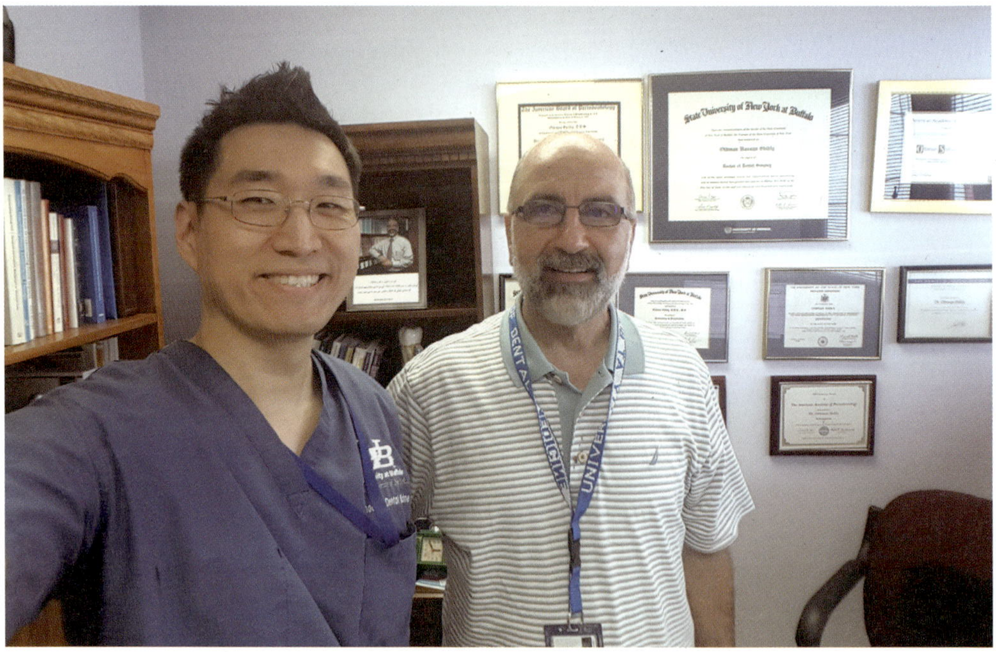

버팔로 치과대학 치주과 프로그램 디렉터였던 Dr. Shibly와 함께. 연조직 수술을 매우 잘하셨다.

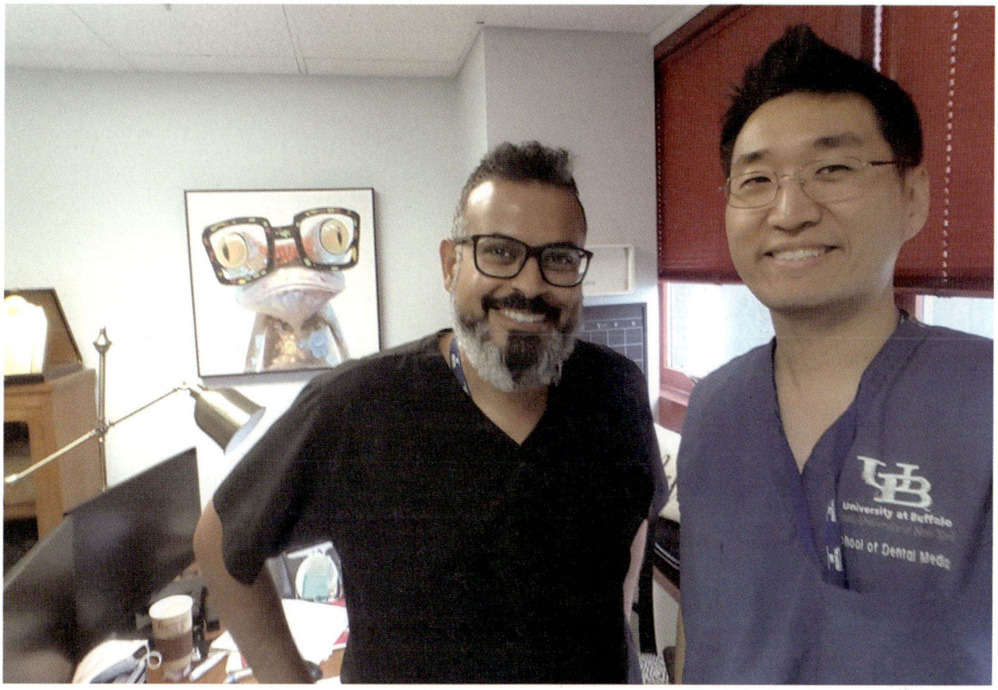

필자와 주로 큰 수술을 도맡아 했던 Dr. Almaghrabi.
필자가 주도적으로 수술하도록 많이 도와주셔서 3년차 때 편하게 배울 수 있었다.

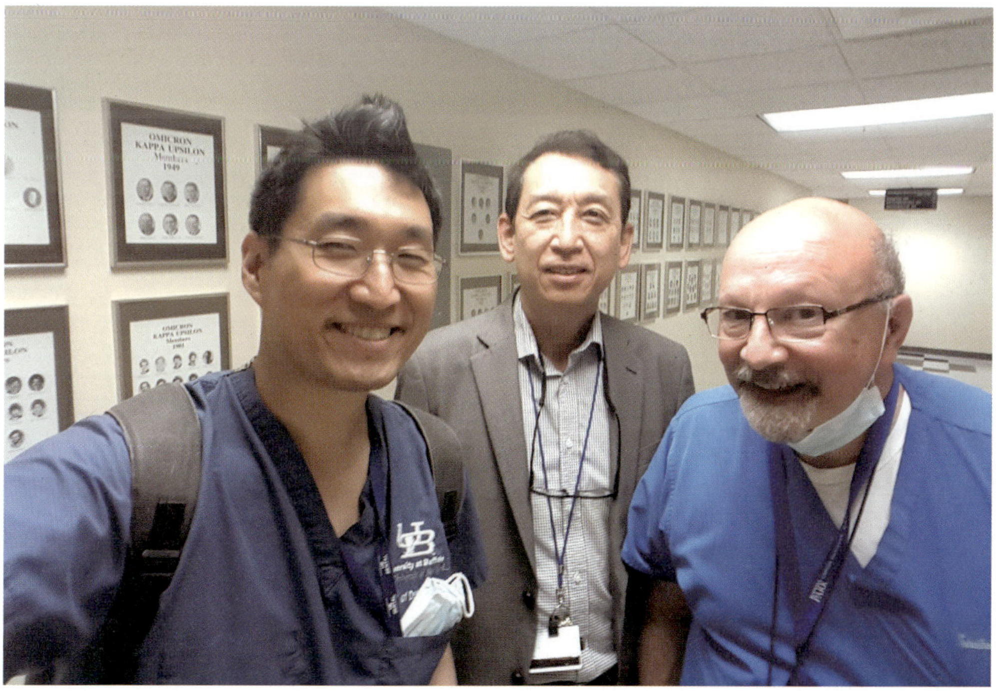

필자가 매우 존경했었던 훌륭한 분들.
보철과 디렉터 김형일 교수님과 임플란트 디렉터 Dr. Andreana 교수님.

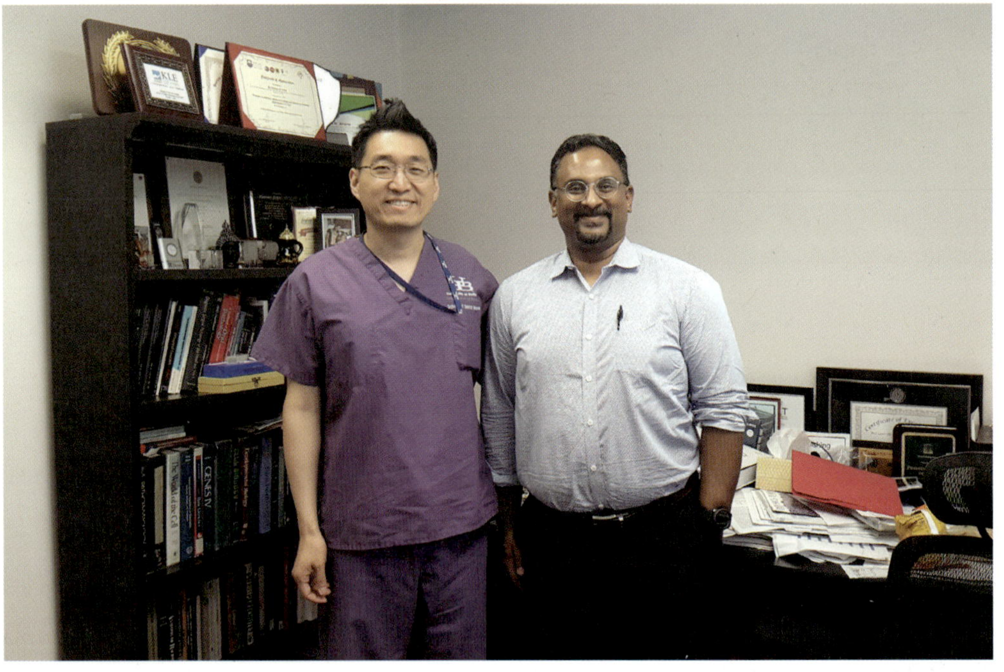

필자가 연구에 전념하고 많은 수상과 논문을 집필할수 있게 아낌없이 조언해주시고 도와주신 Dr. Arany.
현재도 필자의 mentor로서 같이 연구를 진행 중이다.

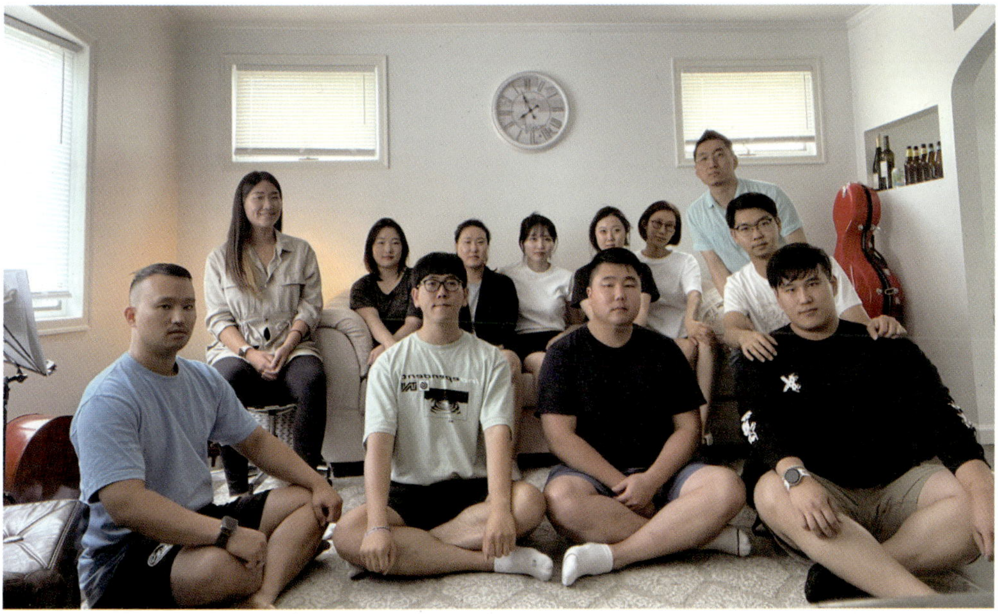

버팔로 치과대학 한인 학생들 및 전공의와 함께. 매년 하루는 즐겁게 모여 놀았다.

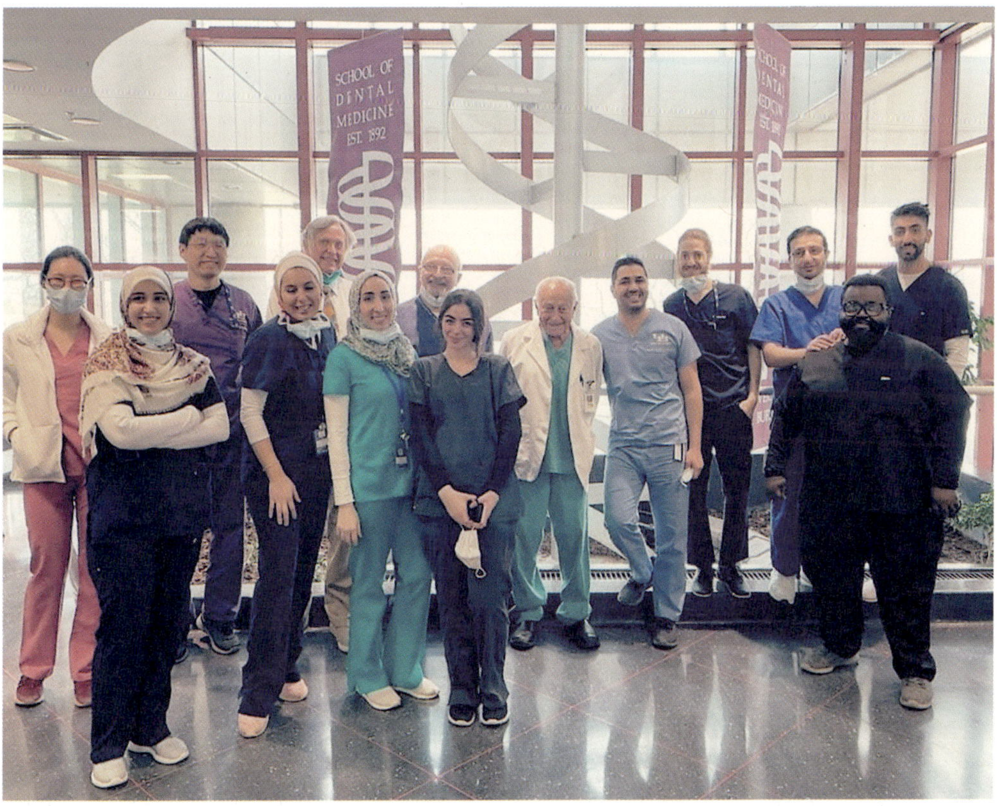

치주과 전공의들 및 임플란트과 교수님들과 함께.

학비

필자의 3년간 학비는 다음과 같다.

Date	Amount($)
2021. 03. 15	100
2021. 01. 19	24.25
2021. 01. 17	22,686.58
2020. 08. 27	22,431.45
2019. 12. 31	22,479.83
2019. 10. 02	500
2019. 07. 23	18,717.45
2019. 01. 19	21,600.33
2018. 11. 14	130
2018. 08. 17	21,280.45

장학금 같은 경우, 학교 내에서 소소하게 장학생을 선발하기 때문에 이력서에도 넣고 수입을 위해 열심히 참여하는 것이 중요하다. 어떤 장학금은 미국 시민이 아니면 주지 않는 것들도 있으니 잘 보고 선택해야 한다. 필자의 경우 매년 주는 Feagans 장학금에 응시하였고 왜 필자가 받아야 하는지에 대한 짧은 에세이와 프로그램 디렉터의 추천서가 필요한데, 2년 연속으로 $2,000을 받았다. 이에 더하여 125주년 장학금도 있었는데 이것은 한 번만 주는 장학금이고 학교에서 일한 사람 중 한 명을 찾아 에세이를 쓰는 것이었는데 역시 응모하여 $1,000을 받았다. 이외에 매년 AAP meeting에서 Nobel biocare scholarship을 주는데, 수입은 매우 적지만 역시 이력서에 넣기 위해 지원하였다. 또한 AAP foundation에서 주는 scholarship이 있는데 금액이 매우 크고 경쟁이 매우 심해서 이것은 단 한 번도 받지 못했다. 나중에 받은 사람들 명단을 보니 레지던트 때부터 논문을 많이 발표하던 유명한 사람들이라 사실 결과에 할 말이 없었다.

NDEB Part II / ADEX 준비

■ NDEB Part II 준비

필자는 이것을 미루고 미루면서 3개월쯤 준비 후 3년차 중순쯤 12월에 쳤던 것 같은데, 큰 실수였다. 공부를 많이 할 필요가 없는 시험이기 때문에 2년차 겨울방학이나 여름방학 때 끝냈어야 했다. 그렇지 않으면 3년차 제일 바쁜 시기에 치게 된다. 공부는 1개월만 하면 충분하고, 치대 학생들 및 전공의에게 많은 자료를 준비에는 큰 걱정을 하지 않아도 되며, 시험문제도 매우 쉬운 편이었다. 이것은 미국면허를 위해 꼭 준비해야 한다.

■ American board of dental examiners(ADEX) 준비

필자가 전공의 과정을 하면서 예측을 하지는 못했지만 정말 다행이었다고 생각하는 것이 바로 Commission on Dental Competency Assessments(CDCA)에서 주관하는 미국 치과의사 면허시험인 ADEX를 전공의 2년차 때 쳐서 끝내 놓은 것이었다. 현재는 CDCA가 Western Regional Examining Board(WREB), Council of Interstate Testing Agencies(CITA)와 통합되어 CDCA-WREB-CITA가 되었다. 자세한 것은 adextesting.org에 알아볼 수 있다. 필자가 알기로는 전공의 과정을 끝내고 이후 1년을 투자해 보는 것으로 알고 있었는데, 알고 보니 버팔로 치과대학은 전공의 때도 가능하였다. 이것은 나중에 역시 미국에서 일하려면 꼭 필요한 것이니 미리 쳐놓는 것이 중요하다. 이 시험을 전공의들이 치게 하는 것에 대해 반대하는 교수들도 있었으나 Associate Dean of Clinical Affairs인 Dr. Gambacorta의 재량으로 무사히 칠 수 있었다. 정말 인품이 훌륭하신 분이었다. 합격한 뒤 감사한다고 말했을 때 '너는 당연히 될 줄 알았지!'라고 말씀하셨던 기억이 난다.

필자가 시험을 본 시기에는 도합 총 8명의 외국에서 온 전공의들이 도전을 하였는데 그해 최대 인원수였다. 4학년 치과대학생들이 하는 오리엔테이션을 참석하며 대략적인 정보를 수집해 가며, 이전에 붙은 전공의에게 물어봐서 준비를 하였다. 다행이었던 점은 캐나다 시험 때 사용했던 플라스틱 치아들과 타이포돈트가 남아있어서 연습을 할 수 있었고, 학교 내에서도 빌려주는 것이 있어서 치아와 함께 구매할 수 있었다. 주로 학교 지하 실습실에서 연습했다. 보철과에서 핸드피스를 빌려서 사용했는데 보철과 전공의들이 핸드피스가 부족해서 환자를 볼 수 없게 되자 더 이상 빌리지 못하게 하였지만, 개인적으로 아는 전공의에게 빌려서 계속 연습하였다.

미국 실기시험은 총 5개 파트로 구성된다. 시험관들은 전국에서 모인 분들인데, 다들 연세가 많아 보이는 개원의 같았다. 시험 하루 전날 오리엔테이션이 있었는데, 질문에 답변하는 시간이 있었지만 자세하게는 알려주지 않았다.

타이포돈트에 치는 Manekin 오리엔테이션 및 시험은 2019년 11월에 있었고, 떨어질 경우 재시험은 12월에 볼 수 있다. 환자에게 치는 Patient centered-curriculum integrated format-CIF 오리엔테이션 및 시험은 11월, 12월, 3월이다. 하지만 환자를 구하지 못할 경우, 다음 해로 기회가 넘어가게 된다. 총 18개월 내에 모든 시험을 통과해야 하며, 같은 시험에 3번 이상 떨어지면 처음부터 다른 시험도 모두 재응시해야 한다.

첫 번째 시험은 Acadental제 타이포돈트에 하는 4시간 동안의 브릿지/PFM 크라운 프렙이다. 상악 제1대구치와 제2소구치는 브릿지(Universal 치식 #3, 5), PFM 크라운은 중절치(#9)였다. 이후 3시간 동안 하는 제1대구치의 근관치료 access opening(#14), 러버댐을 걸고 중절치 access opening과 canal filling이 있었다(#8). 캐널 필링은 실러를 듬뿍 묻힌 원콘 테크닉을 장려(?)하였고 실제적으로도 일반치아에 하는 것처럼 lateral compaction을 할 필요는 없었다. 또한 러버댐을 걸고 하는데, 술식을 하는 치아에는 클램프를 걸지 말라고 하였다. 당연히 지대치들은 서로 평행하게 깎아야 하며(8도-16도), 제일 주의해야 할 점은 #8과 #9에 해야 할 술식을 헷갈리지 않는 것이다. 합격 기준을 봤을 때 캐나다 시험만큼 깐깐하지 않았고, ADEX와 CDCA협회에서 주는 친절한 매뉴얼이 있고, 학교에서도 과외(?)를 해주며 다같이 연습하기 때문에 차근차근 같이 하면 합격이 어렵지 않으리라 본다.

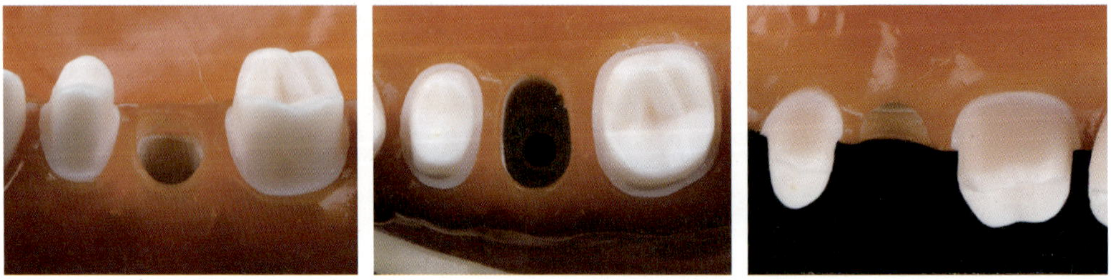

필자가 연습하던 ADEX 브릿지 형성.

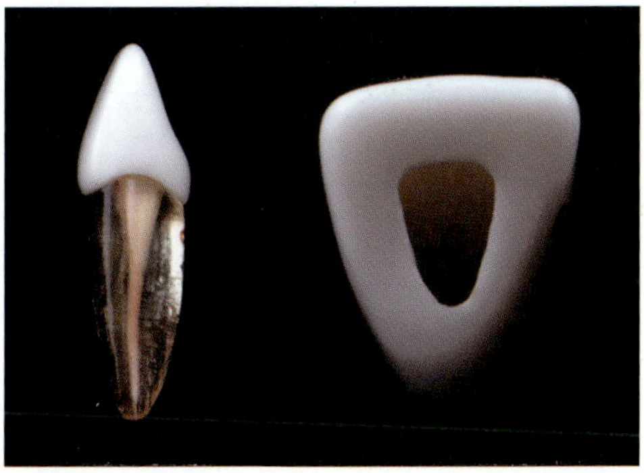

Adex Endo용 치아. 실러를 묻혀 cone 하나로 충전하면 된다. Access opening은 내벽을 부드럽게, 언더컷 없이 제거한다.

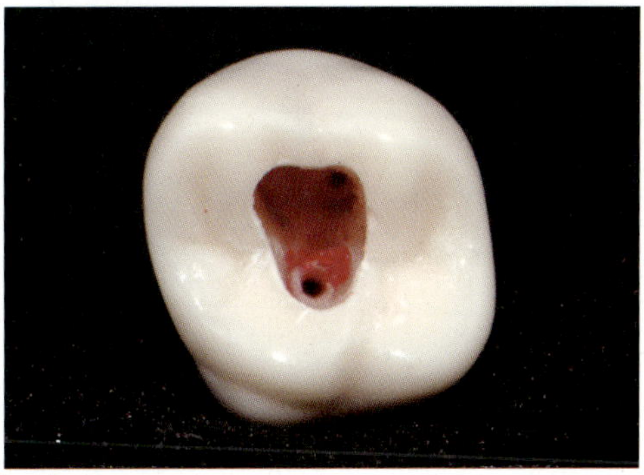

캐나다 치아로 연습하였던 구치부 access opening. MB canal이 잘 보이지 않는다.

두 번째 시험은 실제 환자를 구해서 하는 진료였는데, 당연히 치료비용은 무료고 스케일링과 Class Ⅱ와 Ⅲ 레진을 하는 것이었다. 각각 다른 환자에게 해도 되고, 임상 시험 날 하나의 시험만 쳐도 되고, 시간이 된다면 다 같이 쳐도 된다. 필자의 경우 Class Ⅱ와 Ⅲ를 먼저 치기로 하였다. 환자의 x-ray를 찍은 후 Dr. Gambacorta의 검사를 미리 통과해야 했다. 당연히 우식이 얕은 케이스가 권장되었는데, Class Ⅲ의 경우 환자 중 적절한 케이스를 구했다. Class Ⅱ 한 분은 필자의 윗년차 전공의가 넘겼던 것 같다. 소구치 DO cavity 환사였는데, cavity가 너무 깊어 가능하겠나 싶었는데 Dr. Gambacorta 왈 '너는 임상경험이 있으니 별로 어렵지 않게 하겠지?'라며 흔쾌해 통과시켜 주었다. 이 시험은 떨어지는 학생과 전공의들도 많아서 필자가 자세히 설명하기로 한다.

이 시험은 우식을 판 다음 그냥 단순히 충전하는 것이 아니라 매 과정을 시험 감독관에게 확인을 받고 진행해야 한다. 그런데 bias를 없애기 위해 환자만 진료하는 체어에서 일어나 감독관이 있는 다른 장막으로 가려진 체어까지 도우미의 도움을 받아 일어나서 갔다 와야 한다. 만약 중간단계에서 탈락하게 되면 그 자리에서 그냥 시험을 끝내야 하는데 Dr. Gambacorta가 직접 와서 같이 끝낸다. 즉, 시험 중간에 그분이 본인 자리로 오는 것을 보게 되면 탈락과 마찬가지였다. 문제는 그날 모든 응시자들이 다 똑같은 한정된 수의 감독관들에게 검사를 받아야 하다 보니, 기다리는 시간도 매우 길었다. 최대한 일찍 시작하는 것이 중요하다. 또한 환자의 성격도 중요한데, 시험시간에 제대로 맞춰 오지 않거나 추가로 비용을 요구하는 사람들도 있다고 들었다.

오전에 본 Class Ⅲ의 경우 환자도 제 시간에 왔고 순조롭게 진행되었다. 오히려 생각보다 일찍 끝났는데, 러버댐을 걸고 검사를 받고, cavity를 형성한 후 검사를 받고, 레진 충전 후 마무리 한 후 검사를 받았다. 또한 좋은 어시스트를 구하는 것도 중요한데, 필자는 한국 치대 3학년 학생을 구했는데 어찌나 적극적으로 어시스트 해주는지 어렵지 않게 시험을 치를 수 있었다.

가볍게 점심을 먹고 바로 오후에 Class Ⅱ 환자와 시작했다. 예상대로 우식이 깊어서 modification request를 해야 했다. 즉, 시험에서 권장하는 크기의 cavity 형성을 벗어나서 더 크게 형성을 해야 하면 미리 보고를 하고 시작해야 하는 것이었다. 여기서 판단을 잘해야 하는데, GI base를 쓸지도 결정해야 한다. 필자는 쓰지 않고 pulpal wall을 약간 내측으로 옮기는 방향으로 진행하였는데 감독관이 통과시켜 주었다. Class Ⅲ의 경우 Mylar strip을 쓰면 되지만 Class Ⅱ의 경우 매트릭스 밴드를 쓰거나 sectional matrix를 쓰기도 했다. 필자는 매트릭스 밴드와 매우 큰 웨지를 끼워 넣어 컨택트를 만들어 주었는데, 컨택트 포인트 자체는 아말감 컨덴서의 둥근 부분으로 타원형으로 만들어 주는 것이 중요하다. 완성 후 치실이 저항감과 함께 빡빡 소리가 나며 통과하면 좋은 것이다. 이 부분은 자신있게 잘 할 수 있었는데 사실 캐나다 시험칠 때 수도 없이 연습했던 것이기 때문이었다. 컨택트를 제대로 만들어주지 못해 떨어지는 학생들이 대부분이기 때문에 이 부분은 중요하다고 다시 한 번 강조하고 싶다. 이후 러버댐을 벗기고 마진의 매끄러움을 확인한 후 마지막으로 검사를 받으면 끝인데, 필자는 시험 종료 약 15분 전에 끝냈던 것 같다. 장시간 입을 벌리고 버텨준 환자분께 감사하면서도 죄송한 마음이었다. 하지만 시험 절차가 복잡하니 어쩔 수 없는 부분이기도 하다.

School of Dental Medicine
University at Buffalo The State University of New York
Defining Excellence

Preapproval of Patient/Tooth/Lesion/Defective Restoration Verification Form

Date of Examination: ______________________ Examination Site: BUFFALO

Candidate Name: _________________________ Patient Chart Number: _________

Tooth #: _______________

Circle the surfaces planned:

Surfaces:	Class III	MF	ML	DF	DL
	Class II	MO	DO	MOD	

Describe other surfaces on the tooth to be treated that have diagnosed caries but are not scheduled to be treated for this exam and what the treatment plan is for each: (circle the surfaces and treatment planned)

Surface(s): Class III M D F L I
Treatment planned: Remineralization therapy or Restoration

Surface(s): Class II M D F L
Treatment planned: Remineralization therapy or Restoration

Date of radiograph(s) ____________________________

Circle answer to each question

1. Patient is a patient of record at the dental school and has had a comprehensive oral examination and treatment plan consented and approved.	YES
2. Patient is 18 years old and fulfills medical requirements	YES
3. Tooth fulfills CDCA requirements	YES
4. Occlusion verified for posterior from ADEX qualifying criteria	YES
5. Radiographs exposed within 1 year of the examination	YES
6. Proximal contact visually verified with clean and dry tooth	YES
7. Caries verified as qualifying from ADEX criteria	YES
8. For anterior teeth defective restoration qualifies from ADEX criteria	YES or N/A
9. Adjacent tooth no cavitation and allows for restoration of ideal form	YES
10. For posterior tooth all Class V lesions must be pretreated before the exam.	YES

I, ____, verify that I have clinically evaluated the
(Legibly print name)
patient. From my examination the patient/tooth/lesion/defective restoration that is verified fulfills the ADEX qualifying requirements and is verified as acceptable for the ADEX examination.

Faculty Signature: ____

ADEX Class Ⅱ, Ⅲ restoration 술식을 하기 전 환자를 faculty에게 확인 받아야 하는데, 여기에 먼저 통과를 해야 시험을 칠 수 있다.
(출처: UB School of Dental Medicine.)

ADEX의 Class Ⅱ restoration criteria
• 전신적 문제가 없는 18세 이상의 환자
• 영구치
• 생활치(치수 병변이 없음)
• 순면 Veneer가 없음
• Class Ⅲ거나 더 큰 동요도가 없음
• 검사 1년 내의 엑스레이
• 진단용 PA와 Bitewing 방사선사진
• 방사선학적/임상적으로 우식이 dentino-enamel junction까지 가 있음
• 교두/와 관계의 교합(crossbite도 가능)
• 건조시 인접 접촉점이 시각적으로 확인 가능
• 인접치아는 우식이 없고, 이상적인 형태의 수복이 가능하도록 해야 함
• 시험 전에 치료되어야 하는 Class V를 제외한 시험 당일엔 우식이 있는 치아의 다른 면도 치료가 되어야 한다.

(출처: UB School of Dental Medicine.)

ADEX의 Class III restoration criteria
• 전신적 문제가 없고 최소한 18세의 환자
• 영구치
• 생활치(치수 병변이 없음)
• 순면 Veneer가 없음
• Class Ⅲ거나 더 큰 동요도가 없음
• 검사 1년 내의 엑스레이
• 진단용 PA 방사선사진
• 방사선학적/임상적으로 우식이 dentino-enamel junction까지 가 있거나, 결함이 있는 수복물로 인해 재발성 우식이 있거나 변연이 촉진 가능함
• 교합은 요구되지 않음
• 건조 시 인접 접촉점이 시각적으로 확인 가능
• 인접치아는 우식이 없고, 이상적인 형태의 수복이 가능하도록 해야 함
• 처음부터 Class Ⅳ로 진행될 가능성이 없음

(출처: UB School of Dental Medicine.)

세 번째 시험은 스케일링이었는데 환자 구하기가 너무 힘들었다. 한두 분 정도 다른 전공의에게 받아서 검사해 본 결과 시험에서 요구하는 '치은연상치석'이 없어서 힘들었다. 어느 날 Dr. Arany 연구실에서 연구원 Sasi와 얘기하는데 하악 전치부에 치석이 있는 것이 아닌가? 당장 필자의 시험에 환자로서 참석할 것을 권유하였고 흔쾌히 해준다고 하였다. 검사는 당연히 통과하였고 한 quadrant만 시험을 보기 때문에 필자에게 환자가 있냐고 물어본 다른 치대 학생에게도 통과가 되어 Sasi는 응시자 2명을 무사히 졸업시켜 준 영웅이 되었다. 초음파 스케일러를 쓸 수도 있고, 시험 자체는 제일 쉽고 크게 문제 없이 진행되는데, papilla를 크게 손상시키지 않는 것이 중요한 것 같다.

Periodontal Treatment Selection Worksheet

By the day of the examination all information on this Form must be accurately transferred electronicallly to the computer-based Periodontal Evaluation Form

Do not submit this Form to the evaluation station, it is only for your use prior to and on the day of the examination and may be duplicated as needed

Tooth #
& Calc.
Location

<u>Subgingival Calculus Detection</u>
In the large boxes to the left. Enter the number of the 6 to 8 teeth and indicate in the smaller adjacent box, the surface on that tooth where the calculus is located that you have selected for removal (M = Mesial, F= Facial, D = Distal, L = Lingual). Twelve surfaces must be indicated. If more than one surface is selected on the same tooth, enter tooth number each time a new surface is listed, example:

3 M then 3 D

At least three of the selected teeth must be molars and/or premolars including one molar. All posterior teeth must have at least one approximating tooth within 2 mm distance. Record the tooth numbers in ascending order using the 1 to 32 system. Each tooth selected must have at least one surface of calculus indicated for removal. No more than 4 surfaces may be selected on incisors. **At least 3 surfaces must be on interproximal surfaces of molars and/or premolars.**

Tooth #

Plaque/Stain Removal
Enter the numbers of the first 6 separate teeth (from the list of teeth above selected for Subgingival Calculus Detection). These teeth will be evaluated for the removal of plaque, stain, and supragingival calculus on the crowns of the teeth.

Each time the patient is sent to the Evaluation Station, the Periodontal Progress Form, Medical History, Informed Consent and radiographs must accompany the patient.

The assigning examiner will insert Start and Finish times on the Periodontal Progress Form and return it to you. The assigning examiner will also give permission to administer the anesthetic solution.

It is the candidate's responsibility to accurately transfer the information from this Treatment Selection Worksheet to the electronic Evaluation Form prior to presenting the patient for assignment.

ADEX 치주시험을 치기 전 교내에서 확인 받아야 하는 문서.
최소한 세 치아는 소구치/대구치여야 하며, 역시 최소한 세 치면은 소구치/대구치의 인접면이어야 한다.
(출처: UB School of Dental Medicine.)

네 번째 시험은 필기시험이었는데 다른 학생들이 보는 자료로 하루 정도 공부하면 된다. Prometric center에 가서 보면 되고, NBDE Part Ⅱ보다 더 쉽기 때문에 부담없이 치면 될것 같다. 아무도 떨어지지 않는 시험이라고 얘기하기 때문에 걱정할 필요는 없다.

이 일련의 눈물겨운 과정을 끝내는 데 거의 1년 가까이 시간이 걸린다. 만약 떨어지면 몇 개월 뒤 다시 치면 되기 때문에 크게 걱정할 필요는 없다. 다른 전공의들도 하나나 두 과목에서 떨어지더라도 결국엔 나중에 다 합격했다. 한 가지 흥미로운 것은 이 시험은 나중에 혹시 또 봐야 할 수도 있다는 생각이 들었는데, 필자가 일할 주를 찾아 요구사항을 보니 '2년 내의 ADEX 시험 결과만 인정'이라는 말이 들어왔다. 세상에 이 시험을 두 번 치는 사람도 있단 말인가? 평생 한 번만 치면 끝인 캐나다 시험이 더 좋은 것인가?

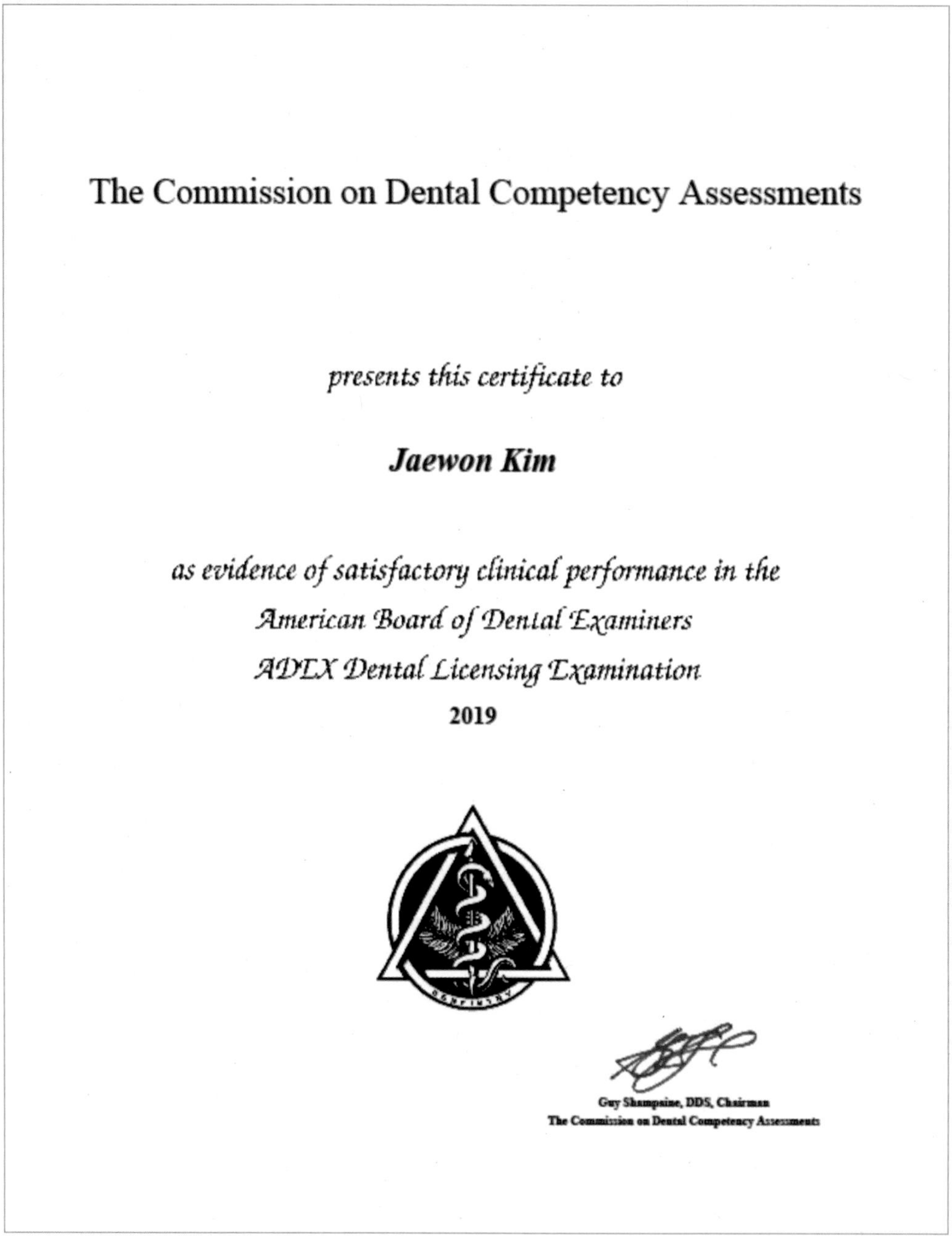
The Commission on Dental Competency Assessments

presents this certificate to

Jaewon Kim

as evidence of satisfactory clinical performance in the
American Board of Dental Examiners
ADEX Dental Licensing Examination
2019

Guy Shampaine, DDS, Chairman
The Commission on Dental Competency Assessments

ADEX 합격후 받는 증서. 좀 허전하다.

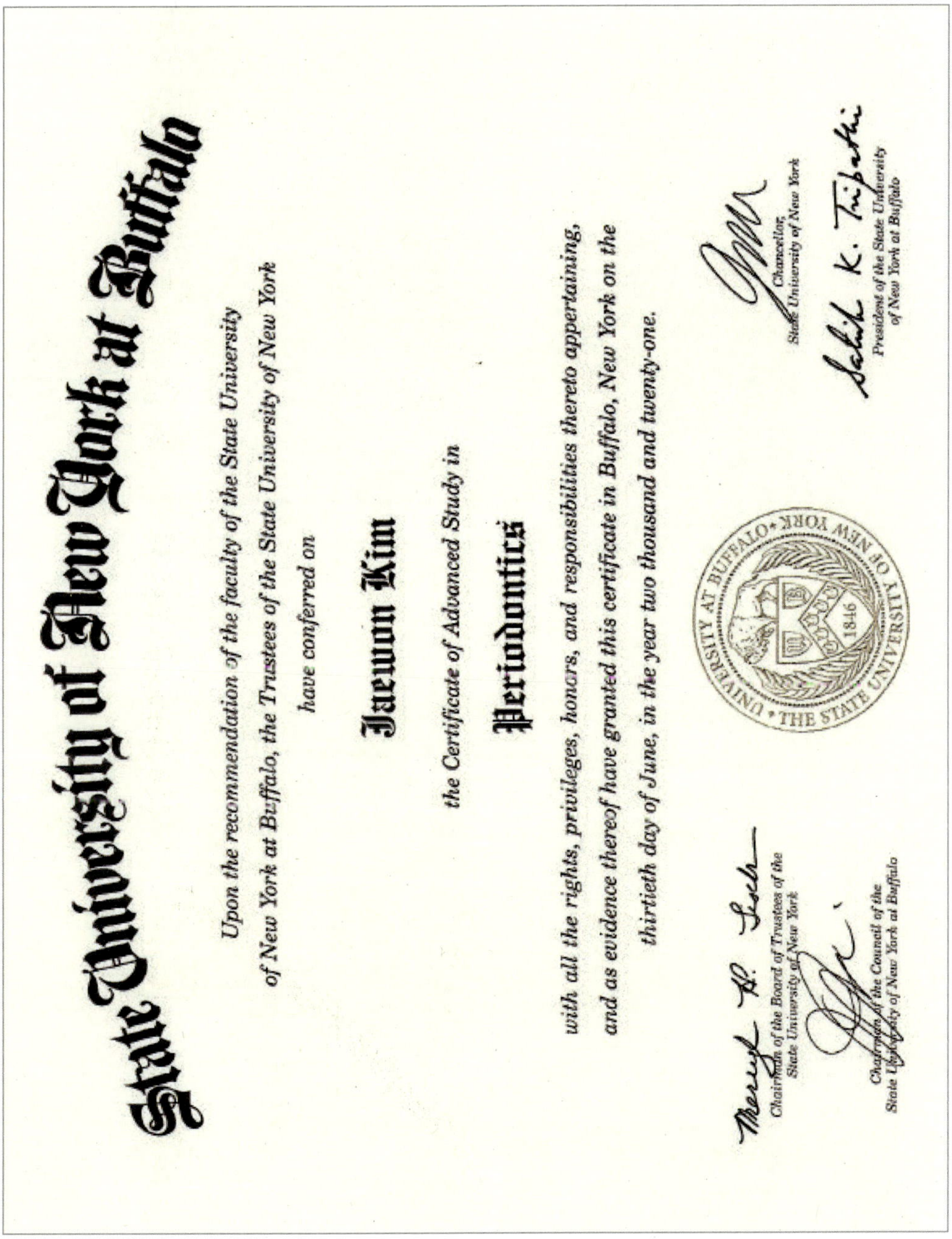
State University of New York at Buffalo

Upon the recommendation of the faculty of the State University
of New York at Buffalo, the Trustees of the State University of New York
have conferred on

Jaewon Kim

the Certificate of Advanced Study in

Periodontics

with all the rights, privileges, honors, and responsibilities thereto appertaining,
and as evidence thereof have granted this certificate in Buffalo, New York on the
thirtieth day of June, in the year two thousand and twenty-one.

Chairman of the Board of Trustees of the State University of New York

Chancellor, State University of New York

UNIVERSITY AT BUFFALO · THE STATE UNIVERSITY OF NEW YORK · 1846

Chairman of the Council of the State University of New York at Buffalo

President of the State University of New York at Buffalo

버팔로 치대 치주과 수련 후 받은 수련증.

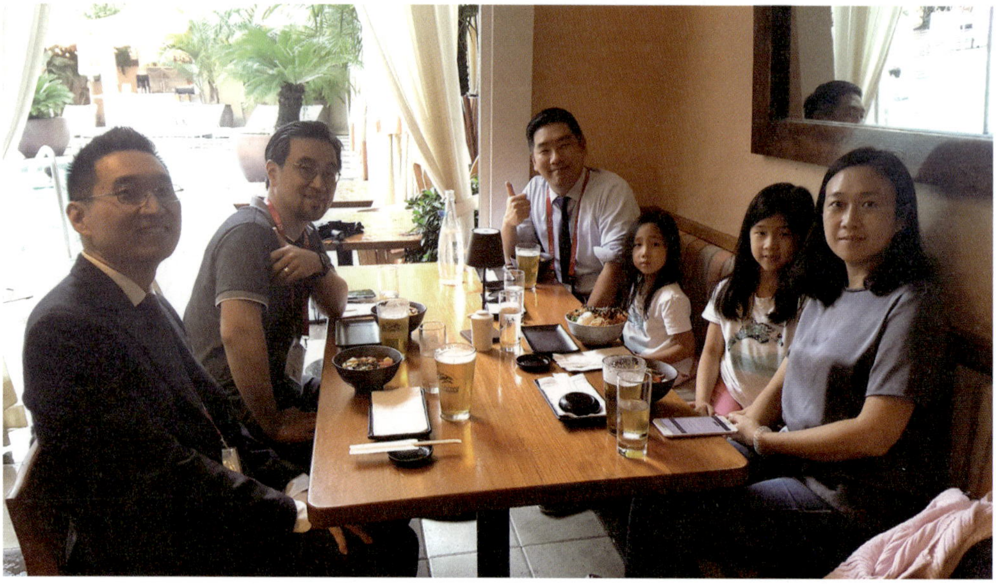

마이애미, 플로리다 AAP 학회에서 박정철 교수님, 송영우 교수님과 가족분들과 함께.
이때 송교수님은 하버드에서 Osteology Research Scholarship 과정을 밟는 중이었다.

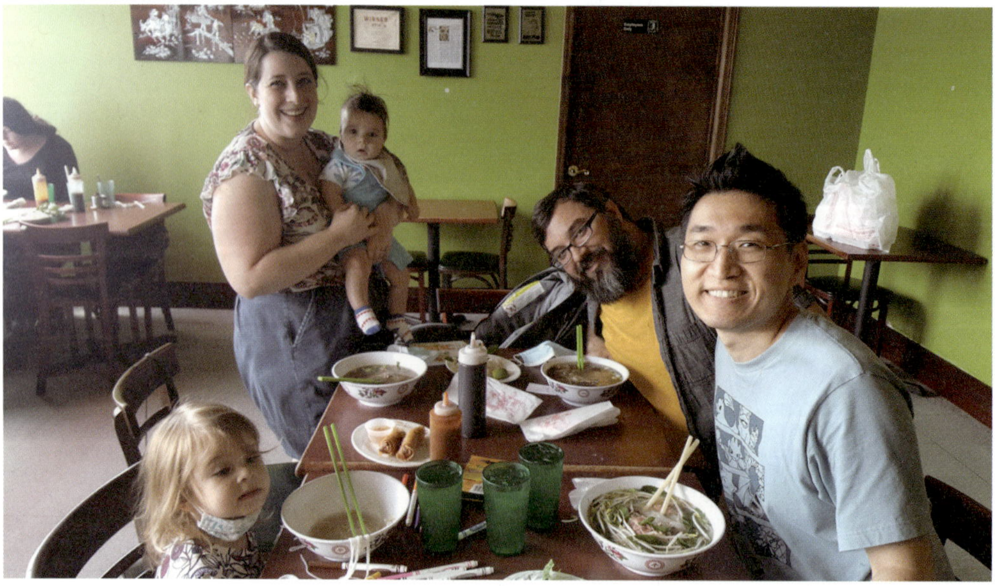

클리블랜드, 오하이오에서 거의 20년만에 재회한 체코 프라하 International School 동기인 Ron의 가족과 함께.

특별편 2

이인혁 원장의 일대기

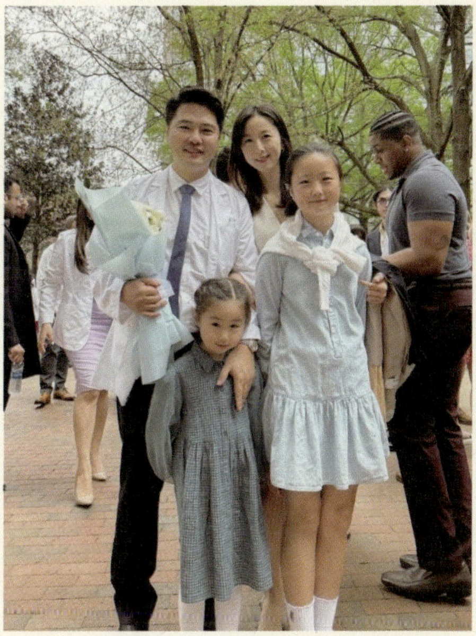
필자의 치과대학 동기인 이인혁 원장과 가족들.

필자처럼 미국 전문의 과정으로 바로 가는 분도 있을 것이나, 미국 치과대학으로의 편입을 원하는 분도 있을 것이다. 이를 위하여 필자의 같은 학번 동기인 이인혁 원장의 사례를 소개하기로 한다.

이 원장은 치과대학 졸업 후 청송에서 1년, 경주에서 2년 공중보건의 생활을 하였다. 이후 포항에서 1년 페이닥터 생활을 한 후 개원은 경주에서 2010년도에 하였고 11년 동안 개원의 생활을 하였다. 이후 경북대 치대 구강외과학 박사를 2014년도에 취득하였으며, 임상외래교수직을 유지하며 치대생들의 구강외과 발치를 지도하였다.

2015년 6월부터 2016년 12월까지 플로리다에 있는 노바 사우스이스턴 대학에 치주과 visiting scholar(J Visa)로 가족들과 함께 왔다. 거기 계신 한국인 교수님의 도움으로 치주-임플란트 펠로우십 트레이닝을 이수하였다. 또한 이 시기에 NBDE Part Ⅰ, Ⅱ를 패스해 두었다.

미국 생활을 마치고 귀국한 이 원장은 경상북도 치과의사회 학술이사로 5년간 일을 하게 되었다. 회원들의 보수교육을 담당하며 크고 작은 학술대회의 디렉터로 프로그램을 구성해야 했기에 치과계의 깊이 있는 학술강연 연자들과 연락을 주고 받을 기회도 많았다. 이러한 경험들이 그의 임상에 더해져 나름대로 연구하고 싶은 분야와 아이디어들이 생겼고 국내에서 여러 각도로 연구 기회를 모색해 봤지만 쉽지 않았다. 대학교수뿐 아니라 일반의나 개원의들에게도 연구할 기회가 열려 있는 미국과는 대조적이다. 어렵게 몇 군데 업체의

문을 두드려봤지만 연구 경력으로는 거의 무명에 가까운 지방의 개원의에게 귀를 기울이는 곳은 없었다고 한다.

이에 미국 진출을 결심하였는데, 전문의 과정도 생각해 보았으나 본인의 영어 실력으로는 아직은 무리라 생각되어 일단은 미국 치과대학 편입을 생각하게 되었다. 미국에 갈 때는 5년 동안 함께 일했던 치과의사(사촌 매제)에게 치과를 맡기고 가게 되었다.

원하는 TOEFL 점수를 만들기 위해 온라인 강의를 들으며 공부를 했고, 여러 번 시험에 응시했다고 한다. 이 원장도 치과대학 학부 GPA가 좋지는 않았으나, 그가 합격한 University of North Carolina Adams School of Dentistry(UNC)의 경우 스토리를 중요시하고 석, 박사 성적도 보며, 특히 에세이에 무게를 두는 것 같다고 한다. 또한 치과의사회 학술이사 활동, 국제학술대회의 본부장 및 임상교수로서의 지도 경험 그리고 오랜 개원 경험을 어필한 것도 긍정적으로 작용했다고 본다. 반면 유펜 치과대학 같은 경우는 학부성적이 좋지 않을 경우 바로 탈락이라는 소문이 있기 때문에 학교에 따라 맞춤전략을 짜는 것이 좋겠다.

ADEA Centralized Application for Advanced Placement for International Dentist(CAAPID) 프로그램에 기본적인 인적사항, ECE를 통한 성적증명, 간단한 자기소개 그리고 이력서를 올려두었다. 1순위 지망 학교였던 University of North Carolina Adams School of Dentistry(UNC)의 인터뷰 및 합격발표가 제일 먼저 나서 고민 없이 여기로 가게 된다. 플로리다에 있던 시절 New York University College of Dentistry(NYU), 컬럼비아와 보스턴 치대 등 여러 치과대학을 방문해 보았고 특히 보스턴과 NYU의 경우, 각각 70~80명 이상의 외국치대 편입 치과의사들을 뽑는 큰 프로그램을 운영하고 있지만, 두 자녀(만 5, 10세)와 함께 하는 대도시에서의 삶이 여의치 않을 것이라 판단되어 UNC를 최우선으로 생각하게 되었다고 하며 결과적으로 이 부분에 있어서 아주 만족해 하였다.

따로 영어교육을 받지 않았기 때문에 인터뷰 준비는 예상질문을 만들어 답변을 외우는 방향으로 철저히 준비하였다. UNC의 경우, ASPID(Advanced Standing Program for International Dentist) 프로그램을 통해 매년 8명의 international dentist를 뽑는데 인터뷰 2주 후 합격통지를 받고 2021년 12월에 미국에 들어오게 되었다.

UNC의 ASPID프로그램은 학비만 34만 불이 들어가며 총 29개월의 과정이다. 'Gateway'라 불리는 5개월의 적응 기간을 거친 후 3학년으로 편입되어 정규 학생들과 함께 수업 및 클리닉을 이수하게 된다. 현재, F Visa로 체류 중이며, 이 과정을 마친 후 대학에 남거나 Dentsply, Straumann 같은 회사에서 연구를 하고 싶다고 한다.

이 원장은 미국 생활을 하면서 제일 힘든 것은 '언어장벽'이라고 하였다. 조금은 늦은 나이다 보니 영어를 언어로 자연스럽게 받아들이기가 힘든 것 같다고 한다. 반면 그의 두 자녀는 적응 속도가 훨씬 빠르다고 한다. 첫째 자녀는 만 10세로 전에 플로리다에서 유치원을 다녔고, 한국에서도 화상영어를 통해 꾸준히 영어에 노출된 결과 처음부터 아주 적응을 잘했다고 한다. 만 5세인 둘째는 사립 유치원을 다니는 중인데 처음엔 힘들어 했지만 빠르게 나아지고 있는 중이라고 한다.

"늦은 나이에 편입을 준비하며 고민도 많았지만 지금 하지 않으면 남은 평생 후회할 지도 모른다는 생각으로 열심히 준비했다. 미국에 온 한국 치과의사들 이야기를 들어 보면 그냥 미국이 좋아서, 자녀 교육 때문에, 커리어를 쌓기 위해서, 한국이 싫어서 등 이유도 다양하다. 한국에서 나름대로 미국 치대 편입 혹은 수련을 준비하는 분들이 많은데 여러 가지 이유로 포기하는 분들 또한 상당한 것으로 알고 있다. 따지고 보면 플로리다 시절 NBDE 치고 6년이 걸렸다. 수차례 포기를 생각했고, 아직도 영어 때문에 힘든 시간을 보내고는 있지만 '미국에서의 삶'은 충분히 열심히 준비할 만한 가치가 있다고 생각한다. 후배들이 물으면 항상 하는 말이 있다. 나 알지? 내가 했으니 너희도 충분히 할 수 있다. 여러분도 후회 없는 삶을 위해 결코 포기는 하지 않길 바란다."

특별편 3

Dr. Suarez의 일대기

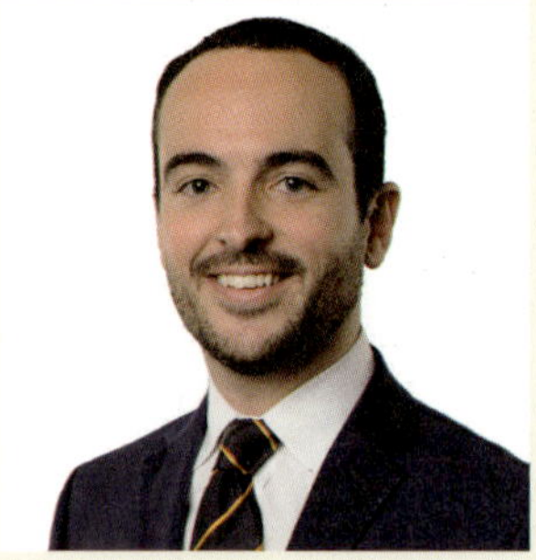

Dr. Fernando Suarez. 필자가 오클라호마 치대에 오기 전 2년간 교수로 재직했던 분이다.

앞장에서 필자는 캐나다를 통해 미국을 가는 방법을 설명했다. 이와는 다르게, 필자는 Dr. Fernando Suarez에 대해 소개하고 싶다. 미국 치주 전문의 시험을 위한 필독서 중 하나인 "Periodontics: The complete summary"의 공동저자 중 한 분이며, 또한 많은 논문을 발표하신 분이다. 현재는 여러 다른 전문과와 협진 중인 치과의원을 스페인 마드리드에서 운영 중이다. 현재 필자가 일하는 오클라호마 치과대학 치주과에서 임상 조교수직을 역임하였으며, 그의 미국에서의 인생 여정에 대한 정보도 미국에서 전공의를 하는 방법에 있어 도움이 되리라 생각되어, 그와의 동의하에 인터뷰 내용을 싣기로 한다.

Dr. Suarez는 스페인 남부 지방에서 태어나 2006~2011년도 동안 마드리드에 있는 치과대학을 다녔다. 부친도 치과의사였으며, Dr. Galindo의 소개로 미국 치과계와 최고 명문 치과대학 중 하나인 미시건 대학에 대해 알게 되었다. 그는 치과대학 졸업 후, Michigan School of Dentistry에 바로 지원하여 postdoctoral fellowship을 2년 동안 하게 되었다. 그는 치주과학 분야에서 임상 및 동물 실험을 포함한 여러 다른 연구를 하게 되었는데, cone beam CT 분석, 후향적 연구, systematic review나 meta analysis까지 포함하였다. 또한, 전공의들의 수술을 어시스트하기도 하였다. 초반에 그의 영어는 익숙하지 않았지만, 이후에 나아졌다고 하였다. 1년 동안 연구를 한 이후 미시건의 치주과 전문의 프로그램에 지원하기로 하여 인터뷰도 하였는데, 이미 교수님들이 다 아는 분들이라 큰 어려움은 없었다 하였다. 그의 조언으로는 펠로십을 했다고 하여 꼭 프로그램에 들어갈 수 있는 것은 아니며, 열심히 노력해야 하며 전공의들 및 패컬티들과의 관계도 중요하다 하였다.

미시건 대학 치주과 전공의 프로그램은 해마다 약 4명의 전공의를 뽑는다. 매우 유명한 논문의 저자이기도 한 Dr. Monje도 그의 전공의 동기이다. 학비는 매년 약 40,000불이었다. 그는 미시건 프로그램이 연구 및 임상에 다 강한 프로그램이라 강조하였다. 월요일과 수요일 오전에는 수업이 있고, 나머지 날들은 전부 클리닉이라 하였다. 석사와 certificate 과정을 다 할 수 있거나 certificate만 하는 것도 가능하다. 미시건 프로그램에 있는 전공의들은 수련을 마치기 전 보통 논문을 최소한 1개는 출판한다 하였으나, 꼭 의무적으로 연구를 해야 하는 것은 아니다.

Dr. Suarez는 미시건에 패컬티로 1년간 있었으며, 이후에 오클라호마 치과대학 교수로 2년간 재직하게 된다. 이후에는 워싱턴 주 Tacoma에서 치주과 전문의로서 활동하였는데, 서로 15분간 거리에 있는 2개의 다른 practice에서 일을 하였다. 그는 치주과 영역에서의 모든 진료를 하였지만, 주로 연조직 수술 위주로 하였다. 주 4회 일하였으며, 파트너가 되기로 하였으나 개인적인 사유로 스페인으로 돌아가게 된다.

Dr. Suarez는 오클라호마 대학에서 제공하는 PERM 프로그램은 4~5년 걸리기 때문에 그것으로 영주권을 신청하지는 않았고, 필자와 같은 NIW로 하였다. I-485 승인을 받은 상태에서, COVID 사태로 인터뷰가 지연되었는데 결국에는 영주권을 받지 않고 스페인으로 돌아갔다. 현재는 아이오와 대학에서 Visiting professor를 하고 있으며, J1 비자를 받고 들어간다 하였다.

그는 아내를 미시건에서 만났으며, 그가 오클라호마에서 일할 때 아내는 달라스에서 따로 일하다가 이후 Tacoma에서 결혼하였으며 현재는 스페인에서 함께 살고 있다.

브릿지, 2014년 김재원 작. (Ipad Procreate)

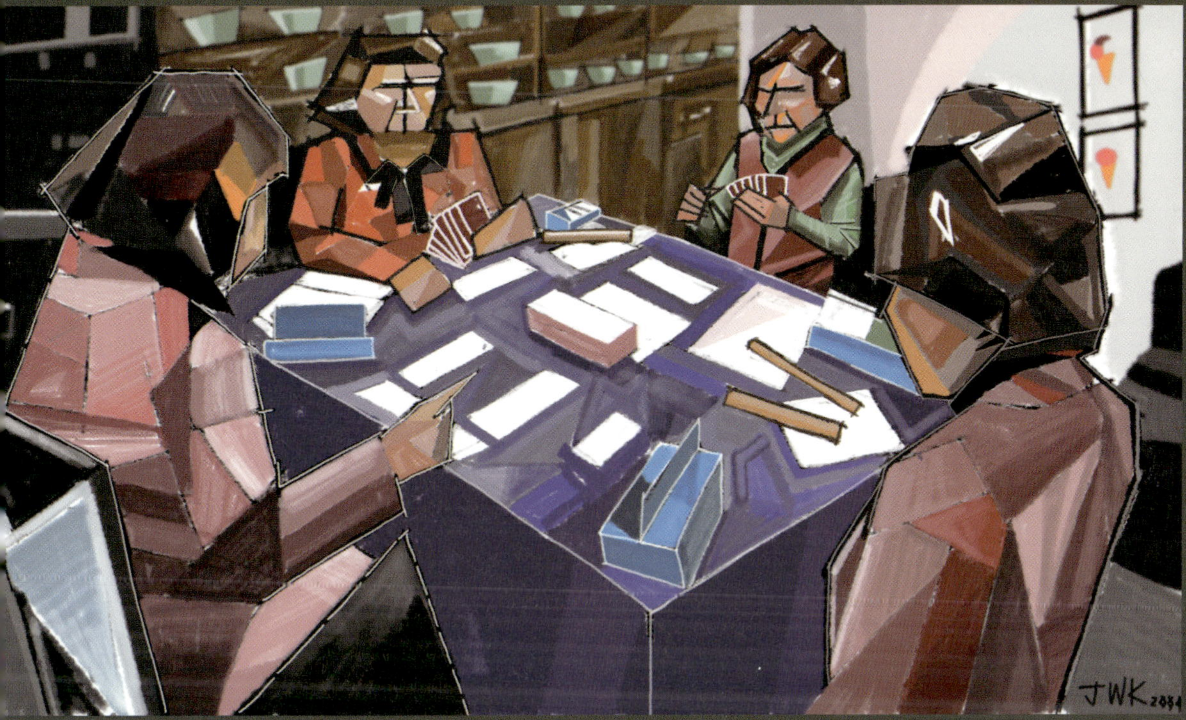

제 6 장

미국 취업과 정착

필자는 미국 전공의를 시작하기 전부터 미국에 남을 생각을 했기 때문에 그에 따라 준비했다. 제일 중요한 것은 3년차 초순쯤 International Student Office에 연락하여 F1 비자를 F1 OPT(Optical practical training)로 전환하는 작업을 하는 것이다. 이렇게 하게 되면 레지던트를 마친 후 미국에서 1년간 일할 수 있는 자격이 주어진다.

자문을 의뢰한 이민변호사들과 연락하는 동시에 일단 레지던트 2년차 말부터 여러 교수님들께 연락을 드려 상담을 받았다. 교직에 있으면서도 주로 연구만 하시는 분들과 환자도 같이 보는 분들의 의견이 많이 달라서 흥미로웠다. 필자처럼 해외에서 이주하여 미국에 자리잡은 분들의 의견이 더 도움이 되었을 수도 있지만, 영주권을 지원해주는 것이나 Faculty DDS(교수직을 유지하며 치대편입과정을 같이 하는 것) 같은 경우 수시로 정책이 바뀌기 때문에 그 조언이 필자에게 도움이 된다는 보장은 없었다. 또한 어떤 주는 TOEFL 성적을 요구하는 곳도 있어 2년 전의 성적도 유효하냐고 물어보니 괜찮다는 연락을 받은 적도 있다(보통 TOEFL의 유효기간은 2년이다). 본격적인 구직은 3년차 초부터 여러 사이트를 찾으며 다녔는데, 인맥으로 알아본 곳도 있었고, 사이트에 지원서를 작성하면 연락이 오는 곳도 있었다.

이렇게 수집한 정보를 정리하면 다음과 같다.

- 대학교에 남아야 H1B 비자를 받기 수월해진다. 이후 영주권 신청도 가능하다.
- 미국 치과대학을 졸업하지 않고선 일할 수 없는 주에서도, faculty license를 대학 내에서 주면 진료가 가능하다.
- F1 비자가 끝난 다음 1년 일할 수 있게 해주는 F1 OPT 과정 중 H1B 신청을 해야 한다.
- H1B 고용주가 cap 적용을 받지 않는 경우(대학병원, 대학, 국가연구기관 등) 1년 중 아무 때나 H1B를 접수해서 승인이 되면 일을 시작할 수 있다.
- 보통 일반 사기업 및 private practice 치과들은 cap 적용을 받기 때문에 4월에 신청해서 최종승인이 되면 10월부터 근무가 가능하다.

중국이나 인도에서 오는 사람의 경우 영주권 취득이 더 힘들다. 개인치과에서 일하다가 비자가 풀리지 않아서 다시 대학원 과정에 지원하는 사람들도 있다.

이와는 별개로 필자가 알게 된 사람 중에는 보철과를 전공한 뒤 루이지애나 주 외곽의 Monroe라는 도시에서 2년간 일한 후 영주권을 받은 사람도 있고, 버몬트에서 비슷한 과정을 밟고 있는 치과의사도 있었다. 즉, 대형치과그룹을 통하는 것뿐만 아니라 개인치과에서 일하면서 영주권을 받는 일이 아주 불가능한 것은 아니라는 것이다. 또한 F1 비자 종료 후 꼭 F1 OPT 과정을 거치지 않고서도 일할 곳에서 바로 H1B 비자를 발급받는 경우도 있다. 이 경우 전공의 과정 중 3년차 초순에 이미 취업이 결정된 경우다. H1B 관련 서류작업이 더 일찍 끝나게 되니 이직이 더 수월한 것 같다.

필자는 대학에 남기 위해 많은 곳에 이력서를 넣었으나 유명한 곳들은 대부분 인터뷰 기회도 얻지 못하고 떨어졌고, 덴버, 피닉스 같은 곳은 화상 및 전화 인터뷰를 하였으나 이후 더 이상 진행하기 어려울 것 같다고 연락이 왔다. 세인트 루이스 같은 곳은 화상 인터뷰 이후 직접 방문 인터뷰 예정이었는데 이미 오클라호마로 가기로 결정해서 더 이상 알아보지는 못했다. 특별히 기억나는 곳이 뉴욕치대 치주과의 파트타임 패컬티 자리였는데, 디렉터가 한국 사람이어서 화상 인터뷰에서 즐겁게 대화했다. 필자의 경력이 너무나 좋다며 꼭 같이 일해보자고 하였는데 뉴욕 치대에서는 미국 치과대학을 졸업하지 않았으면 학교에서도 일을 할 수 없다는 것이었다. 이와는 반대로 개인치과에서는 필자의 경력을 매우 좋게 보고 같이 일해보고 싶다는 곳이 꽤 있었으며, 인수자리도 많았다. 하지만 영주권이 없는 상황에서는 아무것도 할 수 없었다. 영주권 지원 경험이 있는 버지니아의 한 개인 치과의원 자리에 갈 수도 있었으나 그 당시 영주권이 있던 치주과의 패컬티가 그 자리로 가기로 하면서 필자는 그곳에서도 떨어지고 말았다.

오하이오의 한 치과가 필자에게 매우 호의적이었는데, 치과 7곳을 운영하는 큰 덴탈 그룹이었다. 특히 매니저가 열성적으로 필자를 잡기 위해 노력하는 모습이 인상 깊었다. 직원들 생일파티 하는 것까지 휴대폰으로 보여주면서 우리는 정말 가족 같은 분위기라는 것을 강조하였다. 또한 이미 일하고 있는 다른 치과의사들과 대화할 수 있는 기회도 주었는데, 다들 긍정적인 얘기만 하였다. 하지만 문제점은 H1B 비자 지원 경험이 없었다. 변호사도 알아봐 주겠다고 하였으나, 필자는 여기서 파트타임으로 일하고 가까운 클리블랜드에 있는 케이스 웨스턴 대학교에 치주과교수 파트타임 자리가 있는지 알아보았는데, 당시 치주과 프로그램 chair였던 Dr. Nabil Bissada 교수가 친히 이메일로 자리가 없다 하여 결국엔 포기하였다.

최종적으로는 필자에게 Clinical assistant professor의 자리를 제안하였던 버팔로와 오클라호마 대학 중에서 선택을 할 수밖에 없었다. 또한 캐나다 영주권 카드 갱신도 포기하여야만 했다.

인터뷰 과정 - 좋은 대학/나쁜 대학?

필자가 3년차 레지던트 과정을 거의 끝내던 중 그 당시 Interim Chair였던 Dr. Robert Schifferle가 필자를 따로 불러 우리 학교에서 커리어를 쌓아갈 생각이 있느냐고 물어봤다. 필자의 첫 미국에서의 일자리 제안이었기 때문에 매우 기뻤다. 일을 시작하는 7월 계약을 먼저 하고, 6개월 후에 재계약을 하기로 하는 것으로 하였지만 곧 몇 가지 문제점에 직면하게 되었다.

1. 학교 내에서 영주권 및 비자 지원하는 업무가 많이 밀려서 몇 년 기다려야 할지 모르고
2. 패컬티 라이센스 신청에 1년 넘게 걸리는 뉴욕주 치과면허기관의 업무지연과
3. 학교 내에서 Faculty DDS를 하고 싶은데(미국 치대 졸업장을 받기 위해 본과 3, 4학년만 교수 신분을 유지하면서 하는 것) 매우 많은 교수님들이 기다리고 있다는 상황, 최소 3년을 기다려야 함
4. 매우 적은 연봉(세전 $90,000)

위의 문제를 알아보기 위해 학교 내 이민담당 직원의 연락처를 받아서 연락했더니 비서가 받더니만 아직 학교에 고용되지도 않은 사람한테 정보를 제공할 수 없다고 하였으며, 당시 학교 Dean이었던 Dr. Zambon에게도 면담을 요청하였으나 해줄 수 없으니 원하는 것이 있으면 Department Chair하고만 얘기하라는 것이었다. 매우 실망스러운 상황이었는데 마침 Program director인 Dr. Shibly가 오클라호마 치과대학에 지원할 생각이 있느냐고 물었다. 필자는 호기심에 한 번 가보고 싶다 하였지만, 실은 그 당시에는 오클라호마가 어디에 있는 주인지도 몰랐다. 그때 오클라호마 치과대학 치주과 프로그램 Chair였던 Dr. Robin Henderson과 화상 인터뷰 한번, 다른 패컬티들과 몇번 화상인터뷰를 한 다음 직접 오클라호마 치과대학에 방문하여 면접 및 강의를 한 후 채용 여부를 결정하기로 하였다. Dr. Henderson은 필자의 이력이 너무나 마음에 든다며 호의적인 분위기를 보여주었기 때문에 내심 기대가 되었다.

오클라호마에 가는 비행기편과 숙소 및 택시는 모두 학교에서 제공해 주었다.

첫째 날 도착 후 Dr. Henderson, Dr. Wu 및 Dr. Whitley와 다운타운에 있는 레스토랑에서 저녁을 같이 먹었다. 또한 학교 외부를 대략적으로 둘러볼 수 있었다. 둘째 날 오전에는 학교 내부를 둘러볼 수 있었고, Senior Associate Dean for Administration & Finance, 그리고 학장님과 대화를 나눌 수 있었다. 특이한 건 Human resources에서 오랫동안 즐거운 대화를 할 수 있었다는 것이다. 이후 점심을 먹고 레지던트 및 다른 교수님과 직원들 앞에서 강의를 해야 했다. 주제는 필자의 인생이야기와 대표 케이스, 연구 주제들이었다. 하루 일정이 다 끝난 후 필자는 버팔로에 돌아왔는데, 이후 Dr. Henderson에게서 레지던트들이 필자의 강의를 너무 좋아했다며, 꼭 뽑아달라고 하였다는 소식을 전하였다. 그리고 이후 Human resources에서 Proposed terms of faculty appointment draft를 보내줄 것이라 하였다. 대략 3페이지의 계약서였는데, 필자의 연봉과 지원받을 수 있는 혜택에 대해 설명되어 있었다. 필자는 이때 주저 없이 이곳을 선택하기로 마음먹었는데 그 이유는 다음과 같다.

1. 대학교에 남아야 영주권 준비가 수월할 것이고
2. 직원 및 교수분들이 매우 인간적이고 편하고 좋아 보였으며
3. 연봉이 버팔로에서 제시한 것보다 높았고
4. H1B 비자 지원에도 어려움 없이 답변해 주었으며
5. 개인치과에서 일하는 것에는 큰 흥미를 느끼지 못해 연구를 계속 이어나가고 싶었던 것도 있다.

The UNIVERSITY of OKLAHOMA
College of Dentistry

Dr. JaeWon Kim

Thursday, July 22, 2021

AGENDA

8:15 a.m.	**Picked up from Hotel** ***Dr. Robin Henderson***
8:30 a.m. – 9:30 a.m.	**College Tour & Discussion** ***Dr. Robin Henderson***
9:30 a.m. – 9:45 a.m.	**Meeting with Senior Associate Dean for Administration & Finance** ***Mr. Michael Ferguson in Room 507***
9:45 a.m. – 10:15 a.m.	**Meeting with the Dean** ***Dr. Raymond Cohlmia in Room 505***
10:15 a.m. – 10:30 a.m.	**Break**
10:30 a.m. – 11:00 a.m.	**Meeting with Human Resources** ***Ms. Kayla Harp in Room 508A***
11:00 a.m. – 11:45 a.m.	**Lunch** ***Perio Department Faculty in Grad Perio Conf. Room***
11:45 a.m. – 12:05 p.m.	**Prepare for Presentation**
12:10 p.m. – 1:00 p.m.	**Presentation** ***To Faculty in Room 108***
1:00 p.m. – 1:20 p.m.	**Meeting with Department Chair** ***Dr. Susan Settle***
1:20 p.m. – 1:45 p.m.	**Wrap-up** ***Dr. Robin Henderson***
1:45 p.m.	**Transportation to Airport** ***Airport Express***

오클라호마 치과대학 면접 및 일정 시간표.

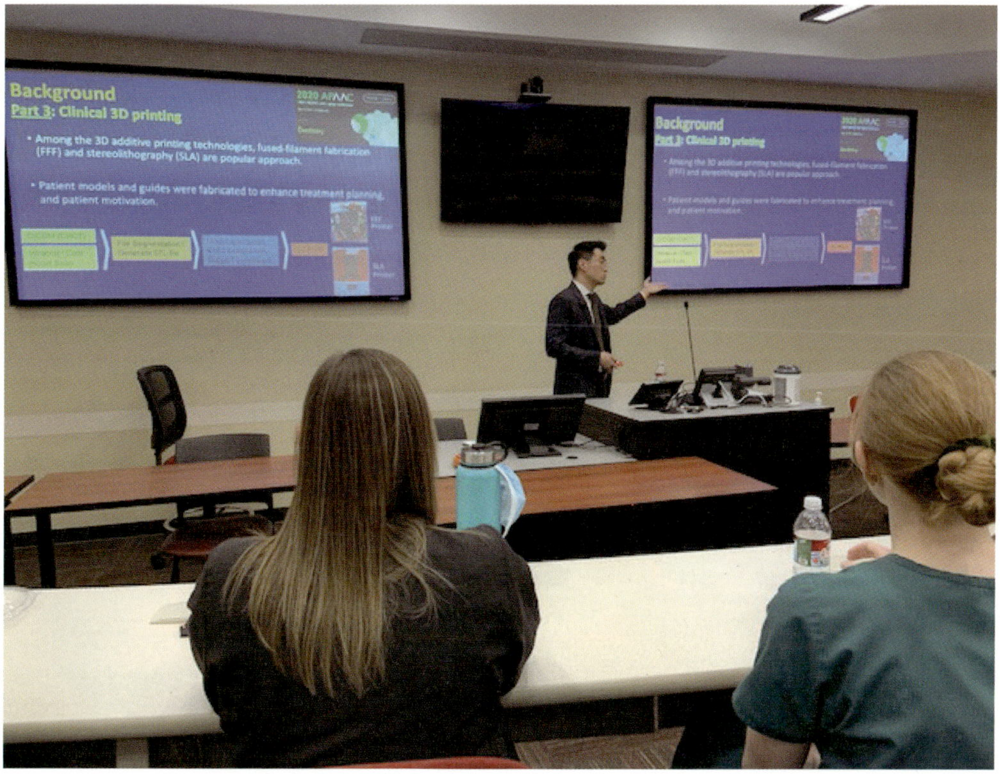
Background
Part 3: Clinical 3D printing
• Among the 3D additive printing technologies, fused-filament fabrication (FFF) and stereolithography (SLA) are popular approach.
• Patient models and guides were fabricated to enhance treatment planning, and patient motivation.

오클라호마 치과대학 임용 전 강의하는 필자.

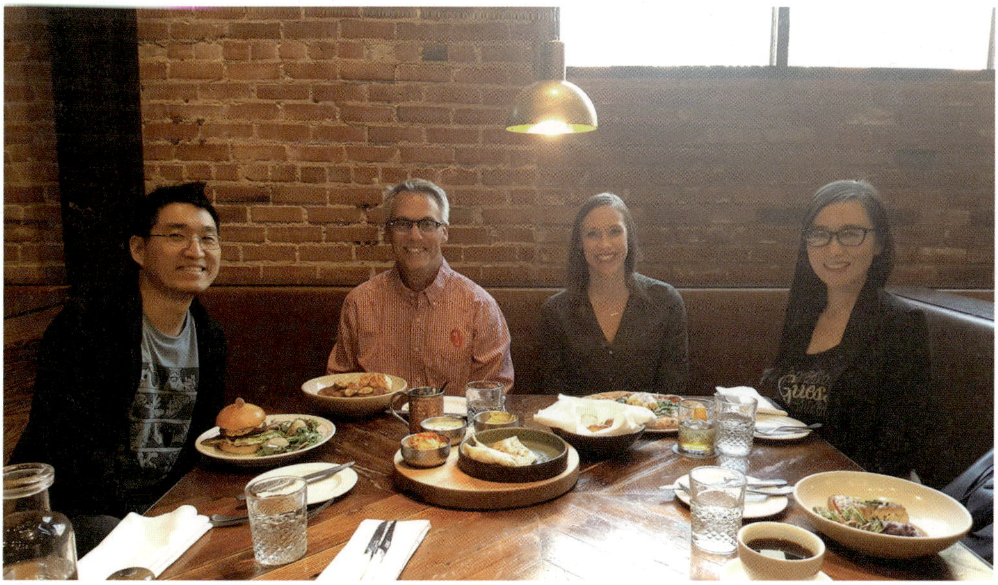

필자가 임용되기 전 오클라호마 치과대학 치주과 교수들과 함께. Dr. Henderson, Dr Whitley, Dr. Wu.

버팔로에서 오클라호마 시티로!

버팔로에 돌아온 이후, 필자는 버팔로 교수님을 방문하면서 오클라호마로 가기로 작정하였다고 알려주고, 사진을 찍으며 작별을 고했다. 학교 랭킹상으로 엄청난 차이가 나는 버팔로를 두고 오클라호마로 간다는 것에 대해 의외라는 분들도 있었다. 이사 준비도 해야 했는데, 필자의 짐이 많지 않았던 관계로 U-Pack이라는 서비스를 이용했다. 컨테이너의 사이즈를 고른 다음 원하는 곳을 설정해주면 그곳에 트럭이 와서 컨테이너를 놓고 간다. 그 컨테이너를 채워 넣으면, 미국 어디서든 원하는 곳에 다시 옮겨주는 것이다. 컨테이너에 짐을 넣는 작업은 버팔로 치대를 다니는 한국 학생들이 도와주었다.

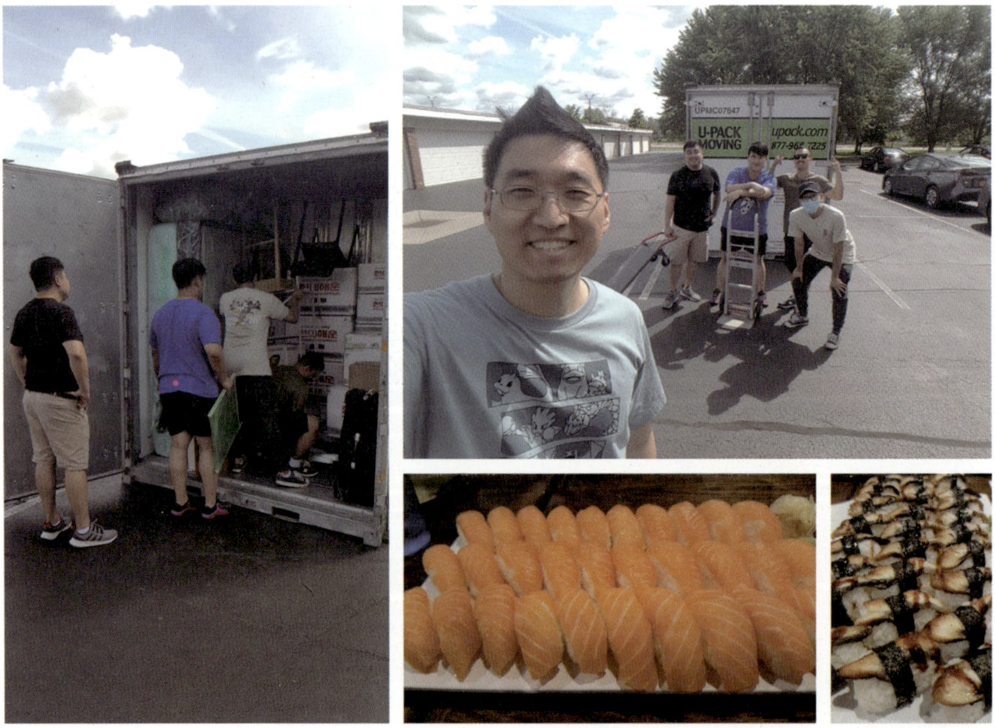

필자가 버팔로에서 오클라호마 시티로 이사할 때 도와준 고마운 한인 치과대학생들.
물론 무한리필 초밥으로 충분히 보답했다!

자동차도 컨테이너에 넣어 트럭으로 이동시키고 필자는 비행기를 타고 가는 방향으로 생각해 보았으나, 정확하게 날짜를 맞춘다는지 비용이 만족스러운 곳이 없어 그냥 자동차를 타고 버팔로에서 오클라호마까지 약 1,200마일(1,931km)을 운전해 가기로 하였다. 물론 한 2박 정도 예상하였다. 필자가 운전했던 경로는 클리블랜드-인디애나-세인트 루이스-털사를 거쳐서 1박은 인디애나 근처, 두 번째는 스프링필드라는 소도시였다. 한 6시간 정도 매일 운전한 것 같은데, 매 시간마다 스트레칭은 필수이며, 중간 중간에 들를 수 있는 휴게소도 많았다. 미국의 휴게소란 한국식으로 큰 매점과 식당 및 여러 차들과 사람이 북적이는 곳이 아닌, 주유소에 작은 매장 하나 있는 수준, 아니면 그냥 화장실 하나와 테이블 의자 몇 개만 있는 정도였다. 호두과자와 우동 같은 것은 꿈도 꿀 수 없었다. 또한 어찌나 경치가 재미없고 지루한지, 끝없이 이어지는 평지를 보며 미국 땅의 크기를 실감할 수 있었다. 숙박은 주로 시외곽 근처 3성급 호텔에서 잤는데, 숙박비도 비싸고 주변 음식점들도 맛이 없었다. 털사에 도착한 후 Philbrook Art Museum을 구경한 후 바로 오클라호마 시티에 입성하였다.

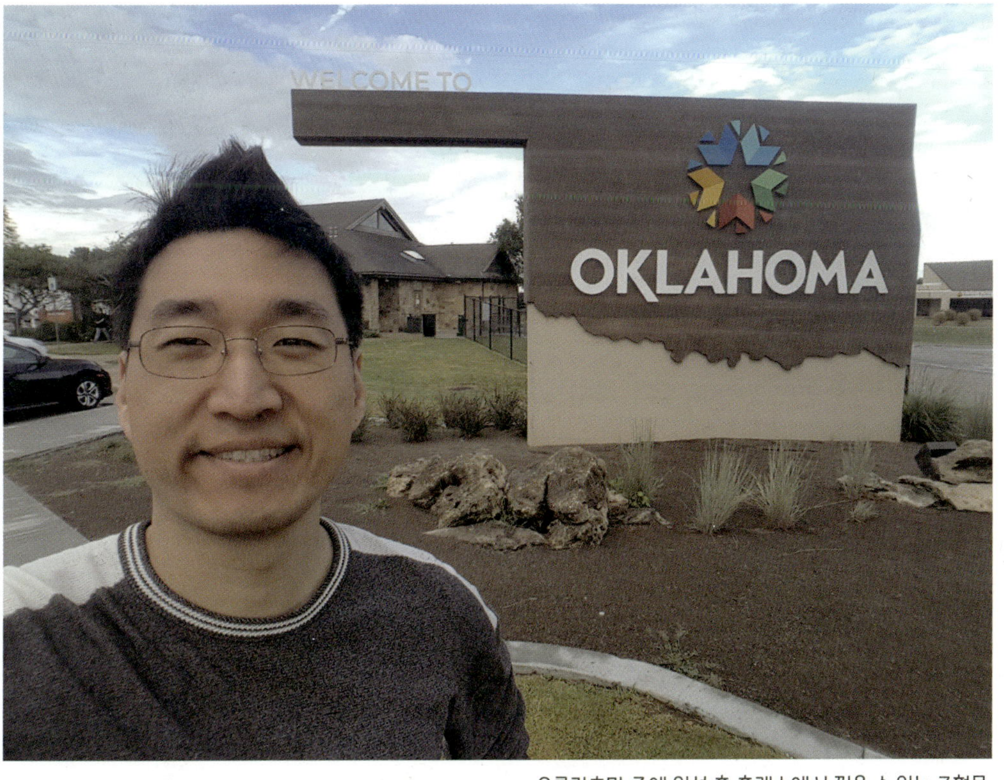

오클라호마 주에 입성 후 휴게소에서 찍을 수 있는 조형물.

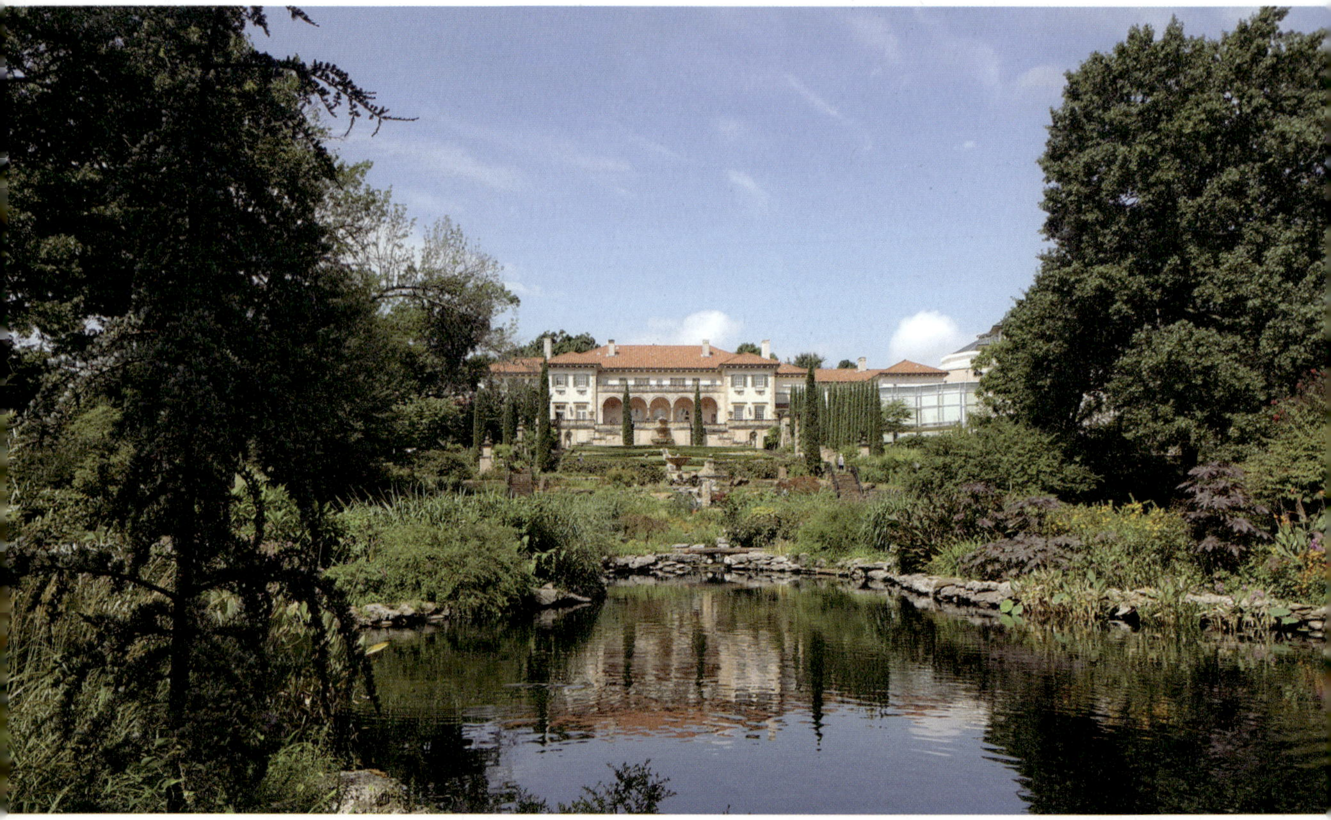

Philbrook Museum of Art, 털사, 오클라호마. 필자가 오클라호마에서 제일 좋아하는 곳이다.

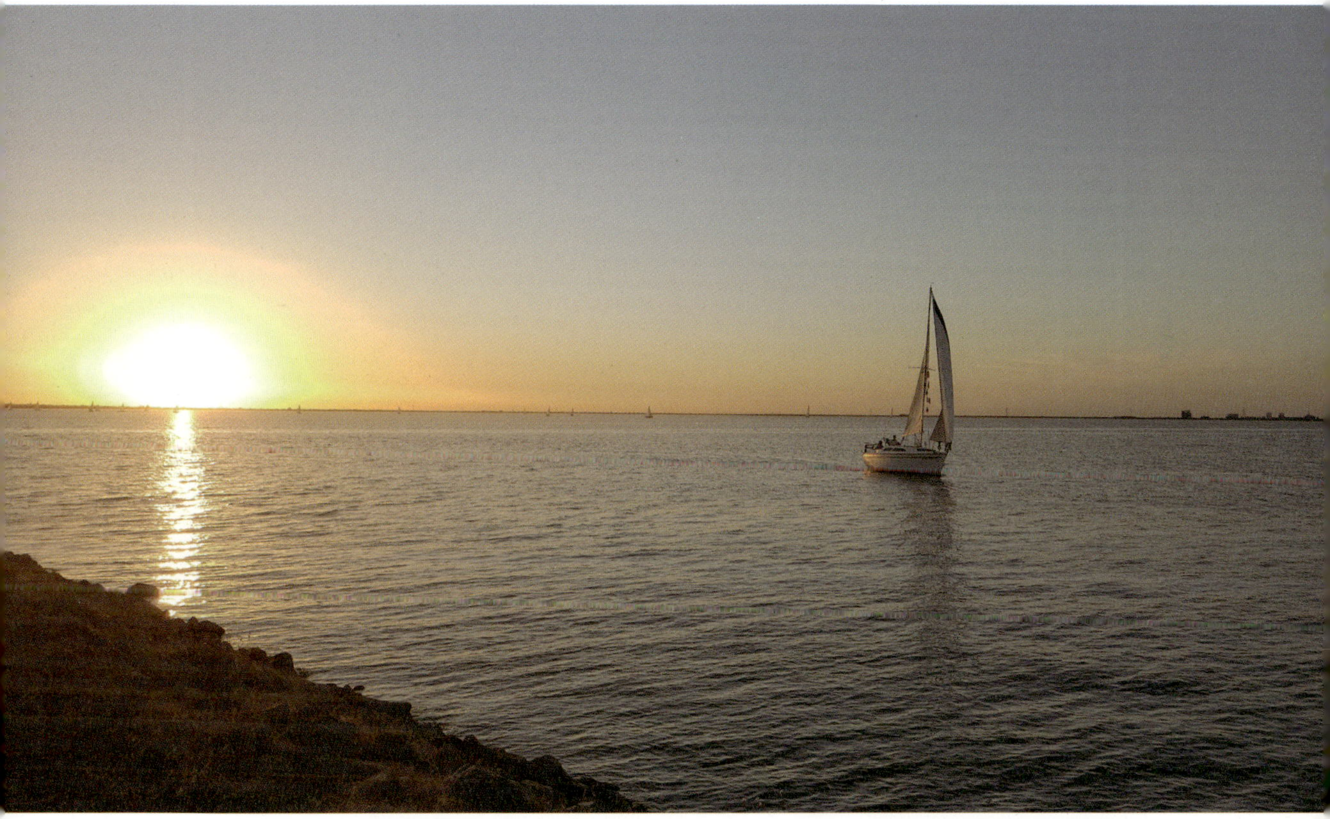

Hefner lake, 오클라호마 시티, 오클라호마.

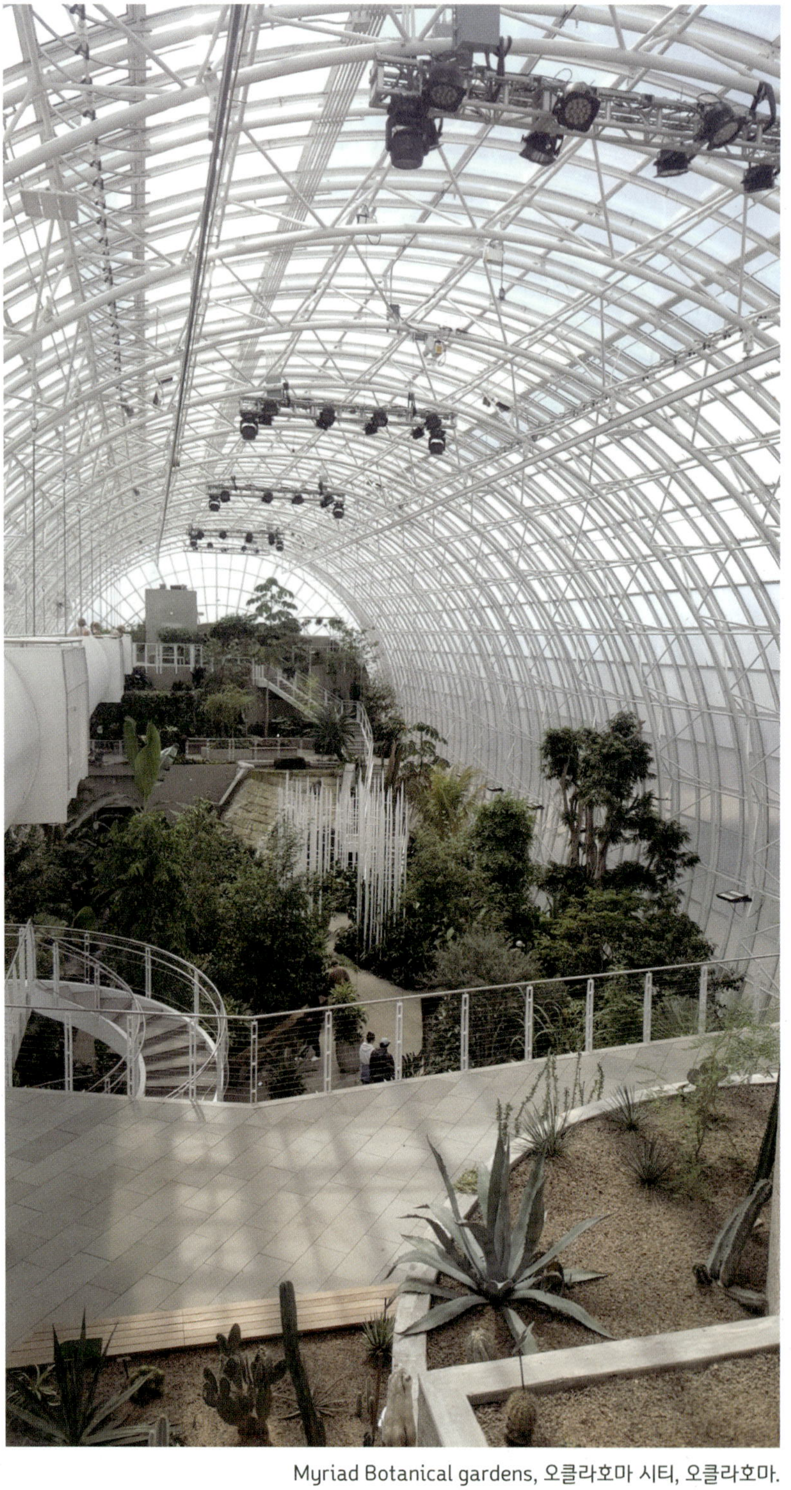

Myriad Botanical gardens, 오클라호마 시티, 오클라호마.

버팔로에서의 경험을 바탕으로 적당히 싼 숙소에서 시작하기로 하였으며, 일주일 안에 거주할 아파트를 구하기로 하였다. 또한 학교에서 가까운 곳을 찾아야만 했다. 그래서 버팔로에서처럼 Motel 6를 가려다가 조금 위험한 분위기처럼 보여서 건너편에 Comfort Inn & Suite라는 2 star 호텔에서 묵기로 하였다. 카운터에 가서 딜을 한 후, 한 일주일 정도만 지내기로 하고 숙박비를 할인받았다. 물론 조식 제공. 방은 그나마 깨끗한 편이었으나 방문 밖으로 소음이 계속 들렸다. 그 다음 단계는 운전면허를 변경하는 것이었는데, Tag agency라는 곳에 가서 번호판을 바꾸고(오클라호마는 번호판을 후방 범퍼에만 달아도 된다), 치대 근처 DPS Megacenter라는 곳에서 운전면허증 변경 신청을 하였다. 직원 말로는 한 일주일쯤 뒤 우편으로 도착할 것이라 하였다. 이 때문에 신 주소를 먼저 정한 후 이 작업을 하는 것이 수월하다. 아파트까지 결정한 다음 컨테이너 회사에 연락해 원하는 곳에 내려달라 하였다. 이후, 이사를 도와줄 인력을 회사에서 추천받았는데 Sooners Friendly Movers라는 곳에서 젊은 백인 친구 2명이 왔다. 친절하게 2층까지 짐 옮기는 것을 도와주었고, 물론 일 끝나고 팁도 주었다. 이사를 마친 후에는 인터넷 등록도 하였는데 여기서 추천해주는 COX라는 곳에서 하기로 하고 시내에 있는 매장에 들려서 기기를 직접 픽업하였다.

학교에는 공식적으로 9월 둘째 주부터 시작하기로 하였다. 처음 도착 후 여러 가지 일을 해야 하였는데, 일단 필자의 치과의사 면허 등록부터 하여야 했다. Oklahoma State Board에 매우 많은 서류를 준비해야 했으며 설문지도 작성해야 하였다. 이 작업이 끝나면, Board meeting에서 서류를 리뷰한 후 Jurisprudence exam이라는 윤리시험을 통과해야만 면허를 준다.

Oklahoma State Board of Dentistry

CHECKLIST- FACULTY @ OUCOD

	Non-Refundable Fee with Completed Application. $100 check or money order must be enclosed with this application.
	Original National Board Scores/ Certified copy of National Board Scores (If you requested your scores to be sent directly to the Board please note on this checklist so we know why they are not included in this packet)
	Certification Letter From the Dean of the College of Dentistry This application must include a request and certification of the dean of OUCOD that the applicant is a full-time member of the teaching staff of OUCOD.
	Copy of Diploma (We only need the diploma pertaining to the license you are applying for. A copy is acceptable as long as we can read it.)
	Official Transcripts (These must be in a sealed envelope from your school. You can have the school send them to you and include in your packet. Transcripts will not be accepted if not in a sealed envelope directly from the school.)
	Verification Report from the National Practitioner Databank Go to http://www.npdb-hipdb.hrsa.gov and do a self-query. This report must be unopened when it arrives at our office. You can have them send the report to you to include in your packet but please make sure you do not open it.
	Verification From Any Other State You Are Licensed In With State Seal We understand some states will only send to other Boards. If you run across this issue, please note on this checklist so we know we should have it in the office. *Please note this is NOT a copy of your license, this is an actual license verification from another state with the State Seal and signature.
	3 Letters of Recommendation These should be from people who can recommend you as a Dentist/Hygienist. These must be current, with an original signature. Emailed or unsigned letters will not be accepted. For new graduates these will be considered "Good Character Letters." There are no restrictions on who can write the letter.
	Proof of Citizenship (Birth Certificate) or Qualified Alien Documentation (Passport/ VISA/ etc.) A **copy** is acceptable.
	Copy of Legal Documentation to show any name change(s) i.e. Marriage license, divorce decree, court ordered name change, etc. This documentation must have a stamp on it showing it has been filed in a Court of Law.
	Personal Interview (if requested by the Board or Investigator) Interviews are not always required but are possible and required if requested.
	Jurisprudence Exam You will take the State Jurisprudence Exam after you have been approved by the Board for licensure. Please refer to the Statutes and Rules tab of our website for further instruction on how to study for this Exam.

Additional information may be requested at the discretion of the Board. A personal interview is not always required but may be required/requested by the Board.

오클라호마 주 치과의사 면허 취득을 위해 준비해야 하는 서류들.
(출처: Oklahoma Board of Dentistry.)

문제는 이 board meeting이 매번 있는 게 아니다 보니 기다려야 한다는 것이다! 필자의 경우 11월까지 기다려야 했다. 필자는 면허를 2개 발급받았는데 하나는 Faculty license로 대학 내에서만 진료가 가능하며, 이 면허는 특이하게도 일찍 나온다. 아마도 레지던트들을 바로 가르쳐야 했기 때문에 그런 것 같기도 하다. 다른 하나는 Specialty license인데 치주과 전문의로서 오클라호마 주 내에서만 진료가 가능한 것이었다. 즉, 개인치과를 나중에 개원할 때는 이 면허를 써야 하는 것이다. 이외에 학교 내 개인치과의원과 일하는 보험회사에 서류제출도 해야 했다. 또한 Basic life support(BLS)와 Advanced cardiac life support(ACLS) 교육도 다시 받아야 하는데 학교 외부에 있는 http://www.lstofokc.com에서 받았다. 치과 면허는 매년 갱신해야 하는데 학교에서 비용을 따로 내주며, BLS와 ACLS 면허도 2년마다 갱신해야 한다.

필자는 정맥하 진정마취를 레지던트들에게 가르치기로 했기 때문에 진정마취 면허도 취득해야 했는데 이 또한 복잡하였다. 일단 Oklahoma bureau of narcotics and dangerous drug control(OBNDD)에 접속하여 신청하면 번호를 받을 수 있다. 이후에 Drug enforcement administration(DEA)에서도 번호를 받아야 한다. 여기에 등록하는 비용은 학교에서 지불하였다. 이 2가지가 완료되면, Sedation inspection을 받아야 하는데, 쉽게 말해서 실기시험 같은 것이다. 실제 환자를 보며 평가자의 구술시험과 술기를 평가받고 통과해야 하는데, 필자는 진정마취 예정이었던 레지던트에게 일정을 물어본 후 실제로 진정마취를 환자에게 실행하며 평가를 받고 정맥하 진정마취 면허를 받을 수 있었다. 이때가 2022년 1월이었다. 진정마취 면허는 매년 갱신하여야 하며, 2년에 한 번씩 6시간의 continuing education 수업을 들어야 한다.

취업 후 보험 고르기

미국의 보험 시스템은 참으로 다양하다고 할 수 있다. 일하기 전에 어떤 보험을 가입할지, 내 상황에 맞는 것은 무엇인지 미리 검토해 볼 필요가 있다. 입사 후 총 31일의 기한 내에 가입하면 되는데, 이전에 일하던 교수님들께 물어봐서 알 수 있었으며 필자는 비혼자인 관계로 보험료가 그렇게 비싸지는 않았다.

캐나다에서는 의료보험에 대해 크게 신경 쓸 일이 없었지만, 미국에서는 다르다. 일단 필자가 오클라호마 치과대학에서 일하면서 가입한 보험에 대해서는 홈페이지(Benefitsenrollment.ou.edu)에서 상세히 알 수 있는 바, 가입할 수 있는 보험의 종류는 아래와 같다.

- Medical
- Health Savings Account(HSA)
- Health Line
- Employee Assistance Program(EAP)
- Dental
- Vision
- Flexible Spending Accounts(FSA)
- Life and Accidental Death and Dismemberment(AD & D)
- Long-Term Disability
- Short-Term Disability
- Retirement & Financial Planning
- Employee Wellness
- Retirement

일하는 곳 Human resources에 물어봐도 되나 더 자세하게 알고 싶다면 각 항목마다 보험사가 다르고, 팜플렛을 보면 홈페이지 및 전화번호가 나와 있으므로 개별 문의가 가능하다. 일단 필자의 학교 같은 경우 Sooners Credit이라 하여 학교에서 필자에게 내주는 보험료가 있었다. 물론 다 내주는 것은 아니고 일부만 내주는데, 이 비율은 파트타임이냐 풀타임이냐에 따라 달라진다. 이후 남은 보험료의 나머지 비용은 필자의 2주급에서 자동으로 지불된다. 또한 고용인의 배우자나 26세까지의 자녀도 옵션에 따라 보험을 같이 들 수 있다.

매년 annual enrollment라 하여 매년 특정 기간에 이미 가지고 있는 보험을 검토하고, 원하면 바꿀 수도 있다. 일반적으로 이렇게 하는 것이 원칙이지만, 결혼이나 이혼, 사망이나 출산 같은 일이 생길 경우 31일 내에 보고하고 바꿔도 된다. 또한 고용인은 medical, dental, vision, life와 AD & D를 세전 금액으로 내게 된다. 이 뜻은 세전 혜택이 연방과 주 세금에서 계산되고 공제되기 전 급여에서 미리 공제된다. 이렇게 되면, 세금에 포함되는 수입이 줄게 되는 효과가 있고 직장에서 미리 내는 세금이 줄게 된다. 또한 보험은 고용되는 즉시 시작되며, 직장을 그만두게 될 경우 해당 월 마지막 날까지 유지된다.

- Flexible Spending Accounts(FSAs)

매번 paycheck이 계산될 때, 일정 금액이 공제되어 Health Care FSA와 Dependent Care FSA로 들어가게 된다. 이렇게 되면 최종 세금이 매겨지는 과세대상 자산이 줄어드는 효과가 있다. 이것은 본인이 매년 갱신하여야 한다.

- Medical

필자가 있는 곳의 경우 Cigna가 담당하고 있는데, Preferred provider organization(PPO) plan이 있고 Health savings account(HSA) plan이 있다. 각 plan마다 out-of-pocket maximum이라 하여 일정 금액을 환자가 먼저 부담한 다음, 이후의 금액은 보험에서 부담하는 형식으로 진행된다. 보통 PPO plan은 병원에 자주 가는 분들에게 유리하며, HSA는 건강한 싱글 분들에게 추천한다. HSA의 경우 금액을 따로 저축해놓은 다음 나중에 그 금액을 의료비로 쓴다고 보면 되는데, 세금 공제 효과도 있다.

- Dental

미국의 치과 수가는 높은 편이라 대부분은 들 것이라고 생각되나, 필자는 입안 상태에 자신이 있어(?) 들지 않은 보험 중 하나이다. 보험 구조는 basic option과 alternate option이 있다. 전자는 주로 치과 갈 일이 별로 없는 사람이 선택하는데, 보험에서 50%를 지불한다. 후자의 경우, 공제가 더 적게 되며, 그 대신 진료비 지불을 더 많이 해준다.

• Vision

정기적인 눈 검사와 안경이나 컨텍트렌즈를 맞추는 비용의 전부나 일부를 내주는 보험이다.

• Life and AD & D

이 부분은 필자의 직장에서 내주는 것인데, 2가지가 있다. Basic life의 경우, $1,000,000까지 급여의 일정 금액을 저축하는 것이다. AD & D의 경우 필자가 사망할 경우 지급되는 보험료로, $10,000~20,000까지이다. 이것을 받는 대상자(beneficiary)를 미리 골라놓으면 사망 즉시 지급되며, 법적이나 세금 문제에서 자유로울 수 있다. 또한 이것은 유서의 내용과는 상관이 없으므로 확실하게 해놓아야 한다. 결혼이나 출산, 죽음이나 이혼 같은 일이 생길 경우 beneficiary 설정을 바꿀 수도 있다. 참고로 고려해야 할 것은, 2023년 기준으로 아리조나, 캘리포니아, 아이다호, 네바다, 뉴멕시코, 텍사스, 워싱턴, 위스콘신의 경우 community property state라 하여 무조건 법적으로 배우자가 재산 절반의 소유권을 가진다. 또한 법적 권한을 특정 변호사에게 위임할 경우, 보험도 그의 권한에 들어갈지 확실히 해야 한다.

• Short term disability insurance

다치는 등의 사유로 일을 하지 못하게 될 경우, 급여의 60%까지 내주며, 일주일에 최대 $1,500을 내준다. 총 26주간 지급이 가능하다.

• Long term disability insurance

다치거나 아파서 6개월 정도 일을 못하게 될 경우, 받을 수 있다.

위의 두 보험의 경우, pre-tax일 경우 보험금을 받으면 세금 대상이 되며, after-tax로 받을 경우 세금 대상이 아니다.

• Coverage when disabled

60세 이전에 영구장애가 생길 경우, life insurance waiver premium을 신청할 수 있다. 승인되면, 70세가 될 때까지 life insurance 혜택을 지속할 수 있다. 최소 10년 동안 근무한 직원에게는 장애 기간 동안 medical과 dental coverage를 받을 수 있다.

만약 고용인이 5년 이상 보험에 가입했는데 갑자기 사망할 경우, 배우자가 재혼할 때까지 본인이 보험료를 내면서 보험을 유지할 수도 있으며, 자녀의 경우 보험혜택을 받을 수 있는 나이까지 유지할 수 있다.

- Retirement plan

2가지 옵션이 있다.

- Option 1. Oklahoma Teacher's Retirement System(OTRS): 1년 이상 일한 직원에게 직장과 직원이 급여에서 일정 금액을 기여한다. 연금 수령권 기간(vesting period)은 7년이다.
- Option 2. 401(a) defined contribution plan: 1년 이상 일한 직원에게 직장에서 급여의 9%를 여기에 넣어준다. Vesting period은 3년이다.

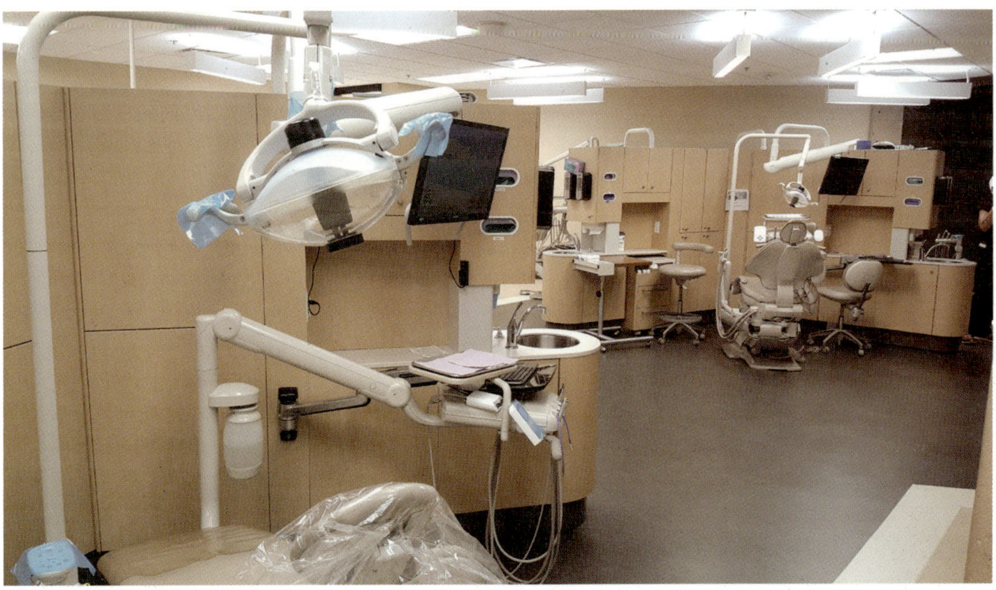

오클라호마 치과대학 치주과 진료실.

주 업무 및 연구

필자의 업무는 주 1일 Administrative time, 주 1일 학교 내 개인치과의원에서 환자보기, 주 1일 전공의들과 세미나, 주 2일 전공의 supervision이었다. 주 반일 정도 Predoc 치과대학 학생들을 봐야 할 때도 있었으며, 다른 교수와 스케줄이 바뀌면 가끔은 필자가 대신 추가로 일해야 할 때도 있었다. 모든 업무는 오전 8시에 시작하였고 오후 4~5시에 끝났다. 금요일 오후에는 아무도 일하고 싶어하지 않아 필자가 하였는데, 전공의들이 수술을 늦게 마치면 필자도 1시간 정도 늦게 끝나는 경우도 있었다.

Admininstrative time은 자유시간이라고 보기 어려운데, 필자는 연구시간으로 쓰기로 했기 때문이다. 물론 학교 문화상 무엇을 하든 본인 자유이며 절대로 간섭받지 않는다. 필자는 주로 학교 본교인 Norman campus까지 20분 넘게 운전하여 연구할 수 있는 환경을 찾기 위해 노력하였다. 신입교수인 필자에게는 연구비 및 연구 공간도 없었기 때문이었다. 다행히 Stefensen Research Center의 디렉터인 Dr. Detamore의 도움을 받아 조그만 공간에서 연구를 진행할 수 있었다. 또한 버팔로에서 필자에게 큰 도움을 준 Dr. Arany 교수님도 계속 필자의 어드바이저 및 계획을 세우는 데 도움을 주셨다. 연구비를 받는 일은 Presbyterian Health Foundation(PHF) New Investigator grant에 도전해보기로 하였으나 안타깝게

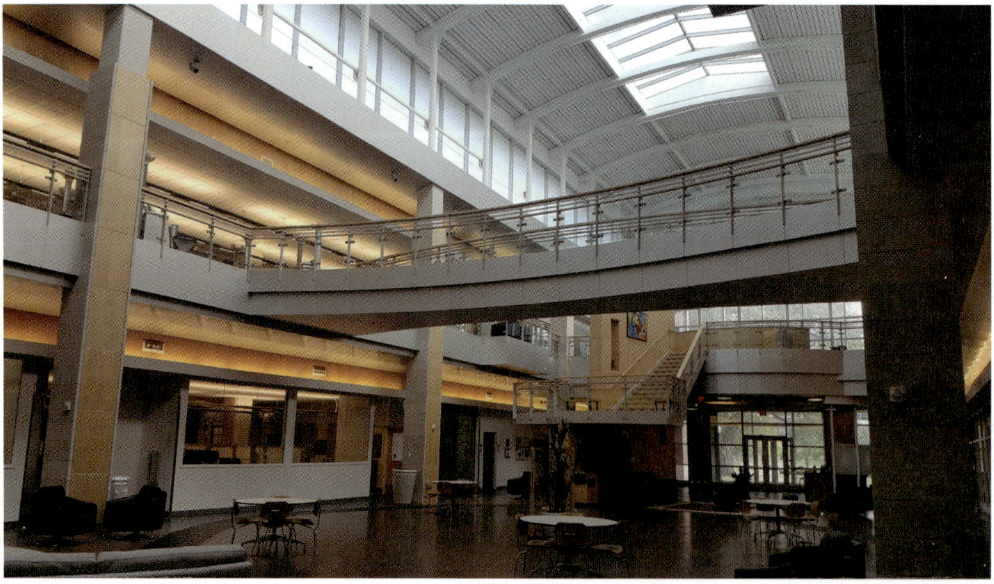

필자가 연구 중인 Dr. Detamore의 연구실이 있는 Stephenson Research and Technology Center.

도 학교의 연구 디렉터인 Dr. Khajotia의 조언에 따라 포기하기로 하고, 일단은 OUCOD Faculty Research Pilot grant를 신청하기로 하였다. 2023년 현재 연구비를 받아 계속 연구를 진행하고 있다.

또 다른 연구 주제는 필자가 예전부터 관심을 갖고 있던 정맥하 진정마취에 관한 것이었다. 역시 버팔로에서 필자의 멘토였던 Dr. Heard와 오클라호마에서 알게 된 Dr. Luce의 도움을 받을 수 있었다. 또한 학교에서 지원해주는 Translating Practice into Research(TPIR) Trainee Program이라고 하는 프로그램이 매우 도움이 되었는데, 바로 임상연구를 할 수 있도록 도와주는 프로그램이었다. 경험이 없는 필자에게는 정말로 큰 자산이 되었다(참고: https://osctr.ouhsc.edu/Translating%20Practice%20into%20Research).

학교 내 개인치과에서 환자를 보는 것은 계약서에 명시되어 있었기 때문에 일단은 그렇게 진행하기로 하였다. 필자는 버팔로에서 교수님들이 개인치과에서 환자를 보는 것에 대해 그렇게 재미있다고 생각되지는 않았다. 또한 필자 같은 경우 새로 들어와서 환자 수급에도 문제가 있을 것이라는 생각이 들었는데, 실제로 그랬다. 이미 일하고 있던 다른 치주과 교수분들이야 아는 사람도 많으니 리퍼도 많이 받고 있겠지만, 필자는 아무도 없었다. 계약서상으로는 고정급으로 개인 치과의원 수입을 1년간 주겠다고 하였다. 이것으로 일단 수입문제는 해결할 수 있었다. 정식으로 환자를 보기 시작한 건 2022년 3월부터였다. 이후 필자의 동료 교수 한 분이 출

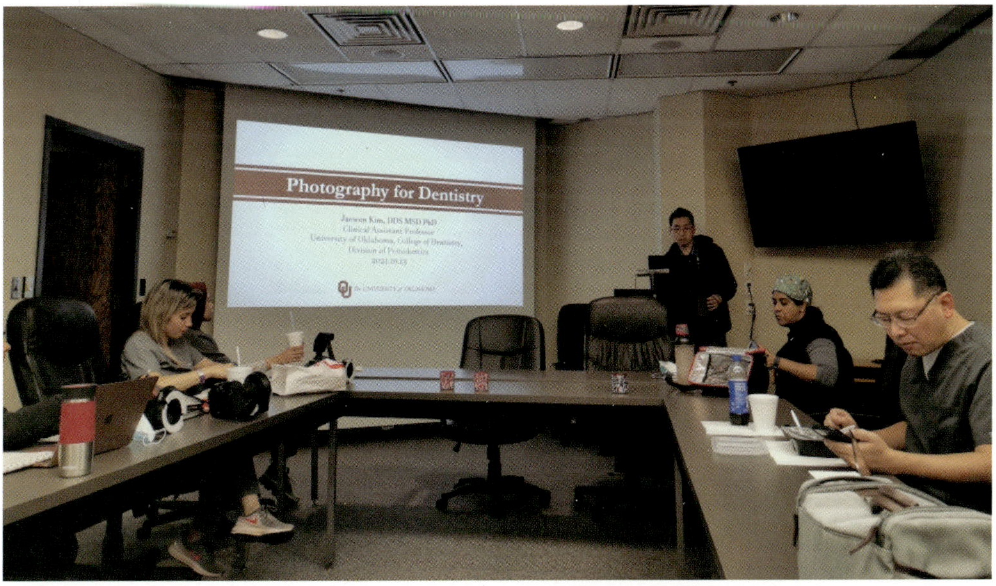

강의준비 중인 필자, 세미나실에서 레지던트들과 함께.

산휴가를 떠나면서 그만두게 되었고 다른 한 분이 일하는 날을 줄이면서 필자의 환자가 늘어나기 시작했다. 필자의 수입은 전체 학교에 벌어다 준 비용에서 40%를 받게 되어 있었다. 하지만 바로 받는 것이 아니고, 보험회사에서 받은 금액, 즉 collection에서 받아야 해서 몇 개월 뒤에 수입이 입금되었다.

한국 교수님 같은 경우는 주 3~4회 클리닉에서 본인 환자를 보며 일하는 것으로 알고 있고, 인디애나 대학교의 경우 주 2회 일하는 것으로 알고 있다. 필자도 좀 더 일하고 싶었으나 미국은 대학 같은 경우 주 1회 개인치과 근무가 대부분인 것 같다. 만약 영주권이 있다면 학교 외부에 있는 개인치과에서 일해도 된다. 다만 이 경우 교수 신분은 파트타임으로 바뀌게 된다.

수가는 물론 매우 높은 편이나 그만큼 환자 한 명 한 명에게 신경을 많이 써야 하고, 그냥 치아 없이 살겠다는 사람도 많다. 치주수술이 필요한 상황인데도 못하고, 보험회사에 무조건 치료계획 및 비용을 어느 정도 내줄지 알아야 환자도 경제적인 준비를 할 수 있기 때문에 바로 치료에 들어가기도 어렵다. 또한 필자를 어렵게 하는 것은 잦은 취소이다. 미국도 예약취소 및 노쇼가 있기 때문에, 특히 긴 수술일 경우 직원들에게 미리 전화해서 꼭 확인하라고 신신당부를 해도 특별히 나아지진 않았다.

전공의들과 다른 교수님들과 같이 하는 세미나는 모두 몰아서 화요일에 했다. 필자는 버팔로에서 세미나를 할 때 저녁 7시를 넘긴 적이 많아서 특정 날짜를 정해 다 같이 하는 문화가 너무 좋았다. 레지던트들은 돌아가면서 발표를 하는데, 주제는 Classic literature, Implant literature, Current literature와 Case presentation이었다. 어느 것이든 대충 넘어가는 것 없이 토의하고 비판하고, 정확한 답이 나오도록 하는 것이 중요하였다. 이 지식들이 모두 모여서 나중에 치주과 전문의 시험칠 때 도움이 되기 때문이다. 필자도 이 세미나를 통해 아직도 많이 배운다.

전공의들이 환자를 볼 때 교수가 직접 가르치는 문화는 미국과 한국의 결정적인 차이라 생각된다. 필자는 진정마취 환자들도 보기 때문에 전공의들이 진정마취가 필요할 때는 필자에게 보고한 후 진료를 봤다. 한 번에 수술이 4개씩 진행될 때는 정신이 없어서 가르치기 힘들 때도 있지만 주로 2~3개 정도의 수술만 진행되었던 것 같다. 물론 수술이 아예 없는 날도 있었다. 한 세션당 시간이 3시간이기 때문에 꽤 긴 시간동안 수술을 한다. 전공의들이 처음 하는 테크닉일 경우 바로 옆에 붙어 가르쳤다. 버팔로에서도 있었던 일이지만 케이스가 실패할 경우 참 곤혹스럽다. 이 경우 다른 교수님들과 할 수도 있고, 반대로 다른 교수님들과 잘 안 된 케이스를 필자와 하기도 한다. 케이스가 실패하는 이유에는 여러 가지가 있지만, 환자 본인의 치유 능력도 매우 중요한 부분이고, 전공의의 손재주의 기여도 큰 것 같다. 또한 얼마나 수술을 준비했느냐에 따라 더 배우는 것이 다를 것이다. 특히 연조직 수술을 할 때는 봉합사의 적절한 강도가 중요하고 골이식술을 할 때는 피판의 연장을 수술도의 움직임으로 장력을 조절해야 하는데, 직접 옆에서 가르치지 않으면 깨우치기 힘든 것이다. 필자는 아직까지 통계를 내본 적은 없지만 성공한 케이스가 훨씬 더 많을 것이다.

미국 직장문화

학교 내에서 이런저런 일이야 한국에서도 많이 일어나지만, 몇 가지 기억나는 에피소드가 있다. 필자가 일하기 시작된 지 얼마 안 된 시점에 한 파트타임 교수가 있었다. 개인치과의원을 운영하는 분이셨는데 predoc 치대 학생과 트러블이 몇 번 있었던 모양이다. 필자는 이분이 다른 분들과 성격이 조금 다르다는 것은 알고 있었지만, 크게 나쁜 분은 아닌 것 같았는데, 그 당시 Chair였던 Dr. Henderson의 결정으로 바로 해고를 당하고 말았다.

또 다른 일은 과 Coordinator(비서업무 비슷하다고 보면 된다)가 필자와 비슷한 시기에 고용되어 일하고 있었는데, 이후에도 몇 개월 만에 해고당했다. 이분의 성격도 약간 다른 분들과 달랐고, 전공의들 및 치대 직원들과 마찰이 있었던 것 같다.

학교에서는 몇 개월 단위로 강제로 패스워드를 바꾸게 하는데, 이것이 정말 힘들었다. 일단 바꾸면 다른 모든 시스템에서 로그인이 안 되는 것이다. 이걸 고치려고 컴퓨터 고치는 과에 몇 번을 방문해야 했는데, 거의 포기상태에서 그냥 이전 패스워드로 바꾸면 다시 되는 것이었다.

필자가 일을 시작하기 전에 건강검진을 받은 것에 대한 비용은 학교에서 지불하기로 하였는데, 처리가 안 되어 필자의 우편함으로 계속 비용청구서가 도착했다. 이것을 처리해 달라고 몇 번이나 담당과에 얘기를 하였는데 해결하는 데 1년쯤 걸렸다.

또한 매년 HIPPA 교육 및 감염방지, 직장 내 성희롱 방지, 다문화 교육 등 많은 수업을 들어야 한다. 끝나고 퀴즈가 꼭 나오기 때문에 여간 번거로운 것이 아니다.

오클라호마 치과대학에서 원하는 인재상?

필자가 처음 교수로서 일을 시작하였을 때, Growth faculty development program에 참여하여야 했다. 처음 교직에서 일할 때 도움을 주기 위한 것으로, 몇 가지 숙제를 해야 했고, 특히 이력서를 정해진 형식에 맞춰 쓰는 것이 상당히 어려웠다. 또한 매달 점심 때 만나서 강의를 듣거나 토의를 해야 했다. 또한 교수생활을 오래하신 분이 멘토로 도움을 주기로 되어 있었는데, 필자는 Associate dean for research and innovation였던 Dr. Khajotia에게 많은 가르침을 받을 수 있었다. 교수님은 학교에서 tenure를 따고 성공적인 교수가 되려면 총 3가지를 봐야 한다고 하였는데, Teaching goal, Scholarly activities goal, Service goal이었다.

Teaching goal은 학생들을 어떻게 가르칠지, 본인의 명확한 철학과 방법이 있는지에 대해 생각하는 것이다. 학생들을 제대로 가르쳐 본 적이 없는 필자로서는 사실 많은 문제가 있었던 것도 사실이다. 다양한 학생들에게 일관성 있게 지식을 전달하는 것은 쉽지 않은 일이다. 필자가 한국에서 구강외과 전공의를 할 때처럼 마구 윽박질러서도 안 되는 곳이기 때문이다. 이러한 것에 대해 논의하고 도움을 주는 프로그램들이 있는데, 아직은 참석해보지 않았다. 또한 본인이 가르치고 있는 과목에서 학생들에게 강의평가를 확실하게 받는 것도 중요하다.

Scholarly activities goal은 당연히 연구 및 논문 및 출판활동이다. 이것은 연구비를 받고 연구활동을 하는 것으로 요약될 수 있으나, 아직 필자의 전용 연구실이 없어 장비를 들여놓는 것부터 애를 먹고 있다. 하지만 계속 나아지리라 생각한다.

Service goal은 지역사회에 얼마나 봉사하였고 학술이나 행사 때 Committee member로서 얼마나 참석을 했느냐 보는 것이었다. 이를 위해 필자는 교내 행사 때 자원봉사를 해야 했으며, 또한 AAP에서도 Committee member를 뽑을 때 이력서를 내고 지원을 하려 노력했다. 학교 내 Continuing education course에서도 강사로 활동하였는데, 이것은 정말 꼭 추천하고 싶다. 미국 내 일반 치과의사들과의 교류를 하며 그들이 원하는 맞춤 강의에 대해 생각해볼 수 있는 시간이었다. Committee member가 될 수 있는 기회는 치대 내라든지 대학교 전체 내의 Committee에 참여할 수 있는데, 처음에는 일이 적은 곳에서 시작해서 점점 더 많은 곳에서 활동하는 것을 추천한다고 하였다.

필자가 있는 학교의 경우, Tenure 과정에 지원하려면 임용 첫해에서 3년쯤 뒤에 시작하는 것이 낫다. Tenure 시작은 총 6년의 기한이 있는데, 이후 Tenure가 되지 못하면 해고당하는 경우도 있다. 그러므로 준비기간을 거친 다음 어느 정도 위에 말한 3가지의 항목을 순조롭게 진행해야 한다. 보통 3가지 항목 중 2가지를 확실하게 잘해 놓으면 Tenure되기가 수월하다고 하였다.

필자가 있는 학교의 교풍은 그렇게 크게 열심히 일할 필요는 없는 분위기로 느껴졌는데, 일단 학교가 원하는 졸업생은 임상이 강한 쪽으로 가는 것이며, Tenure인 교수분이 현재는 2명밖에 없고, 보통 개인치과에서 오래 일하다가 학교로 와서 가르치면서 은퇴하는 문화도 강하기 때문이다. 즉, 연구 및 grant를 따내기 위해 엄청나게 노력해야 하는 분위기 같지는 않았다. 하지만 버팔로의 경우, 교수 대부분이 Tenure를 따기 위해 오래 노력하고 논문 및 연구에도 다들 열심이었다. 서로 다른 두 문화가 어느 것이 더 옳고 그르다고 할 수는 없지만, 학교의 외적 평가는 버팔로가 위였다. 하지만 그렇다고 해서 전공의가 더 많이 배우는 것은 절대 아니라고 말하고 싶다.

오클라호마 전공의 과정 지원

필자는 이제 치과대학 교수로 전공의들의 지원 및 면접을 봐야 하는 상황에 놓이게 되었다. 참고로 각 대학마다 인터뷰 문화는 매우 다르며, 오클라호마 같은 경우 매우 민주적인(?) 절차를 거친다. 보통 스케줄은 멀리 있는 후보들을 배려하여 온라인/대면 인터뷰로 나뉘는데, 당연히 대면 인터뷰가 더 유리하다. 온라인으로 하게 될 경우 동일한 시간이 주어지지만 그 사람에게서 풍기는 분위기는 대면만큼 좋은 것이 없다. 인터뷰 후보를 고르는 것은 매우 복잡한 절차를 거친다. 보통 엑셀에 다 같이 모아놓고 보면서 한 해에 약 2명씩 뽑는데 2022년 후보자들은 총 50명쯤 되었고 18명 정도가 미국 치대 출신들이었다. 오클라호마 치주과 프로그램은 그렇게 유명하지 않은 데도 이 정도이니 다른 유명한 프로그램들의 경쟁률을 알 수 있을 것이다. 요구되는 것은 3개의 추천서, 자신이 졸업한 치과대학 총장의 추천서, 그리고 Class rank와 GPA, 이력서, Personal statement, NBDE Part Ⅰ, Ⅱ 결과, TOEFL이나 IELTS 성적, Advanced Dental Admission Test(ADAT) 성적이 있다. 여기에 추가로 이전에 어디서 일했는지, 연구 경력이 있는지, fellowship, externship 경력도 본다. 다른 치과대학도 이 정도는 요구한다고 보면 될 듯하다. 필자의 학교는 GPA 성적이 좋지 않으면 바로 탈락되었던 것 같다. 또한 ADAT는 아무도 제출하지 않은 것으로 볼 때 이 성적을 가지고 있으면 좋을 것 같다.

예선(?)을 마치고 본 인터뷰로 들어가면 후보들끼리 제한된 시간 내에 교수들에게 최대한 좋은 인상을 남겨야 한다. 여기서 오클라호마 치주과만의 독특한 문화는 인터뷰 바로 전날 후보들과 전공의들과 함께 저녁식사를 하는 것이다. 이는 다음 날 아침 과 내에서도 아침과 점심을 먹으며 똑같이 이어진다. 오후에는 교수 6명과 함께 돌아가면서 인터뷰를 한다. 이후 전공의와 교수들은 함께 모여 누굴 뽑을지 순위를 놓고 토론을 한다. 물론 과 Chair의 입김이 좀 강하긴 하지만 전공의들의 의견도 많이 참조한다. 이에 비해 버팔로 같은 경우는 전공의들이 다음 전공의를 뽑는 것에 대해 권한이 전혀 없다. 후보들이 자주 저지르는 실수는 여러 가지가 있다.

- 너무 교과서적인 답변만 하는 것: 이 경우 교수들이 너무 'polished'되었다고 하며, 큰 흥미를 느끼지 못한다. 특히 동양계 후보들이 이런 경향이 있다. 본인만의 분위기로 당당하게 얘기하면 된다.
- 이력서에 나온 사실과 다른 것들: 논문을 20개 정도 썼다고 하여 한 논문을 찍어서 그 논문에서 무슨 일을 했는지 얘기해봐라 하니 한마디도 하지 못하는 경우가 있다. 그리고 제1저자였냐고 물어보니 잘 모르고 공저자와 교신저자의 뜻도 모른다. 이러면 곤란하다.
- 교수들에게는 잘 보이고 전공의들에게는 성의 없이 대하는 것: 매우 큰 실수로, 전공의들에게도 친절하게, 좋은 분위기를 이끌어 나가야 한다. 너무 공격적인 질문은 삼가고, 편한 분위기로 즐겁게 리드하는 것이 중요하다.
- 외모에 신경 쓰지 않는 것: 본인 특유의 채취도 포함된다. 필자 같은 경우 특정 후보자들이 강한 향이 나는 것을 느낄 수 있었는데, 아무래도 신경이 많이 쓰였다. 사람들이 많으니 덥고 북적이고 긴장되니 그럴 수 있지만, 땀이 많이 나거나 본인의 체취에 자신이 없다면 당일 아침 샤워 후 향수나 손수건을 꼭 준비하기 바란다.

영주권의 유무는 중요한 것은 전혀 아니라 2021년과 2022년에는 뽑힌 전공의들이 모두 외국인이었다. 미국 내 전공의가 되기 위해서는 많은 노력을 해야 하는 것이 사실이다. 또한 인터뷰가 끝난 후에는 감사의 이메일을 보내는 것은 기본이다. 첫해에 되지 않을 경우, 재수, 삼수는 기본이다. 게다가 필자가 많이 놀란 부분은 인터뷰 때 봤던 후보들이 미국치주학회에서도 보였다는 것이다. 각 대학 교수님들을 찾아다니며 인사를 드리고 얼굴을 익혀놓으려는 것 같았는데, 이 정도까지는 추천하지 않는다. 그보다는 논문/저서 집필이나 연구원 경력이 더 중요한 것으로 보인다.

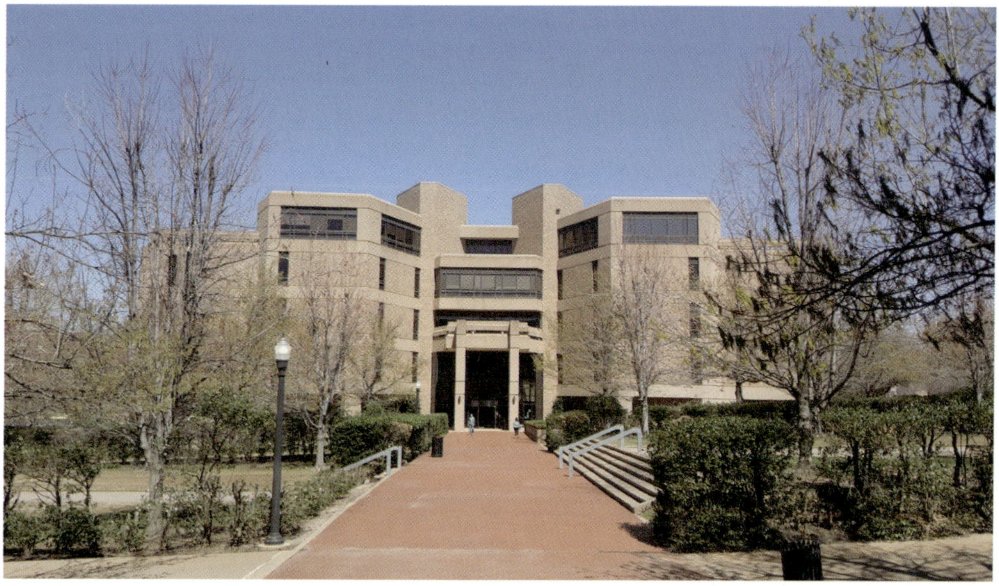

오클라호마 치과대학 전경. '대구치'를 모티브로 디자인했다고 한다.

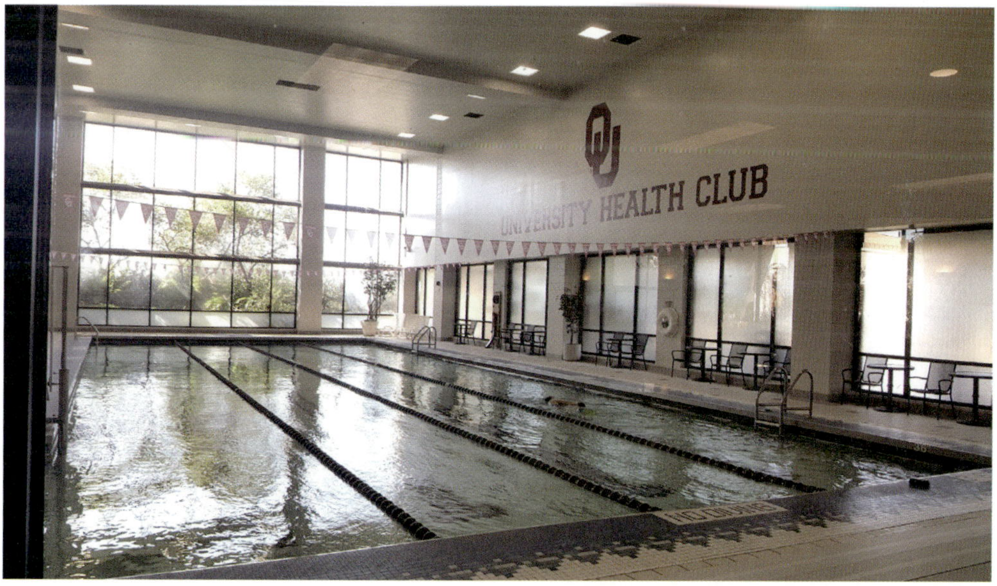

오클라호마 치대 옆 Health club에 있는 실내수영장.

쉬는 시간은?

미국은 주로 fall semester라고 하여 이때 학기를 시작하고, spring semester 때 학기를 마친다. 봄방학은 3월에 일주일 쉬고, 매 11월마다 Thanksgiving 때 일주일보다 약간 적게 쉬고, 12월 크리스마스 때부터 새해까지 약 일주일은 확실하게 쉰다. 전공의 관련 업무는 그보다 일찍 마쳐서 몇 주 정도 더 쉴 수 있다고 보면 된다. 5월 말 학기가 끝날 때쯤 과에서 일주일 쉬기 때문에 그때 다른 교수님과 휴가를 맞추면 2주 쉬는 것도 가능하다. 그 외에 특별히 쉬어야 할 일이 있으면 Department chair에게 허락을 구하고 다녀와야 한다. 필자의 경우 1월 학기 시작 후 3주 동안 한국에 갈 생각이었지만 동료교수가 출산휴가로 자리를 3개월간 비우는 바람에 업무를 대체해 줄 사람이 없어서 그 정도로 오래 갈수는 없었다.

미국/캐나다 전문의 시험 준비

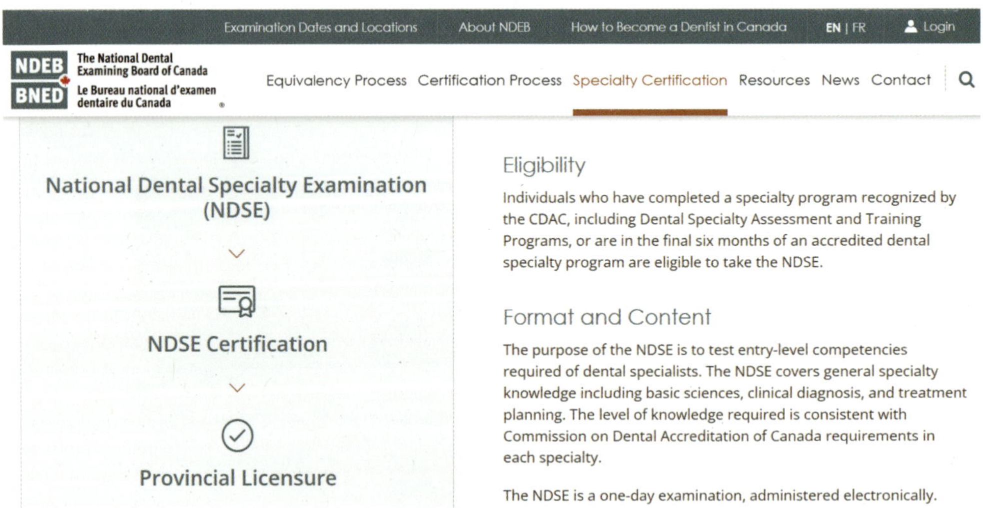

캐나다 주 전문의 면허 취득을 위한 NDSE 시험을 위한 과정. (출처: www.ndeb.ca.)

필자는 미국의 전문의 프로그램을 수료했지만 Commission on Dental Accredation of Canada(CDAC)나 Commission on Dental Accredation(CODA)에서 인정해주는 프로그램이라면 캐나다 전문의 시험에도 응시할 수 있다. 캐나다 전문의 시험 같은 경우 NDEB 산하 NDSE에서 관리한다. 즉, 이 시험만 통과하면 캐나다 어디에서도 전문의로 일할 수 있게 된다. 이와는 별개로 The Royal College of Dentists of Canada(RCDC)에서 주관하는 2시간짜리 구술시험인 fellowship examination이 있는데, 이것은 합격한다고 해서 캐나다에서 전문의로 일할 수 있는 것은 아니다. 필자는 이 시험을 보지는 않았다. NDSE 시험은 전공의 수료 6개월 전부터 응시가 가능하다. 필자는 3년차 1월 접수를 시작 후 4월에 전공의 성적표를 보낸 후 6월 말에 봤는데, 시험 비용이 만만치 않다. Application fee는 $450(CAD), 시험 비용은 $7,000(CAD)이다. 그나마 이전에 캐나다 일반의 면허를 딸 때 접수해 놓은 것들이 그대로 저장되어 있어 다행이었다.

시험 접수과정에서 1가지 문제가 발생했다. 여권을 미국 M&T 은행에서 공증을 받을 때 담당자가 종이 표면을 볼록하게 만드는 Seal을 찍지 않고 스탬프만 찍어서 캐나다에 보냈는데, application이 아직 끝나지 않았다는 연락이 온 것이다. 그 이유는 seal이나 notary statement가 없기 때문이라고 연락이 왔다. 아니 스탬프에 공증했다고 정보가 있는데도 이런 단 말인가? 정말 캐나다스러운 고지식함에 답답함이 또 느껴졌다. 그래서 다시 은행에 가서 seal을 찍을 수 있느냐고 하니 그제서야 찍어주는 것이 아닌가? 처음부터 그렇게 해줬어야지.

Bernard Murdock <info@ndeb-bned.ca> Fri, Apr 9, 2021, 1:31 PM

to me

Dear Dr. Kim,

Further to the review of the documents submitted for the purpose of participating in the NDSE, your application is not yet complete because there is no seal or notary statement in English or French present on the identification stating that the document is a true copy of the original document seen by the Notary Public, lawyer, or Commissioner of Oaths who has notarized the document. In order to complete your application, you must submit a newly notarized photocopy of your current government issued photo identification issued in English or French.

Please be advised, the receiving and reviewing of your Proof of Graduation for your dental specialty does not affect your ability to participate in the examinations. However, the Proof of Graduation is required to obtain an NDSE certificate.

Please carefully review the NDSE Application Eligibility and Required Documents and the NDSE Application and Registration Guide which are available on the NDEB website as they contain important information to help you navigate the NDSE more easily.

Sincerely,

Bernie Murdock
Assistant, Credential Verification | Vérification des titres de competence

NDEB The National Dental Examining Board of Canada

공증에 Seal이 없다고 반려된 필자의 application.

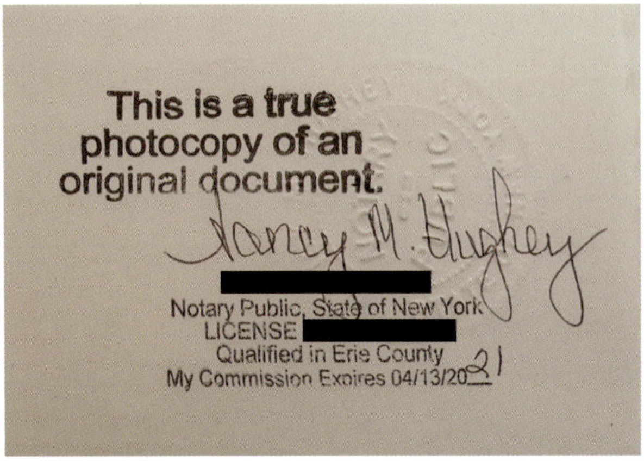
This is a true
photocopy of an
original document.
Notary Public, State of New York
LICENSE
Qualified in Erie County
My Commission Expires 04/13/2021
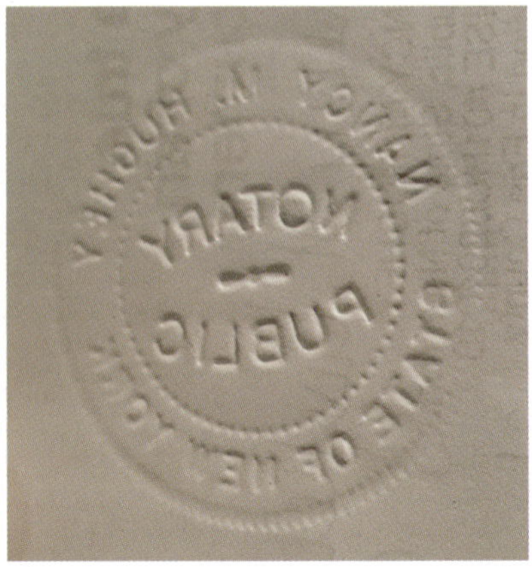
NOTARY
PUBLIC
STATE OF NEW YORK

스탬프만 찍는 것이 아니라 저 볼록한 seal까지 찍혀야 한다는 것이었다.

이 시험은 2021년에 객관식 및 멀티초이스 객관식 및 주관식이 섞여 있었는데, 2022년도에 응시했을 때는 모두 객관식 및 멀티초이스 객관식으로 바뀌었다. 합격 점수는 75점 이상이다. 객관식은 답이 하나인 것도 있고, 10개 정도의 보기 중 3개만 답인 것도 있으며, 잘못된 보기를 고르게 되면 바로 0점 처리된다. 필자는 2021년도 3년차 말에 정신없는 와중에 시험을 미리 칠 생각을 하고 공부하였으나 제대로 된 자료가 없어서 애를 먹었다. 다행히 RCDC 자료가 있어 참고하여 준비하였다.

캐나다 시험임에도 불구하고 온라인으로 치기 때문에 Prometric center가 있는 곳이면 어디서든 응시가 가능하다. 미국 같은 경우 주로 Boston, New York, Los Angeles, Houston 같은 큰 도시에서만 가능했다.

시험은 버팔로에서 제일 가까운 뉴욕에 있는 Prometric center에 등록하고 치러 갔었는데, 결과는 한참 뒤에 나왔다. 9월쯤이었던 것으로 기억하는데, 70점을 받아 불합격이었다. 비행기 값과 숙소비용, 시험에 준비하는 데 들어간 시간을 생각하면 실망스러운 결과였다.

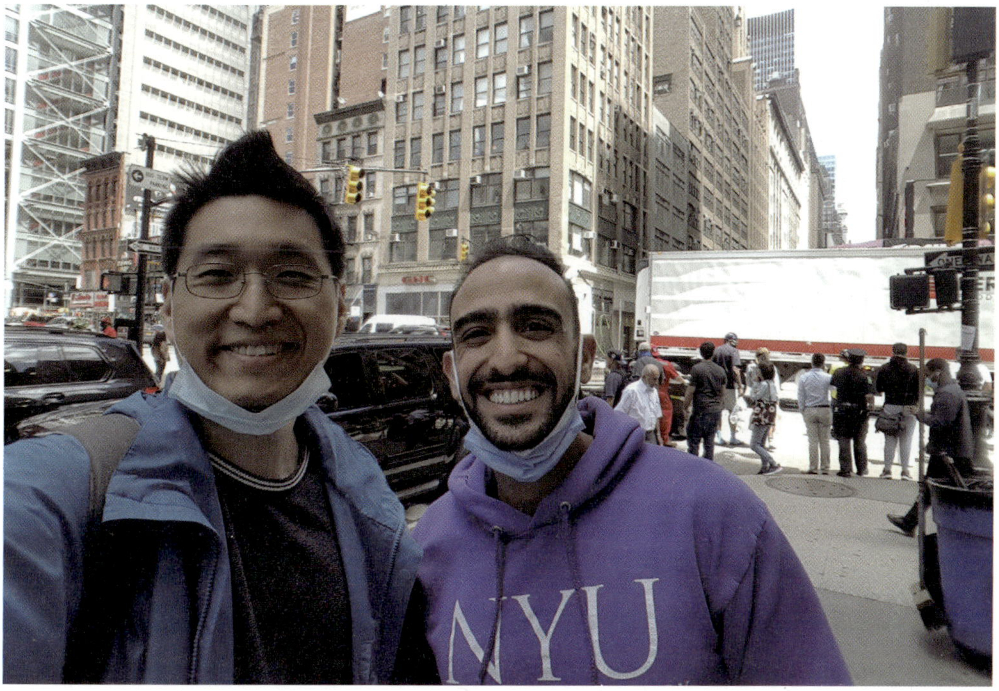

필자가 2021년도 캐나다 치주 전문의 시험을 칠 때 뉴욕에서 보철과 전문의 시험을 치던 Dr. Albahri.
아부 다비에 오피스가 있다고 했다.

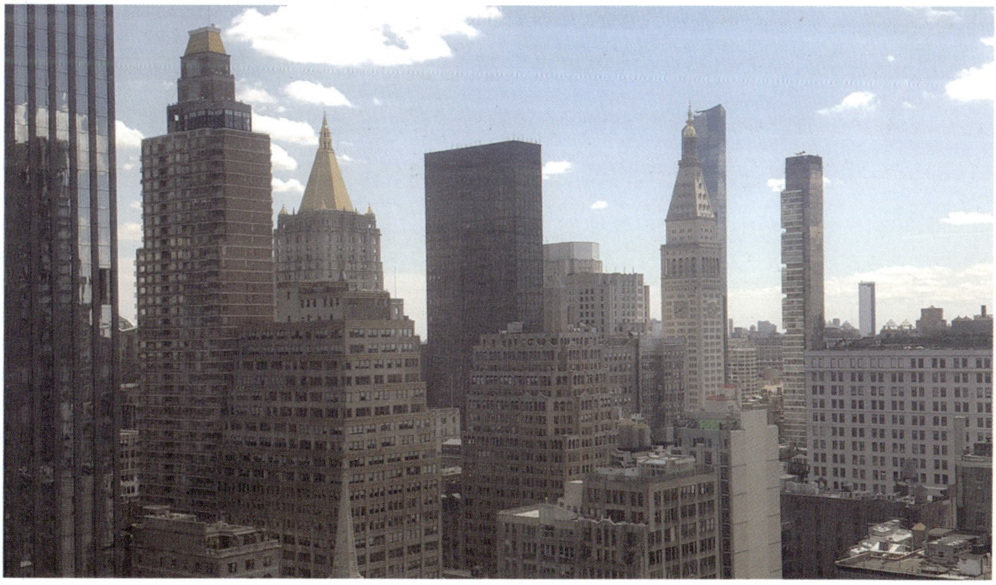

필자가 2021년도 캐나다 치주 전문의 시험을 친 Prometric Center의 경치.

2022년에는 약간 일찍 봤던 것으로 기억하는데, 오클라호마 시티에서 2시간 반 운전해야 갈 수 있는 캔자스주 Wichita라는 도시에 있는 Prometric center에서 보았다. Dallas나 Wichita의 시험센터는 되면서 왜 오클라호마 시티에는 없었을까? 일단은 시험 전날 차를 몰고 가서 2성급 호텔에 묵기로 하고, 시험 당일 점심은 미리 샌드위치 집에서 주문을 해서 냉장고에 넣어둔 후 가지고 갔다. 미국 치주 전문의 시험을 친지 얼마 안 되어 봤기 때문에 가볍게 공부하였다. 80문제를 오전에 치고 30분 휴식 후(이때 사물함에 넣어둔 샌드위치를 먹을 수 있지만, 노트는 볼 수 없다) 다시 80문제를 오후에 보게 된다. 그런데 시험 중간에 자꾸 시험이 느려지면서 다음 화면으로 넘어가지 않는 것이 아닌가? 필자는 시험을 멈추고 해결해 줄 것을 담당 직원에게 요구하였는데, 해결이 되지 않았고 캐나다 토론토에 바로 전화해서 문의한 결과 이상이 없다는 것이었다. 필자와 같은 방식으로 서버에 연결해서 시험을 보는 학생들이 있었는데 모두 이상 없다고 하였다. 결국 다음 기회에 보는 것이 낫지 않겠냐고 얘기를 하길래 다시 1년 기다릴 생각도 없고, 그냥 다시 한 번 들어가서 치겠다고 하였다. 그때 시간은 이미 30분이나 지난 상황이었고 집중도 잘 되지 않았지만 노력하는 수밖에 없었다. 특정 문제에서만 느려지는 상황이었는데, 최선을 다해 끝낸 후 점심을 먹은 뒤 오후에도 비슷한 증상이 있었으나 역시 끝은 냈다. 결과는 역시 꽤 시간이 걸려 나왔는데 합격이었다.

미국 치주 전문의 시험은 1차와 2차 시험이 있다. 일차는 Qualifying exam이라 하여 필기시험으로 진행되며, 객관식으로 250문제이다. 점심시간 없이 오전에 다 봤고 버팔로에 있는 Prometric center에서 응시할 수 있었다. 특이한 것은 응시자들 모두 하루에 보는 것이 아닌 일주일에 나누어 본다는 것이다. 필자는 화요일이었는데, 다른 전공의는 목요일이나 금요일에 봤던 것으로 기억한다. 현재는 치주과 전공의 과정 3년차 1월에 보는 것으로 바뀌었지만, 필자가 본 2021년도에는 8월 중순이었다. 현재처럼 1월에 보는 것이 낫다고 생각되는데, 아무래도 8월에는 이직을 해야 할 시기이고 여러모로 바쁘기 때문이다. 공부는 이전 기출문제로 가볍게 2주 정도 공부하면 통과할 수 있는 시험이라 생각된다. 9월 중순쯤에 합격 통지서를 편지로 받았다. 이 시험을 통과하면 2차 구술시험에 지원할 수 있는 자격이 된다.

2차 구술시험은 그 다음 해인 2022년 5월 첫째 주에 치를 수 있는데, 어렵기로 유명하며 합격률도 80퍼센트 대이다. 이 시험을 위해 미국 전역에 있는 치주과 교수들 및 개원의들이 모여 일주일간 시험을 치른다. 현재 시험 장소는 노스캐롤라이나 주의 Raleigh라는 소도시이다.

시험공부는 역시 이전 전공의들이 준비해놓은 자료로 공부하며, 여기에 더해서 필자는 Dr. Fernando Suarez의 "Periodontics: The Complete Summary"라는 책을 구입하여 읽었다. 혹자는 이것만 봐도 합격한다고 하지만, 필자 같은 경우 1월 중순에 3일간 진행하는 LSU Annual Perio Review 강의를 들었다. 비용이 만만치 않지만 필자는 학교에서 주는 지원금으로 충당할 수 있었고, 몇몇 강의는 정말 명강의였던 반면 일부 강의는 좀 아쉬운 것들도 있었다. 공부할 자료도 주는데, 문제는 이 자료가 너무 방대하고 양이 많아서 이 정도까지 공부할 필요는 없다고 생각된다. 그냥 각 주제당 핵심논문 몇 개만 알고 시험을 봐도 문제없을 것이다. 그 중에서 응급처치와 병리 파트, Dr. Mills의 삭제형 골수술 파트는 꼭 봐야 한다고 생각한다. 필자는 시험을 1월부터 조금 일찍 준비하였다. 공부는 일을 하면서 병행해야 하기 때문에 쉽지는 않았지만, 일을 마치고 운동 후나 식사 후 하였으며, 주말에는 더 오래 공부하였다. 이것 또한 본인 능력에 따라 다르다고 생각되지만, 1개월 정도 공부하고 합격한 사람도 있다.

THE AMERICAN BOARD OF PERIODONTOLOGY

NEW MAILING ADDRESS
737 N. Michigan Avenue, Suite 800
Chicago, IL 60611
Phone: (312) 682-0919
Fax: (312) 787-3670
staff@abperio.org

September 16, 2021

Dr. Jaewon Kim

Dear Dr. Kim:

The American Board of Periodontology is pleased to inform you that you were successful in the recent Qualifying Examination. Congratulations on your outstanding efforts! Having passed the Qualifying Examination, you are now eligible to apply for the Oral Examination. Your eligibility will expire on the date of the Oral Examination in 2023. . If you are prevented from taking the Oral Examination by 2023 you may submit a one-year eligibility extension request in writing to the Board office that explains the extenuating circumstances which preclude you from taking the oral examination. In order to be considered, requests for eligibility extensions must be received by October 31 of your last year of eligibility.

Your application for the Qualifying Examination was approved based on the evidence provided of the anticipated successful completion of your program. **It is Board policy that once you have successfully completed the Qualifying Examination and submit application for the Oral Examination you must provide evidence of successful completion of an accredited program in Periodontology. Evidence must be in the form of a copy of your certificate, or an official letter signed by the Program Director and the Dean (or equivalent administrative officer) that specifies that you have successfully completed an educational program in Periodontology, which is accredited by the Commission on Dental Accreditation of the American Dental Association.**

A Specialty Certifying Board recognized by the National Commission on Recognition of Dental Specialties and Certifying Boards
Organized by the American Academy of Periodontology 1939
Incorporated in the State of Illinois May 23, 1940

미국 치주 전문의 시험 1차 필기시험 합격 후 받는 편지. 온라인으로도 확인이 가능하지만 편지를 받아보는 재미도 있다.

5월에 있는 시험장소 근처의 호텔을 AAP에서 권장해주는데, 문제는 숙박비가 생각한 것보다 비싸다는 것이었다. 그래서 바로 옆에 저렴한 호텔을 예약하였더니, 몇 개월 뒤 연락이 왔다. 호텔 문을 닫을 예정이니 예약을 취소하겠다는 것이었다. 결국 AAP 추천호텔에서 묵을 수밖에 없었다. 호텔 방이 3성 호텔치고는 정말 실망스러웠지만 조식은 잘나왔다. 하지만 생각해보면 거기서 묵는 것이 옳았는데, 호텔 로비에서 공부하는 전공의들이 많아 정보 교류가 많기 때문이었다. 필자도 아는 전공의들을 만나서 같이 토의도 하기도 했다.

시험은 철저한 스케줄 속에서 진행된다. 일단 오전에 호텔 로비에서 모인 후 다 같이 버스를 타고 시험장소로 이동한다. 이후 시험을 치는 빌딩 고층에서 시험을 치르는데, 경치가 정말로 좋았다. 숲이 지평선 너머로 끝없이 펼쳐져 있었다. 시험은 1시간 반 시험, 15분 휴식 후 다시 1시간 반 시험을 보면 끝난다. 오후팀도 따로 있는데 필자는 오전팀이었다. 시험은 작은 방에서 교수 2명과 함께 보는데, 필기도구 및 종이도 주기 때문에 적으면서 진행하는 것도 가능하고, 옆에 놓여진 스크린을 보며 토의하는 방식으로 진행된다. 정해진 시간 내에 조리 있게 답변하는 것이 중요하며, 주요 논문을 적절히 인용하는 것도 필요하다. 케이스들은 무난한 것들이 많았으며 크게 답변하기 어려운 것들은 없었다. 첫 번째 케이스에서 많이들 고생하는데 익숙하지 않아서라 생각이 되며, 이후에는 편하게 답변할 수 있었다는 게 공통된 의견이다. 점수는 4-outstanding, 3-satisfactory, 2-marginal, 1-unsatisfactory로 주로 3~2점대에 있으면 합격이라고 알려져 있다. 시험점수는 알 수 없으나 합격/불합격으로 통보가 되며 역시 6월 중순에 편지가 온다. 이후 American Board of Periodontology의 정회원이 될 수 있으며, 가입비를 따로 내야 한다는 것은 크게 반갑지 않았으나 캐나다보다는 저렴하다.

이 시험은 월요일부터 금요일까지 여러 전공의들이 순서대로 시험을 본다. 문제는 월요일에 본 전공의와 금요일에 본 전공의의 정보의 불평등함이다. 당연히 금요일에 치는 후보는 더 많은 정보를 가지고 볼 것이다. AAP에서는 공식적으로 시험 정보 공개를 거부하고 있지만, 이미 시험을 본 후보들이 정보를 누설하는 것까지 어떻게 막을 것인가? 다시 한 번 생각해 볼 문제다.

한국 전문의 시험 준비

이것은 필자의 계획에는 없었던 것이나, 필자가 누구인가? 이미 큰 시험을 치를 대로 치른 상태라 이왕 시작한 시험, 전문의 시험도 미국/캐나다/한국을 모두 끝내고 싶었다.

일단 대한치주과학회 수련고시이사 이재관 교수님과 치협 학술국에 문의를 해보니 www.educlu.co.kr에서 해외수련자 검증을 9월 초순에서 10월 초순까지 접수를 한 후 합격하면 응시가 가능하다는 것이었다. 시험시기가 1~2월이었고 1차와 2차와의 시험 간격 또한 3주라 학기 중에 자리를 비우기 힘들어 혹시 좀 시험 자체를 면제한다든지(사우디 아라비아와 레바논 같은 경우 공용으로 인정), 또한 이전 미국과 캐나다 전문의 면허를 취득한 것은 도움이 안 되는지 물어보았으나 전혀 고려해 주지 않는다고 하였다. 1, 2차 시험을 모두 봐야 하며, 온라인도 불가능하고, 시험기간도 바꿔줄 수 없다는 것이었다. 필자는 이것이 불합리하다고 생각되며, 북미처럼 Prometric center와 연계하여 최소한 시험방식은 온라인으로 바꿀 수 있다고 생각한다.

NEW YORK STATE OF OPPORTUNITY. | **Division of Licensing Services**

New York State
Department of State
Division of Licensing Services
Apostille and Authentication Unit
P.O. Box 22001
Albany, NY 12201-2001
Customer Service: (518) 474-4429
https://dos.ny.gov

Apostille/Certificate of Authentication Request

Please print or type. Submit this form with your documents. (Note: Incomplete forms will be returned for correction)

Country where documents will be used *(Required)*: South Korea
(Consulate or Embassy Country)

Requestor's Name: Jaewon Kim

Name of Firm/Organization *(If applicable)*: The University of Oklahoma Health Science Center, College of Dentistry, Division of Periodontics

Address: [redacted] *Number and Street* Oklahoma City *City* OK *State/Region* [redacted] *Zip Code*

Daytime telephone number: [redacted] Email address: Jaewon-Kim@ouhsc.edu

Type of Return Mailer Enclosed: *(You must enclose one of the following if documents are to be returned to you by mail.)*

☐ Self-addressed, First-Class envelope with prepaid postage
☐ Self-addressed US Postal Priority or Express envelope with prepaid postage
☐ Self-addressed prepaid carrier label; (FedEx, UPS, Airborne, or DHL)

Mailing Information:

If you are paying by check or money order, mail to: (no cash or credit cards accepted at this location)
New York Department of State
Division of Licensing Services
Apostille and Authentication Unit
123 William Street
New York, NY 10038

If you are paying by credit card, mail to:
New York Department of State
Division of Licensing Services
Apostille and Authentication Unit
PO Box 22001
Albany, NY 12201-2001

Please note: If you utilize express services or next day ground services such as UPS, Federal Express, DHL, etc., you should use the physical address of the building.
The **Albany physical address is:**
One Commerce Plaza
99 Washington Avenue, 6th Floor
Albany, NY 12231

For Department of State Use Only
Transaction # ______ Date Processed: ______ Cash Receipt # ______

Apostille ☐ 210cc ☐ 210dc ☐ 260 ☐ 262 ☐

Number of documents: ______ Special Deputy: ______ County: ______

Fees/Payment: *(Checks/Money Orders must be payable to N.Y.S. Department of State)*
Number of documents: 5 X $10.00 per document = Total Due: $50

Form of Payment Enclosed or Authorized:

☐ Check drawn on U.S. bank
☐ Money Order from a U.S. bank
☑ Credit/Debit Card - **Accepted by Albany Office Only:** ☐ MasterCard ☑ Visa ☐ American Express

Name as it appears on card: JAEWON KIM

Billing Address: [redacted]

City: Oklahoma City State: OK Zip Code: [redacted]

Card Number: [redacted] CVV: [redacted] Expiration Date: [redacted]

Payment Authorization; I authorize the New York Department of State to charge my credit/debit card for the amount due for the authentication services provided by the Department of State.

Cardholder's Signature: [signature] Date: 2022. Sep. 7th

If the name on the credit card or debit card is in the name of a corporation or other business entity, please print the signer's name: ______

DOS-1917-f (Rev. 07/22) page 1 of 2

뉴욕주에 보내야 하는 아포스티유 인증 요청서.

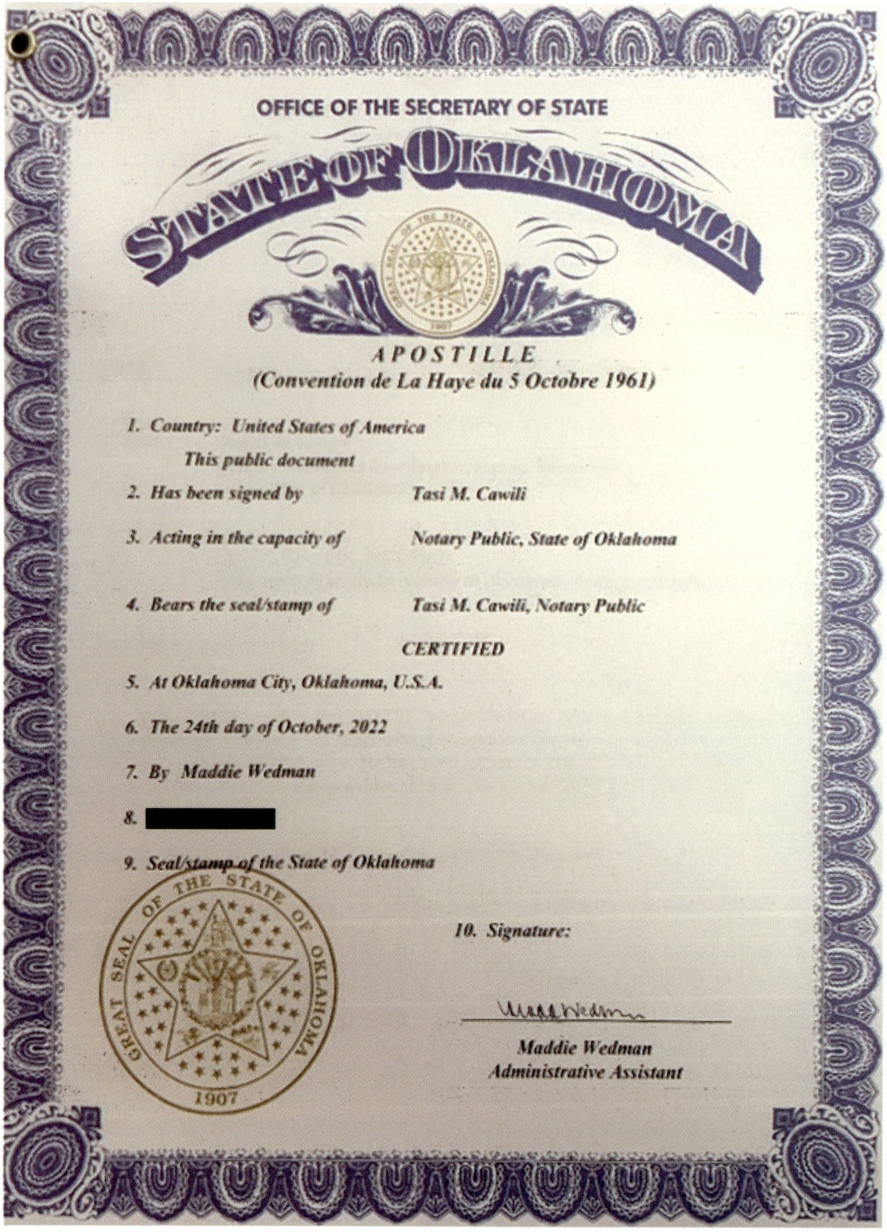

OFFICE OF THE SECRETARY OF STATE

STATE OF OKLAHOMA

APOSTILLE

(Convention de La Haye du 5 Octobre 1961)

1. Country: United States of America

This public document

2. Has been signed by *Tasi M. Cawili*

3. Acting in the capacity of *Notary Public, State of Oklahoma*

4. Bears the seal/stamp of *Tasi M. Cawili, Notary Public*

CERTIFIED

5. At Oklahoma City, Oklahoma, U.S.A.

6. The 24th day of October, 2022

7. By Maddie Wedman

8. [illegible]

9. Seal/stamp of the State of Oklahoma

GREAT SEAL OF THE STATE OF OKLAHOMA 1907

10. Signature:

Maddie Wedman

Administrative Assistant

오클라호마 주 공증서. 표지가 예뻐서 사진을 찍어놨다.

제출서류는 다음과 같다.

- 이력서 원본 2부
- 국내 치과의사 면허증 사본 2부
- 발행 기관장 명의의 국내외 수료증 원본 및 공증번역본 각 2부
- 발행 기관장의 확인을 받은 해당 의료기관 또는 수료기관의 교과과정 원본 및 공증번역본 2부

서류 자체는 무난하다고 생각되었는데, 여기서 매우 어려운 부분이 있었으니 바로 아포스티유 공증을 해달라는 것이었다. 이것이 뭔가 하면 우리나라의 권한 있는 당국으로 지정된 외교부와 법무부가 협약에 따라 문서의 진위를 확인하고 발급하는 것이 아포스티유(Apostille)이다. 따라서 아포스티유가 부착된 공문서는 주한 공관 영사 확인 없이 협약 가입국에서 공문서로서의 효력은 인정받게 된다. 문제는 미국은 각 주마다 법이 틀려서 아포스티유 공증도 다 따로 한다는 것이었다.

일단 필자가 오클라호마주에서 일하더라도 수련은 뉴욕주에서 받았으니, 버팔로까지 다시 비행기를 타고 날아가야 했다. 문제는 이것을 해본 사람들이 아무도 없어서 필자가 거의 처음으로 모든 것을 알아가며 해야 했다. 그 과정이 상당히 복잡해서 여기에 상세히 적어놓으니 다른 분들이 이 시험을 친다면 도움이 되었으면 한다. 물론 뉴욕주 기준이지만 다른 주에서 할 때도 참고 정도는 할 수 있으리라 생각된다.

먼저 버팔로 대학에 접촉하여 '발행 기관장의 확인을 받은 해당 의료기관 또는 수료기관의 교과과정 원본'을 요청하였으나, 그런 문서는 발급하지 않는다는 것이었다. 결국 다시 치협 쪽에 연락하여 학교에서 공식으로 발급해주는 성적표는 어떤지 문의했는데(교과과정이 다 나와 있으니) 괜찮다고 하였다. 문제는 성적표는 개봉하면 공신력을 잃는다는 것이다. 그래서 개봉을 하지 않고 봉투에 공증을 받았다. 처음에는 M&T 은행에서 공증을 하려 했는데, 이런 공증은 처음 해본다며, 학교에서 공증을 할 것을 권하였다. 필자는 Buffalo 치과대학교 Dean's office의 공증을 할 수 있는 비서에게 요청하여 받았다. 굳이 North campus에 있는 본교까지 가서 작업할 필요는 없을 것 같았다. 이 작업이 끝난 후 이제 County clerk의 certification작업이 필요한데, 필자는 Erie County Clerk(https://goo.gl/maps/vjLX1JSonw8gpBuT8)에

가서 작업을 하였다. 이후 Apostille of authentication request form을 작업한 후 오클라호마 주 주소를 적는다. 이후 뉴욕의 아포스티유 당무기관(New York Department of State, Division of Licensing Services, Apostille and Authentication Unit)으로 발송하였다. 서류가 완벽하면 몇 주 후 아포스티유 공증된 문서들이 도착한다.

다시 한 번 정리하자면 본인이 프로그램을 수료한 치과대학 내 공증이 가능한 비서에게 공증을 받고 → County clerk의 확인을 받고 → Department of State에 양식에 맞게 적은 문서를 보내서 현 주소로 보내달라고 하면 되는 것이다.

필자는 여기에 추가로 오클라호마 치과대학에서 일하고 있다는 것을 증명하기 위한 재직증명서를 학교 내에서 공증을 받은 후 Oklahoma Secretory of State에 가서 아포스티유 공증을 받아 같이 한국으로 보냈다. 오클라호마 주는 County clerk의 인증이 필요 없어 조금 더 수월하였다. 이후 서울에서 공증을 한 후 치주과협회 사무실에 서류 접수를 완료하였고, 11월 초에 필자가 1차 응시가능하다고 결과가 조회되었다.

이후 국내 지인의 도움을 받아 공부할 자료를 받을 수 있었는데, 한국말로 다시 공부하려니 용어가 보통 어려운 것이 아니었다! 그래도 열심히 2개월 정도 일하면서 공부하였다. 11월 추수감사절과 12월 크리스마스 휴가를 유용히 써서 공부한 것 같다. 앞서 이야기했지만 과 사정상 1차만 치기로 하였고, 1월에 일주일간 귀국하여 무사히 시험을 치를 수 있었다. 이 지면에 많은 도움을 주신 이재관 교수님과 송영우 교수님께 다시 한 번 감사드린다.

미국에서 돈 관리/세금/생활

많은 독자들이 궁금한 부분일 것이다. 필자의 1년 연봉은 세전 $120,000로 책정되었다. 앞서 언급했듯이, 필자의 교내 개인치과에서의 연봉은 첫해 1년은 환자들이 많이 오지 않을 것을 대비하여 추가로 $15,000를 받기로 되어 있었다(매달 $1,250). 2주급으로 받았는데, 약 $3,517와 $4,725를 받아서 한 달에 세후 총 $8,242쯤 벌 수 있었다. 또한 한국 환율이 이 당시에는 매우 높았기 때문에 한국에 송금할 일이 있으면 편했던 기억이 있다. 여기서 중요한 것은 매달 내는 보험료가 필자의 경우 그렇게 많지 않았다는 것이다. 부양가족이 없으니까! 만약 더 많았다면 통장에 입금되는 월급은 더 적을 것이다. 그러면 매년 연봉 인상이 가능할까? 물론 가능하다. 프로그램 디렉터를 맡게 되거나 업무량이 늘어나면 더 요구할 수도 있다. 미국은 대학마다 다르기 때문에, 만약 능력이 더 된다면 더 받는 것도 가능하다고 생각된다.

학교의 개인 치과에서 받는 월급은 Professional Practice Plan이라 해서 필자가 환자를 봐서 얻는 수익의 40%를 받을 수 있다.

또한 의무적으로 Defined Retirement Contribution(DCP)라 하여 필자가 개인치과에서 얻는 총 수익이 $40,000을 넘으면 이후에 필자가 퇴직할 때 퇴직금을 미리 입금시키는 제도가 있다. 1년에 한 번씩 정산을 해 입금할지, 매달 몇 프로를 입금할지 선택할 수 있다. 보통 15% 정도 한다고 한다.

그러면 생활비는 얼마나 들까? 필자의 경우 전공의 때는 바쁜 관계로 외식을 자주 했었는데 절대로 추천하지 않는다. 미국은 자기가 직접 장을 봐서 손수 식사를 해먹는 것과 외식으로 해결하는 것의 비용 차이가 매우 크다. 일단 매달 들어가는 기본생활비를 주요 항목은 다음과 같다고 보면 된다.

- 렌트 $1,118
- 전기세(OG & E) $117
- 자동차 보험(Progressive) $83
- 휴대폰요금(T-Mobile 캐나다/미국 통화만 가능) 세금포함 $60
- 기름값 $50
- 인터넷(COX) $43
- 학교 스포츠센터 $38
- 이발비 $15 (팁포함 $17)

전기세는 여름과 겨울에는 더 많이 나오고 적게 나올 때는 한 $35쯤 나왔던 것 같다. 또한 인터넷도 1년 쓰니 할인기간이 지났다고 일방적으로 비용을 올렸는데, Federal discount program을 이용하니 $42.7로 다시 낮출 수 있었다. 제일 힘든 부분은 자동차 보험인데, 그나마 가격이 싼 Progressive를 이용해도 계속 보험료를 올리는 것이었다. 이해가 안 가는 것은 버팔로에서는 싼 가격으로 이용했는데 오클라호마로 오니 갑자기 올리는 것이 아닌가? 더 오래 가입해 있었고 사고도 난 적 없지만, 지역마다 상황이 달라서 더 비싸다는 것이었다. 그리고 매달 자동이체를 하면 더 싸게 해주고, renter's insurance에도 가입하면 더 싸게 해준다

University of Oklahoma HSC P.O.BOX 26901 Oklahoma City OK 73190	Pay Group: EXM-Exempt Employees Pay Begin Date: 01/01/2023 Pay End Date: 01/14/2023	Business Unit: OUHSC Check #: [redacted] Check Date: 01/27/2023

Jaewon Kim [redacted] Oklahoma City OK [redacted]	Employee ID: [redacted] Department: COD600-Diagnostic & Preventive Sci Location: Dental Clinical Sciences Bldg Job Title: Prof,Clin Asst Pay Rate: $5,000.00 Biweekly

TAX DATA:	Federal	OK State
Marital Status:	Single	Single
Allowances:	N/A	1
Addl. Percent:	N/A	
Addl. Amount:		
Resident:		x
Mult Job/Spse Wrks:		

HOURS AND EARNINGS

Description	Rate	Current Hours	Current Earnings	YTD Hours	YTD Earnings
Regular Pay	62.500000	72.00	4,500.00	104.00	6,500.00
Professional Practice Plan			4,163.48		4,163.48
One-Time Merit Recognition			500.00		500.00
Holiday Pay - Salaried	62.500000	8.00	500.00	56.00	3,500.00
TOTAL:		80.00	9,663.48	160.00	14,663.48

TAXES

Description	Current	YTD
Fed Withholdng	2,082.44	2,878.56
Fed MED/EE	138.78	209.94
Fed OASDI/EE	593.40	897.67
OK Withholdng	434.00	646.00
TOTAL:	3,248.62	4,632.17

연방 세금 및 주(OK) 세금을 낸다. 이에 추가로 Medicare 및 Social Security(old age survive, disability insurance) 보험료도 낸다.

BEFORE-TAX DEDUCTIONS

Description	Current	YTD
Health Insurance B	77.81	155.62
Long Term Disability - B Tax	9.38	18.76
HSC Parking - Basic	12.50	25.00
TOTAL:	99.69	199.38

AFTER-TAX DEDUCTIONS

Description	Current	YTD
Short Term Disability	39.75	79.50
TOTAL:	39.75	79.50

세금 공제가 되지 않는 부분

EMPLOYER PAID BENEFITS

Description	Current	YTD
Health Insurance B	233.41	466.82
Basic Life Insurance	3.42	6.84
Basic Life Insurance*	7.25	14.50
AD&D - Before Tax	0.10	0.20
Defined Contribution Plan 401a	450.00	900.00
*TAXABLE		

이 부분은 학교에서 내주는 부분으로, AD &D는 accidental death and dismemberment, 즉 필자가 갑자기 사망할 때를 대비한 보험이다.

Defined Contribution Plan 401A는 퇴직연금이다.

	TOTAL GROSS	FED TAXABLE GROSS	TOTAL TAXES	TOTAL DEDUCTIONS	NET PAY
Current	9,663.48	9,571.04	3,248.62	139.44	6,275.42
YTD	14,663.48	14,478.60	4,632.17	278.88	9,752.43

Deduction을 제외한 필자의 세금은 총 gross에서 약 34프로쯤 낸다고 할 수 있겠다.

NET PAY DISTRIBUTION

Payment Type	Account Type	Account Number	Amount
Check [redacted]	Issue Chk		6,275.42
TOTAL:			6,275.42

For Norman leave balance information, go to the Workforce Time System at https:/time.ou.edu. For OUHSC leave balance information, go to the TAL System at https://ouhsc.ecotimebyhbs.com/ecotimesso/

MESSAGE: Payday is Friday, January 27th.

필자의 2주급 명세서. 1월 1일부터 14일까지의 주급은 27일에 받는다.

는 것이었다. 이후에도 예고 없이 보험료를 올려서 강하게 항의하니 새로 가입하면 싸게 해준다 하여 다시 새 보험플랜을 만들어 $90 이하로 내기로 하였다.

이해가 안되는 것 중 하나는 renter's insurance인데, 법적인 강제가입보험이 아님에도 많은 아파트들이 세입자에게 가입을 강요하고 있다. 필자는 버팔로에 있었을 때도 끝까지 내지 않았으며, 지금도 내지 않는다. 아파트마다 문화가 다르니 잘 알아보기 바란다.

학교 스포츠센터에서는 실내수영장에서 수영을 하였고 골프 레슨은 $3,140 정도로 1년 회원권을 가입하였다. 개인강습 및 주 2회 연습이었는데, 특이한 것은 필자가 등록한 곳 말고는 전문적으로 배울 수 있는 곳이 거의 없었다. 아무래도 작은 도시다 보니 선택의 여지가 별로 없었던 것 같다. 골프는 한국과는 달리 Public golf course라 하여 시에서 운영하는 곳이 있는데 필자는 집에서 10분 거리에 있는 곳에 자주 갔다. 안에 레스토랑 및 샵, 퍼팅존, 치핑존 및 드라이빙 레인지 및 골프홀 등 모든 것이 갖추어져 있다. 드라이빙 레인지에서 카드를 긁고 공을 한 바스켓 담아서 야외에서 치는 맛이 너무나 좋은데 노인분들이 손자 손녀를 데리고 와서 퍼팅하는 것을 보면 어찌나 부럽던지! 미국에서만 가능한 것이라 할 수 있겠다.

여름에는 차 실내가 너무 덥고 얼굴 한쪽에만 점이 자꾸 생기는 것 같아서 tinting을 시공했는데, $170이 들어갔다. 특이하게도 앞 유리엔 해주지 않았다. 이걸 하려면 더 비용을 내야 한다고 하였다. 자동차 타이어도 금이 가기 시작해서 바꿔주었는데, 올 시즌 타이어를 새 것으로 바꾸니 $750 정도 들었다. 엔진 오일도 경고등이 떠서 교환하니 $79쯤 나왔다.

교통비는 만만치 않다. 미국은 다른 곳으로 이동하려면 비행기를 타야 할 때가 많다. 캐나다도 똑같지만 미국의 항공서비스는 안 좋기로 악명이 높다. 게다가 한 항공사만을 택해서 마일리지 적립을 해보려고 해도, 필자가 원하는 시간대에 맞는 비행기를 찾으려면 결국엔 여러 항공사를 이용할 수밖에 없다. 2022년 같은 경우 필자는 비행기만 5번 넘게 탔다. 오클라호마 시티에서 2시간 거리인 시카고로 비행기를 탄다고 가정했을 때 약 한 달 전쯤 이코노미석으로 티켓을 예매하면 $339쯤 나온다. 어디 장거리로 놀러가고 싶으면 빨리 예매하면 되겠지만, 학교 스케줄을 바로 알 수 있는 것도 아니고 돌발상황도 발생할 수 있어 어려움이 있는 부분이다.

비행기가 경유를 하게 되면 이만큼 불편할 때가 없는데, 특히 첫 번째 비행기가 연착되면 두 번째 비행기를 놓치는 경우가 생긴다. 이 경우 보통 다음 비행기를 잡아주는데 기다리는 시간도 지루하고, 당일에 갈 수 있으면 다행이었다. 제일 기억에 남는 일은 시카고에서 보딩 20분 전에 오클라호마 시티에 토네이도가 발생하여 못 간다는 것이 아닌가? 게다가 천재지변은 항공사에서 보상도 해주지 않는다. 다음 날에 비행기표가 오전과 오후 각각 하나씩 있는데 오전은 매진되었으니 오후에 타라는 것이었다. 더욱 어이없는 것은 오전에 와서 물어보면 표가 생길 수도 있으니 일찍 와보라는 것이었다. 그리고 근처 저렴한 호텔을 예약할 수 있는 팜플렛을 주는데, 필자는 그때 2성급 호텔에서 묵기로 하고 그곳에서 운용하는 셔틀버스를 타고 호텔까지 간 다음, 다음 날 아침을 먹고 오전에 공항으로 돌아갔다. 항공사 카운터에 가서 혹시 오전 비행기표 남는 것이 있는지 물어보니 무심한 표정의 직원이 표가 하나 있다고 대답해주는 것이 아닌가. 순간 느꼈던 안도감은 말로 표현하기 힘들다. 오클라호마 시티에 도착하니 햇빛이 쨍쨍한데 전날에 토네이도가 7개 정도 발생했단다.

다른 항공사에서 있었던 일로는, 버팔로에서 아틀란타를 경유하여 오클라호마 시티로 가는 일정이었는데 버팔로에서 비행기가 연발되었다. 계산을 대충 해보니 레이오버 시간에 거의 맞출 수 있을 것 같아서 아틀란타까지 가기로 하였다. 도착하니 아틀란타에서 오클라호마 시티까지 가는 비행기가 무려 2시간 늦어져 밤 12시 넘어 출발하기로 되어 있었다. 안도의 한숨을 내쉬고 여유 있게 기다리다가, 새벽 1시 반에 비행기를 탑승한 후 영화를 보면서 출발을 기다리고 있는데, 갑자기 비행기를 운항을 못한다는 방송이 나왔다. 기장이 하루에 허용된 비행시간을 초과했다고. 결국 비행기에서 50분 정도 있다가 다시 나왔는데 호텔예약도 못 잡아준다고 하고, 식권만 30불짜리로 하나 발급 받았는데, 이때가 벌써 새벽 3시가 가까워지고 있었다. 결국엔 help desk에 가서 세면도구 및 담요 하나를 받아 생전 처음으로 공항 노숙을 해보았다. 공항 노숙은 절대 추천하고 싶지 않다. 바닥에서 자는 것은 너무 딱딱하고 음악 소리, 옆에 티비라도 있으면 계속 들어야 한다. 게다가 점점 추워지고…. 담요를 2개 받을 걸 하고 후회하며 2시간 자는 둥 마는 둥하다가 좀 더 조용한 곳으로 옮겨서 의자 위에서 자니 한결 나았다. 그래도 아침에 일어나면 으슬으슬 추웠다. 8시가 넘어가니 사람들도 많아지고 혼잡한 공항 안에서 아침과 점심을 먹었다. Help desk에 가서 상황을 다시 설명하니 직원이 15불짜리 식권을 하나 더 주었고 혹시나 오후 비행기가 취소될 때를 대비해 또 다른 비행기를 바로 예약해 주었다. 최종적으로는 오후 2시 반에 다시 출발하여 오클라호마 시티에 갈 수 있었다. 이후에 항공사에서 $200 크레딧을 주었고, 교통이나 호텔을 이용하였으면 영수증에 첨부해 보내면 비용을 대신 내줄 수도 있다고 이메일이 왔다. 그래서 바로 공항매점에서 직원이 식권을 거부한 아이스크림 영수증을 보내주니 바로 입금이 되었다. 필자가 공항을 돌아다녀 보니 알게 된 것인데, Minute Suites라 하여 조그마한 방에 돈을 지불하고 자거나 용무를 볼 수 있는데, 만약 미리 알았다면 여기서 하루를 보냈을 듯하다. 8시간 정도 예약도 가능하다 하였다.

또 다른 일화는 한국에서 미네아폴리스를 거쳐 오클라호마 시티로 왔을 때 필자의 가방이

심하게 파손되었다. 분명히 미네아폴리스에서는 괜찮았는데 오클라호마 시티에 오니 파손이 된 것이었다. 한국에서 미네아폴리스까지는 대한항공, 미국 국내선은 델타였는데 일단 대한항공에 문의하니 델타쪽에 알아보라고 해서 델타에 전화하니 의외로 잘 가르쳐 주었다. 홈페이지 접수란에 들어가서 항공권 사진 및 파손사진을 올려주었다. 한 달간 연락이 없다가 이후 연락이 와서, 파손된 가방의 수리보다는 새 가방을 줄 테니 고르라는 것이었다. 링크에 들어가 보니 여러 가방 디자인이 있었고 크기도 고를 수 있었다. 새 가방이 도착했는데 어찌나 디자인이 튀고 마음에 안 들던지.

외식비용은 한 달에 한 $310쯤 나왔고, 장을 봐서 해먹는 것은 $270쯤 나왔다. 식비는 $590쯤 나왔을 것 같은데, 매달 편차가 큰 편이었다. 당연하지만 미국에서는 외식을 하면 팁을 줘야 하니, 바깥에서는 잘 사먹지 않게 된다. 팁을 주더라도 웨이터가 성의 없거나 음식이 맛이 없으면 필자는 팁을 매우 낮게 줬다. 참고로 요즘은 구글 리뷰나 이런 곳에 레스토랑 평가를 올리면 답변이 와서 왜 맛이 없는지 설명해달라고 한다. 자세히 설명해 주면 기프트 카드나 할인권도 받을 수 있으니 음식이 맛이 없으면 당당히 얘기하면 된다.

필자는 취미로 베이킹을 했는데 이처럼 좋은 취미가 없다. 일단 재료비가 많이 안 들고, 만들고 나서 주변 사람들에게 나누어 주는 기쁨도 있다. 하지만 나이가 40이 넘고 혈당조절도 해야 해서 캐나다에 있을 때만큼 자주 하기는 힘들었다.

매년 2~4월쯤에 세금정산(tax filing)을 해야 하는데, 참으로 미국적인 일이라 생각한다. 일단 연방(federal) 세금보고를 해야 하고, 주(state) 세금보고를 따로 해야 하는데, 이것이 매우 번거롭다. 일단 연방 세금정산부터 하는데, 오클라호마 치대의 경우 영주권자나 시민권자가 아닌 alien 신분의 외국인인 경우 Glacier Tax Prep이라는 곳에서 학교 직원 license를 받아서 온라인으로 정산을 했다. 이후 state 세금 보고는 Sprintax에서 $34.95의 비용을 지불하고 해야만 했다. 여기서 또 문제가 생기는데, 오클라호마 주만 하는 것이 아니고 2021년도에는 필자가 버팔로에도 있었기 때문에 버팔로의 수입도 뉴욕주에 따로 신고해야 했다. 그런데 그때 장학금을 받은 $214의 수입을 굳이 버팔로 학교에서 세금을 신고하라고 신고서를 보내주는 것이 아닌가! 문제는 이미 세금신고를 마친 상황에서 왔기 때문에 또 한번 다시 엄청난 일을 하며 수정을 해서 다시 보내야만 했다. 그래서 연말에 많이 돌려받았냐고? 천만에!

2023년에는 전부 Sprintax에서 통합을 했는데, 매년 겪는 일이지만 프로그램의 첫 부분에서 state와 federal tax를 해야 하는지 헷갈리고, 초기 메뉴에서 미국에 입국 및 출국한 기록을 적어내야 하는데 필자처럼 자주한 사람에게는 고역이었다. 프로그램에서 자동 로그아웃이 되어서 1시간 동안 입력한 정보가 계속 날아가지 않나, 입출국 날짜가 같으면 안 된다고 에러 메세지가 뜨는 등 참으로 어려웠다. 파일 업로드를 하면 계속 이전 정보가 사라져서 다시 입력해야 하고, 이후에는 representative에서 정보를 입력했으면 따로 파일 업로드를 할 필요가 없다고 하는 등 몇 번이나 항의하고 개선사항을 요구했는데 나아질지는 모르겠다. 또한 2022년에 받은 AAP Scholarship을 보고해야 하는 줄 알았더니 프로그램 마지막 메뉴에서 AAP가 있는 일리노이 주에도 State tax를 보고해야 한다고 하였다. 이게 무슨 소린가 싶어 AAP에 물어보니 장학금은 신고하지 않아도 된다고 하였다.

최종적으로는 Form W-2 B와 1099-INT, 그리고 1040-NR, W8BEN, 8843만 연방 tax 신고를 위해 보냈고, 주 tax 신고는 Sprintax에서 작성해준 Form 511-V와 511-W 문서에 추가로 내야 하는 세금의 수표를 첨부하여 보냈다. 연방 tax와 주 tax를 보내는 주소는 다르니 유의하도록 한다.

미국의 행정 시스템이 캐나다보다는 낫다고 생각되지만, 운전면허증 갱신에 애를 먹은 기억이 있어 여기에 적고자 한다. 전에 운전면허증을 뉴욕 주에서 오클라호마 주로 변경한 것에 대해 언급했지만, 문제는 이것을 1년짜리로 끊어준 것이었다. 아무래도 F1-OPT 기간 만료에 맞춰 발급한 것 같았다. 전에 갔던 DPS Megacenter가 문을 닫아서 Department of Public Safety에 가서 발급을 받으려 방문하니 한참 기다린 후에, 하는 말이 시스템 상에서 갱신이 안 되니 H1B 비자를 발급받은 후 다시 오라고 하는 것이 아닌가? 그러면서 다음에 올 때는 더 빨리 해주겠다고 티켓을 끊었다. 그러나 그것은 고생의 시작이었다. 후에 다시 가니 한 시간은 기다린 것 같다. 필자처럼 빠른 티켓을 끊은 사람들이 또 앉아서 같이 기다리고 있었다. 보니까 직원 몇 명이 돌아다니면서 원활하게 일이 진행되도록 하고 있었는데, 물어보니 다음에 일찍 오라는 것이었다. 그래서 다음에 일찍 가니, 1시간 전부터 줄이 길게 늘어서 있었다. 이래저래 갱신 작업을 하고 보니, 집에 우편으로 온 면허증에 만료 날짜를 잘못 적은 것이 아닌가? 정말 장난하는 것도 아니고. 그때 갱신작업 중 깔깔대면서 잡담은 있는 대로 다하던 앞에 앉아있던 직원 생각이 났다. 필자가 마지막으로 방문했을 때는 표정관리가 힘들어서 좀 험악하게 현 상황을 말하니 바로 재발급 창구로 이동하여 처리가 되었다. H1B 비자 만료에 맞춰 재발급이 되었는데, 이런 경험은 필자만 한 것이 아니라고 생각되지만 미국문화의 현주소다.

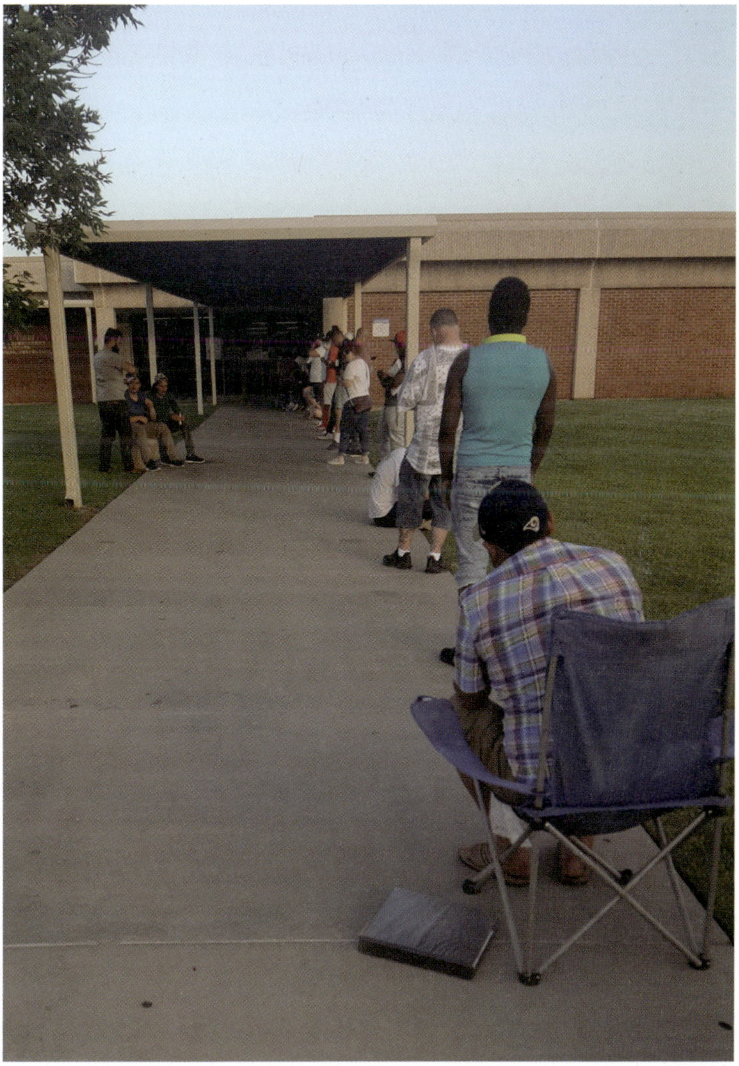

운전면허 갱신을 위한 공공기관 방문. 아침 일찍 와도 줄을 서는 것이 현실이다.

미국의 치안

미국에서는 위험한 지역에는 경찰이 항상 순찰하는 것을 볼 수 있다. 필자가 있었던 버팔로와 현재 있는 학교에서도 Campus police가 순찰하며, 학생이 주차장에 있는 차까지 갈 때 위험하다 생각될 경우 에스코트도 해준다. 또한 납치, 강도, 살인 후 도주 같은 큰 사건이 주변에서 발생하면 바로 경고문자가 뜬다. 하지만 주변인들과 대화를 해보면 경찰의 행태에 분노와 비난을 나타내는 분들이 많았던 것 같다. 최대한 경찰과는 엮이지 않는 것이 좋을 것이다. 필자의 동료가 당한 참으로 한심하다 못해 어이가 없는 일을 이야기하고자 하니, 참고하기 바란다.

사건은 필자의 동료가 버팔로의 한 병원에 업무파견을 나갔을 때에 일인데, 지갑 및 아이패드가 들어있는 가방을 차 트렁크에 넣어둔 채 주차하고 오전 8시쯤 병원에 들어갔다. 10시쯤 핸드폰에 차 엔진 시동이 걸렸다는 경보음이 울려 나가보니, 차가 통째로 없어진 것이다. 병원 경찰을 부르니 알아서 해결하겠다고 하고 사건 번호를 주고 가버렸다. 필자의 동료는 친구의 차를 몰며 포기하지 않고 폰에 뜬 차의 위치추적 기능을 찾아가니 차를 모는 3명의 흑인 일당을 볼 수 있었다. 더 추적하기에는 위험하다 판단되어 버팔로시 경찰을 부르니 911에 전화하라 그러고 다른 경찰이 와서 자기가 찾아 볼테니 범인들을 쫓지 말고 그냥 다시 일하러 가라는 것이었다. 이후 오후 늦게까지 연락이 되지 않아 학교 경찰에 연락하니 자기들 관할이 아니고, 처음에 도둑맞은 병원 경찰에 연락하니 역시 자기 관할이 아니라 하고, 다시 911을 부르니 자기들은 움직이는 차를 쫓지 않는다는 황당한 말을 들어야 했다. 결국 동료와 친구들이 다시 그 차로 가보니, 차는 동네에서 위험한 지역에 버려져 있었고 다시 경찰을 부르니 오지 않아서 몇 번 닥달하니 세 번째로 매우 늦게 온 경찰은 자기가 알아서 할테니 차를 고치든지 말든지 알아서 하라는 식이었다. 결국 범인들은 놓쳤고, 아이패드는 어느 다른 아파트 건물에 있는 걸로 뜨는데 누가 범인인지도 알 수 없고, 경찰에 가서 조서를 작성하니 형사에게 이 사건을 인계한다는 것이었다. 이런 절도사건이 얼마나 많은지, 이것이 미국의 현주소다. 관련 기사들을 검색해보니 이런 경우 경찰의 안전이 위험해질 수 있고(차를 이미 훔친 범죄자라면 보통 다른 범죄도 연루되어 있다), 너무 케이스가 많아 경찰이 다 쫓기 힘들고 인력이 부족하다는 것이 이유인데, 답답한 현실이다.

이후에 필자의 동료가 겪어야 했던 불편도 이루 말할 수가 없는데, 차가 없으면 미국에서의 생활은 거의 불가능해진다. 보험 처리 후 차를 빌리러 렌터카 회사에 가니 본인 명의의 신용카드가 필요한데 이미 카드는 절도범이 가져갔고, 전자카드로는 불가능하단다. 재발급 신청은

며칠 기다려야 하고, 당장 차는 필요하니 은행지점에 가서 얘기해도 돌아오는 대답은 안 된다는 것이었다. 다른 방법으로 필자의 이름을 동료의 보험에 올려 필자의 카드를 쓰는 것이었는데 렌터카 회사에서 보험직원이 필자의 이름이 들어간 새 서류를 발급해줘야 한다는 것이었다. 보험사 직원을 몇 시간을 기다려서 통화해서 렌터카 회사와 연결해주니 이젠 또 차가 없단다. 그래서 다음 날 다시 직원하고 통화하니 전날 예약된 것이 없고, 그 전날 얘기했던 직원이 아니니 처음부터 다시 보험사 직원과 연결해야 하고, 또 몇 시간 기다려야 한다. 미국문화를 이제 좀 이해할 수 있는지? 이민을 다시 생각해보고 싶은가?

아프면? 미국에서 의사 만나기 2

필자의 학교 보험회사는 한 번 바뀌었는데, 처음에는 Blue Cross Blue Shield였으나 이후 Cigna로 바뀌게 된다. 진료 기록 및 보험관련 문서나 스케줄은 따로 patient portal에서 온라인으로 확인이 가능했다. 필자는 여러 이유로 학교 병원을 찾았는데, 자잘하게 아픈 것들은 매번 다른 의사가 보는 듯했다. 어깨나 무릎통증으로 정형외과를 찾은 적도 있었고 이때는 전문의의 진료를 받았지만(레지던트와 교수), 다른 이유로 갔을 때는 PA-C라는 Physician assistant-certified의 진료를 받았는데, 우리나라에서는 생소한 개념이다. 하지만 진료에 있어서는 의사에 필적할 정도로 매우 자세히 설명해주었다. 보통 전화 후 예약을 잡았는데, 이전에는 Student clinic에서 필자가 employee이기 때문에 express로 진료해주었는데, 이후엔 2개월 기다리라는 것이 아닌가? 알고 보니 employee 전용 express clinic 담당 nurse practitioner가 일을 그만둬서 그냥 일반 클리닉에서 기다린 다음 진료를 받으라는 것이었다. 이렇게 미국은 의사 만나기가 참으로 힘든 나라다. 하지만 일단 진료를 보면 매우 꼼꼼하게 진료하며 긴 시간 동안 진료하며 상담해준다(최소 30분~1시간). 정형외과 진료 후에는 물리치료실을 소개해 주기도 하였다. 거기까지는 가보지 못해서 비용은 모르겠지만 궁금한 분들을 위해 웹페이지를 올린다. www.coreptedmond.com.

Family medicine 의사를 만났을 때는 이미 예약 후 두 달이 지나서 아픈 부위가 바뀌고 말았다(?). 아픈 부위를 얘기하였는데 엑스레이 및 MRI를 찍어보자고 하고 교내 physiotherapy도 소개해 준다는 것이었다. 연세 지긋해보이는 노신사 분위기의 의사는 환자의 말을 잘 들어주고 설명도 잘 해주었다. 그리고 필자가 나이가 40세가 넘었으니 콜레스테롤 검사도 해보자고 해서 당일에 엑스레이 및 혈액검사를 하였다. 이후 physiotherapy에서 연락이 와서 약속을 잡고 며칠 뒤 우편으로 검사 결과가 나왔다. 몇 가지 수치가 정상범위를 넘어서니 다시 예약을 잡아야 한다는 것이었다. 이후에 다시 검사하니 수치가 문제없다고 나왔다. 또한 MRI 검사를 해야 할 부위에 대해 알려주었고 전화번호가 적혀있으니 예약을 그쪽으로 하라는 안내문이 있었다. MRI 예약은 2주 뒤에 잡혔다. MRI 촬영 이후에는 결과가 나오고 전문의를 보겠냐는 편지가 오는데, 본다고 하면 처음 본 의사가 진료의뢰서를 작성하고 전문의 클리닉에 예약을 하게 되는데, 필자는 기다리기 싫어서 전화하니 2주 뒤쯤 예약이 잡혔다.

의사가 물리치료실 예약도 권해서 한 번 해보았는데, 학교 내 당뇨센터에 있었으며 상당히 빨리 예약이 잡혔으며, 거의 1시간 정도 한 명의 물리치료사와 자세하게 대화를 할 수 있었다. 접수 후 설문지 작성을 하고, 물리치료사가 읽으면서 추가질문을 했다. 또한 필자의 엑스레이 사진을 보면서 판독하며 설명을 해주었다. 이후 여러 검사를 했으며, 스트레칭 방법 및 생활습관 교정에 대한 설명을 자세히 해주었으며, 동영상 및 운동법을 볼 수 있는 사이트와 로그인 아이디까지 가르쳐 주었다. 추적검사 예약을 위해 약속을 2주 뒤에 잡아서 가니 목 마사지를 해주고, 여러 운동법을 추가로 가르쳐주었다.

진료비용은 당일에 바로 내는 것이 아니라, 의사가 필자가 가입된 보험회사에 청구를 하면 보험회사가 협상을 해 진료비를 줄인다. 그러고 나면 남은 비용이 필자에게 청구되는 방식이다. 보통 진료 후 몇 주 뒤 우편으로 거나, 온라인 환자 포털에서 진료비를 낼수 있다. 위의 의사를 만나는 것은 $20을 내야 했고, 방사선 사진 판독은 1명은 의사, 다른 하나는 doctor of osteopathic medicine(DO)이 청구했는데, 총 $35 정도 나왔다.

MRI 촬영 후 비용이 $1,000 넘게 나왔는데, 병원측에서 이전에 쓰던 포털 시스템을 폐쇄하고 새 것으로 옮긴다고 그전에 진료한 것은 따로 링크에 들어가서 비용을 내라고 하였다. 그래서 입금 후 몇 주 지나서 계속 그 비용이 입금되지 않았다는 이메일이 왔다. 필자가 알아보니 담당직원이 OU Health Physicians와 OU Medical Center에서 따로 비용을 청구한다는 것이었다. 그래서 필자는 이 경우 비용을 따로 안내도 될 줄 알았다(이미 OU Health Physicians에 비용을 냈으니). 그런데 그다음 답변이 더 충격적이었는데 $1,000을 각각 따로 입금해야 한다는 것이었다. 총합 $2,000! 필자는 너무 놀라서 아니 이제까지 한 번도 이런 적이 없는데 어떻게 제일 비싼 MRI만 그렇게 비용을 청구하냐고 하니 상담사는 이것에서 오류가 생길 일이 절대 없다는 것이 아닌가? 결국 다른 상담사하고 얘기해보니 일단 OU Health Physicians에 전화를 해보라 하였다. 그곳에서 하는 말이 자기들이 시스템 이전을 하면서 입금된 치료비가 중앙 계좌로 통합이 되지 않아서 따로 돈다는 것이었다. 결국엔 환불 후 다시 필자가 OU Medical Center 계좌에 입금을 해야 했는데, 필자에게 잘못된 정보를 전달한 그 상담사부터 시작해서 이와 같은 일들 때문에 정신적 소모가 너무 귀찮았고, 결국 병원측에서 잘못해도 필자의 시간만 낭비되는 것과 같은 일이 한두 가지가 아니었다. 한 가지 더 배운 것은 병원에서 무엇을 언제, 어디서 청구했는지 알고 싶으면 보험사 홈페이지에 들어가서 검토해보면 된다는 것이다. 이 경우 중복청구에 대해 바로 알 수 있다. 필자 같은 경우 MRI 비용이 OU Medical Center에서만 청구되고 OU Health Physicians에서는 청구되지 않았다는 것을 알수 있었다.

또 하나 기억에 남는 것은 학교에서 무료 인바디 측정 및 당 수치 측정을 하길래 하겠다고 하니 이후에 영양상담을 받고 싶으면 해보라는 것이었다. 아무 생각안하고 Registered dietitian 상담을 받았는데, 점심시간에 화상으로 약 45분 동안 상담하였다. 그런데 이 비용으로 $500이나 청구한 것이 아닌가? 보험 처리가 되어 결국엔 $30만 내는 것으로 끝냈지만 크게 도움이 되지도 않은 상담을 그 정도나 받다니 좀 이해가 되지 않는 부분이었다.

필자가 나이가 들고 이민자로 살아보니, 미국에서는 다치거나 아플 일을 만들지 않는 것이 최선이다. 항상 주의하면서 방어적인 삶을 살게 되는 것 같다. 또한 제대로 된 영양섭취와 운동은 필수이다.

출산 및 교육

필자가 아직 비혼에 아기를 낳지 않았다 보니, 이 부분은 필자의 동료 교수들에게서 도움을 받아 집필하였다. 이 책을 읽은 분들 중 당연히 자녀가 있는 분들도 있고, 미국에서 출산을 계획하실 분들도 있을 테니까.

일단 출산을 하기 전에 어떠한 보험에 가입하였는지가 중요한데, High Prefered Provider Organization(PPO) plan이 있고, Low Health Savings Account(HSA) plan이 있다. High PPO plan의 경우, 비용을 더 내야 하며 $1,000까지 deductable이 되는데, 병원비에서 $1,000까지는 환자가 부담을 한다는 것이고, 이후에는 15%는 환자가 부담, 나머지는 보험회사에서 부담한다. High와 low plan의 변경은 필자가 있는 곳의 경우 매년 11월 갱신이 가능하다.

필자의 동료 교수의 출산비는 본인부담이 $1,600~2,000 정도 나왔다. 술식을 어떤 것으로 선택하느냐에 따라 좀 더 비쌀 수 있으며, 병원에서 오래 지낼수록 진료비는 올라간다. 보통은 출산 바로 다음 날 집으로 가며, 산후조리원 같은 개념은 없다. 또한 3개월의 휴가를 받을 수 있는데, 보통 출산휴가로 2주를 주며, 이후는 paid time off(PTO)를 쓰게 된다. 이것은 일주일에 4시간으로 적립되는 full time faculty만 가능한 것으로, 만약 PTO를 다 쓰게 될 경우 이후엔 무급휴가가 된다. 또한 남편의 경우도 2주의 paid parental leave를 갈 수 있으며, 이후에는 family and medical leave act(FMLA)라 하여 역시 무급휴가가 된다. Short term disability에 가입했을 경우, 60프로의 비용을 내준다.

자녀의 교육적인 부분을 보면, 필자의 동료 교수들을 보면 자녀가 있을 경우 일단 학군이 좋고 안전한 곳으로 이사를 하는 것 같다. 오클라호마 시티의 경우 Edmonds 지역에 모여 산다. 보통 어떤 한 지역을 볼 때, 거기에서 집을 소유하는 사람의 비율이 70~80%쯤 된다면 그곳은 나름 경제적으로 여유 있는 이웃들이 사는 곳이라 보면 된다.

아이가 태어나서 3~4세가 되기 전에는 보통 daycare에 보내게 되는데, 오전 7시부터 저녁 7시까지 봐준다. 사립이기 때문에 비용이 들며, 좋은 곳은 경쟁률이 매우 높다. 3~4세에는 preschool이라 하여 사립과 공립을 선택이 가능한데, 공립의 경우 무료이긴 하나 특정 지역에 살아야 자격이 되기도 한다. 4~5세에는 사립/공립 pre-kindergarden에 가게 되는데, 보통 오전 8시부터 오후 3시 45분까지 운영한다. 부모의 퇴근시간과 맞지 않아 아이를 더 봐줘야 할 경우 추가로 비용을 내면 가능한데, 이 경우 아이를 잘 봐주지 않고 TV를 시청하게 한다고 한다. 보통 6세가 되면 kindergarden 1학년에 입학하게 된다. 그해 생일이 9월 이전이면 갈 수 있는 반면 9월 이후 출생이면 다음 해에 가게 된다. 연차가 올라갈수록 비용은 더 비싸며, 또한 home schooling도 가능하다.

특별편 4

Dr. Dmytryk와의 인터뷰

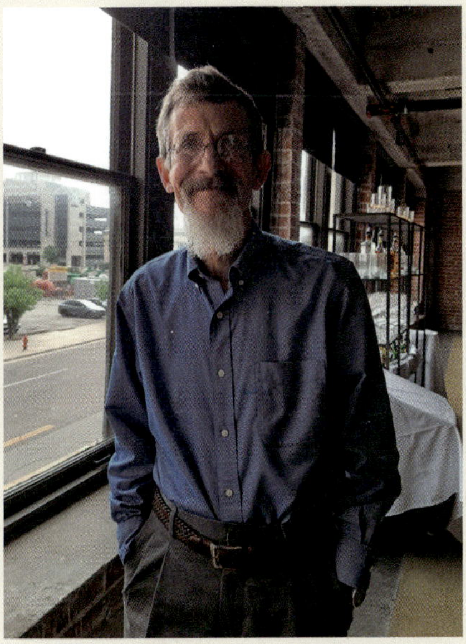

Dr. Dmytryk.
2023년 치주과 전공의 졸업 저녁식사 시간에.

이 책을 읽는 독자들 중에는 미국에서 임용 후 계속 대학 교직을 유지하고 싶은 분들이 있을 것 같아서, Dr. Dmytryk과의 인터뷰를 실었다. 교수님은 이미 퇴직하셨지만 계속 파트타임 근무를 하고 레지던트들과의 세미나에 참석하시는 열정 넘치는 분이며, 필자에게도 많은 조언을 해주었다.

Dr. Dmytryk는 플로리다 치과대학을 1981년에 졸업하였고, 1년간 General practice residency(GPR) 과정을 거친 후 3년 동안 개인치과에서 일했다. 이후 그는 노스캐롤라이나 대학의 치주과 전문의 과정을 하면서 Cell biology 쪽의 박사과정을 동시에 밟는 프로그램을 하기로 마음먹었다. 그 당시에 National Institute of Health(NIH)에서 Dental Scientist Award라는 프로그램을 시작했는데, 이것은 임상과 박사과정을 동시에 하는 학생들에게 경제적 지원을 해주는 것이었고 동 프로그램을 통해 5년간의 생활비 및 학비지원을 받을 수 있었다.

프로그램을 끝낸 이후에는, 미국와 캐나다 전역에서 인터뷰를 봤으며, 오클라호마에 1990년대에 정착하였다. 지도교수는 Dr. Paul Bell이었는데, 그는 Oral Biology학과의 패컬티였다. Dr. Bell은 좀 더 행정적인 일을 도맡아 하고 있었기 때문에, Dr. Dmytryk에게 연구실을 같이 사용할 수 있도록 해주었다.

오클라호마 치대나 미국 다른 치대의 교수진이라면 의료보험과 퇴직 계획을 포함한 포괄적인 보험 패키지를 받는다. 하지만 일을 하면서 보험회사가 바뀌기도 하고, 이에 따라 정책도 바뀔 수 있으며, 혜택은 대학마나 다를 수도 있다고 하였다. Dr. Dmytryk는 퇴직 후에 그의 혜택을 연금 형태로 받는 것을 선택하였다. 다른 옵션도 있지만, 개인치과 영역에서 연금 형태는 점점 줄고 있다고 하였다. 퇴직 후 첫 3년 동안은, 너무 수입이 많아서는 안 되는데 그 이유는 연금혜택 대상에서 제외될 수 있기 때문이다. 3년 뒤에는 그 제한이 없어진다. 이것은 오클라호마 주를 기준으로 하며, 다른 주나 대학은 이것과 다를 수 있다.

65세가 되면 Medicare에 가입이 가능하며, 이것은 정부에서 혜택을 주는 보험이다. 하지만 요즘은 대부분의 사람들이 Medicare에 추가로 다른 보험을 가입한다(Medicare supplement나 Medicare Advantage Plan). 오클라호마 치과대학도 이것을 제공하며, 패컬티로 일한 사람에게는 부분적으로 보험료를 내주지만 배우자에게는 주지 않는다. 이것 역시 대학마다 다를 수 있다. 추가적으로 매달 정부에 social security를 계속 내는 것은 특정 연령대가 지나면 이후 연금형태로 받을 수 있는데, 매년 받지 않고 놔둘 경우 8%씩 인상된다. 그는 70세가 될 때까지 기다린다 하였다. 즉, 적게 받으며 빨리 받거나 많이 받으며 늦게 받는 것을 선택하는 것인데, 정답은 없다. 일반 회사에서만 일하거나 개원가에만 있을 경우에 최종 퇴직금은 social security밖에 없는데, 이것만으로는 생활하기 부족할 수 있다. 개인 치과의 경우 보통 추가적인 노후준비를 치과를 팔아서 얻는 수익으로 충당한다고 하지만, 원장이 원하는 만큼의 대금을 받는 것은 어렵다고 한다.

오클라호마 치대는 연구비를 타내는 것에 큰 비중을 두지 않는다 하였고, 이것은 버팔로와는 큰 차이점이다. 많은 오클라호마 치대에서의 교수들이 연구비를 받지 않고도 오랫동안 안정적으로 경력을 쌓아왔다. Dr. Dmytryk도 큰 연구비를 타내는 압박을 받지 않았다. 바꿔 말하자면, 연구를 집중적으로 하고 싶다면 본인이 동기부여가 확실해야 한다는 것이다. 현재 오클라호마 치대는 단 2명만 tenure가 된 교수들이다. Tenure가 되기 위한다면, 연구, 강의, 봉사 모두 잘하는 것이 좋으며, Department Chair와 학장의 지원이 있어야 한다.

그의 동기들이 경제적으로 더 성공했을지라도, Dr. Dmytryk는 학자로서 그의 경력을 사랑했다. 그의 인생은 성공적이었고, 과학과 학문적인 토의를 하는 환경이 그가 있어야 할 곳이었다고 한다. 그는 많은 흥미로운 사람들을 만났고 세계를 여행하며 강의를 했다.

특별편 5

John과 이형원 원장과의 인터뷰

보통 이민을 오게 되면 한국과는 다른 시스템에 자녀들을 교육시키게 될 것이다. 여기서 필자가 가르치고 있는 치주과 전공의 중 한 명인 John의 경우와 노스캐롤라이나에서 치과를 운영 중인 이형원 원장의 경우를 참고로, 평범한 학생이 미국에서 학교를 다니면서 치과의사가 되는 과정에 대해 알아보도록 하자.

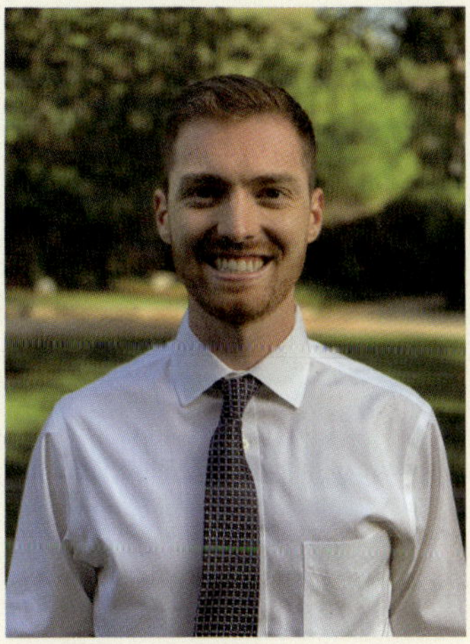

• John의 이야기

John은 현재 치대 2년차를 끝내고 3년차로 올라갈 예정이다. 항상 healthcare field에서 일하겠다는 소망을 가지고, 13세부터 주변의 병원, 약국 등에 구경하러 다녔고, 주말에도 주로 약국같은 곳에서 방을 청소하는 등의 일을 했다. 그가 보통 약사, 의사들에게 이 직업을 추천하냐고 물어봤을 때 그들의 반응은 시큰둥했던 반면에 치과의사들은 좋다고 하였다. 그는 치과의사가 되기로 하였고, 치과 어시스턴트 일도 19세 여름부터 하게 되었다. 그의 할아버지 및 친척들 중 3명이 치과의사였다. 그의 아버지는 칸사스 대학교 alumni association의 CEO셨고, 어머니는 칸사스대학교 atheletics department의 academic tutor였다. 운동선수들을 가르치는 개인교사 정도로 생각하면 되겠다.

John은 elementary school 때부터 고등학교 때까지 Kansas city에서 자랐다. 따로 개인 과외를 받거나 학원에 다닌 적이 없으며, 여름 캠프에 가거나 축구, 야구, 테니스, 골프 등 운동을 많이 하고 자랐다.

그는 공립학교만 다녔는데(Free State High School), 보통 한해 500~600명의 학생들을 받는다고 하였다. 그는 좋은 school district(Lawrence)에 있었고, 학비는 1년에 $100 정도였다. 사립 같은 경우 $40,000 정도 든다고 한다. 그에 의하면, 사립을 다니나 공립을 다니나 의/치대를 진학하는 데 있어 큰 차이점을 느끼지는 못한다고 하였다.

미국 학교에서는 큰 자유를 누릴 수 있으나, 보통 8학년 때부터는 진지한 성적관리가 필요하다. 그는 상위권 성적이었으며, GPA는 4.0으로 1등으로 고등학교를 졸업했다. 11학년(junior year) 때부터 American College Test(ACT) prep class를 들었는데, 객관식 English, Math, Reading 과목이 있는 SAT와 비슷한 대입 시험이다. 하루에 1~2시간씩 2개월 정도 공부 후 시험을 쳤다. 또한 1년 동안 Advanced Placement(AP) class도 들었는데, 만약 AP 시험을 잘 칠 경우 대학교 학점을 미리 얻을 수 있으므로 돈과 시간을 절약할 수 있다. 그는 고등학교 때 열심히 하는 것도 중요하지만, 너무 욕심을 부리면 빨리 지치게 되므로 생활의 조절을 잘해야 한다고 하였다.

고등학교 졸업 이후에는, 몬타나 주에 있는 사립 Carroll College에 입학했다. 이 학교는 매우 좋은 Pre-Health School이며, 산을 좋아하는 그에게는 최적의 학교였다. 또한 이 학교를 졸업하면 보통 85%의 의대/치대 합격률을 보이며, 다른 곳의 경우 보통 40%라고 하였다. 그는 여기서 총 4년을 재학하였고, 약 $48,000의 학비를 매년 내야하지만 장학금을 받아 매년 $16,000만 지불하였다. 면학적인 분위기에서, 1학년(freshman) 때부터 수업이 끝나고 매일 저녁 6시부터 9시까지 공부했으며, 주말에는 오전 8시부터 오후 3시까지 공부했다. 그가 보통 수학한 과목들은 general chemistry, organic chemistry, physics, biochemistry, theology, fine arts 등이었다. 그의 GPA는 평균 3.6 정도였다. 공부와 쉬는 시간을 확실히 구분하는 것이 좋았고 친구들과도 잘 어울렸으며, 서로 공부에 대한 도움을 주고받으며 경쟁 없이 지냈다 한다. 현재 그들은 의사, 간호사, 변호사나 기업 중역이 되어 있다.

그는 Dental Admission Test(DAT)를 2학년(sophomore year) 말쯤 쳤었는데, 18일 연속으로 하루에 10시간씩 공부를 했다. DAT를 치기 전에는 요구되는 prerequisite course도 이미 다 수강한 상태였다.

John은 치과대학에 가기 위한 준비를 케이크에 비유한다면, GPA는 케이크 안의 빵 부분이고, DAT는 케이크를 싸고 있는 아이싱 부분, 자기소개서는 케이크 위의 체리 부분이라 하였다. 자기소개서는 2페이지 정도이지만 잘 적어야 해서 predental advisor 교수님과 아버지가 검토해주셨다.

보통 인터뷰 때 치과에서 어느 정도 일했는지 많이 물어보는데, 그는 그것을 알고 어렸을 때부터 치과에 자주 갔던 건 아니라고 하였다. 인터뷰 과정은 치과대학에서 잘 생활할 수 있을지를 보는 것인데, 교수들 입장에서는 치대생이 중간에 탈락하고 퇴학당하는 것을 제일 피하고 싶어 해서 똑똑한 학생 위주로 뽑는다고 하였다. 그는 미시건, 크레이튼, 오하이오 주립, 오클라호마, 콜로라도 대학을 포함하여 총 13개 치대에 지원하였다. 생활비와 학비의 이점으로 인하여 최종적으로 오클라호마 치대를 선택하였다. 보통 그 주의 거주민이면 학비가 더 싼 이점(in-state)을 활용하였는데, 그의 부모님이 2016년도 5월에 오클라호마로 이주하였기 때문에 그가 2017년도 6월에 치과대학을 입학했을 때 학비할인을 받을 수 있었다. 그는 미시건 대학교에도 합격했지만, $125,000에 달하는 비싼 학비로 인하여 포기하였다. 오클라호마 대학교는 $50,000 정도이다.

학비를 절약할 수 있는 방법 중 하나는 군대에 지원하는 것인데, John의 경우 Air force에 지원했다. 그 이유는, 시설이 Navy나 Army에 비해 훨씬 좋기 때문이었다. Air force 장학금은 매우 얻기 어려운데, 치과대학 원서넣는 것보다 힘들다고 한다. 매년 78개의 자리가 있는데, 여기에 들어가기 위해 에세이를 적고, colonel과의 인터뷰도 하는 등 매우 경쟁이 세다.

Carroll College가 거의 끝나갈 무렵, 그는 Air force에 합격할 수 있었다. Air force scholarship은 학비를 100% 지원해주며, loupe를 살 때 드는 비용 등 expense도 지원해준다. 또한 추가로 매달 $2,000 정도의 생활비도 지원해준다. 군에서 지원 받은 만큼 나중에 그곳에서 다시 일을 하게 되는데, 예를 들어 3년의 학비를 지원했다 하면 이후 졸업 후 3년간 군에서 일하면 되는 식이다. 25년 장기복무하면 퇴직도 가능하다. 군 훈련은 학교 졸업 후 그해 여름에 2개월 반 정도 받는 것이 전부라고 하였다. 그는 치대를 다닐 때 받은 생활비를 아껴서 이후 현재 전문의 과정 학비를 내고 있다고 하였다. 18세부터 부모님의 도움

없이도 빚이 $40,000 정도밖에 없다고 한다.

레지던트 과정에 지원할 때 그의 평균 GPA는 A- 였으며, 매년 $14,000 정도 내는 오클라호마 치주과 프로그램에 비해 다른 프로그램은 $100,000 정도로 너무 비싸서 그는 여기로 지원했다.

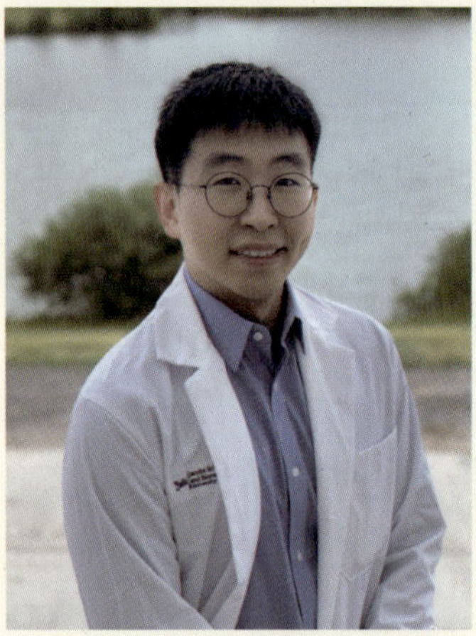

현재 North Carolina에서 치과를 운영 중인 이형원 원장.

• 이형원 원장의 이야기

이형원 원장은 2006년 중학교 3학년 때 플로리다 올랜도로 이민을 왔다. 당시 공립학교인 Lake Brantly high school 8학년에 입학하였다. 영어를 대비하기 위해 한국에서 어학원을 다닌 것이 전부였던 그는, 수업 따라가는 건 힘들지 않았으나 학교에 가면 말도 제대로 못하고 집에 왔다고 하였다. 하지만 AP 수업도 듣고 평균 GPA는 4점대였으며 상위 10% 내에 들었다. 그가 말하기를, 미국 공립학교에서는 공부할 의지만 있으면 높은 성적이 가능하다고 하였다. 그는 따로 학원은 다니지 않았다.

당시 영주권은 없었지만 in-state가 인정되어 무료로 플로리다 대학교에 Chemical engineering으로 전공을 시작하였으며 이후에 Biomedical engineering을 할 계획을 세우게 되었는데, 그 이유 중 하나는 의대에 가기 쉽다는 정보가 있었기 때문이었다. 그는 존스홉킨스와 조지아 공대도 합격하였으나 학비 때문에 가지 않았다. 하지만 2학년 때 physical chemistry에서 낙제를 하고 말았는데, 2~3학년 때 방황을 심하게 해서 출석조차 하지 않았기 때문이었다. 이 수업은 난이도가 높지는 않지만 듣지 않을 경우 큰 문제가 생기는 class였는데 결국 낙오하고 말았다. 하지만 천만다행이었던 것은 그때 만난 친한 친구가 미생물을 전공하고 치대를 준비한다길래 친구 따라 연구도 같이 하면서 치대에 진학하기로 생각을 바꾼 것이었다. 대학교 GPA도 3점대로 높지는 않았다.

일단 졸업 후 코넬 대학교의 Dr. John Lis의 유명한 연구실에 $36,000의 연봉으로 lab technician으로 일을 하였는데 이 경험이 이후에 이력서에 큰 도움이 되었다. 1년 정도 일했고 논문도 하나 발표하고, DAT 공부도 그때 한 다음 치대에 지원하였다. 12월쯤 다소 늦게 20군데에 지원하였으며, 이후에 뉴욕 치대, 터프트 치대에서도 인터뷰 요청이 왔으나 버팔로의 인터뷰 후 합격이 확정되었으나 가지 않았다. 치과대학은 랭킹이 없고 이름값도 하지 않는다고 생각한 이유도 있었다. 그 당시 뉴욕에서 2년 살아서 in-state가 인정되어 1년에 등록금은 $30,000 정도로 모두 학자금대출로 충당하였다. 현재 졸업 후 일을 시작한지 3년째로, 빚은 $50,000 정도 있다.

비자발급 및 영주권

앞서 얘기하였듯이, 비자는 H1B로 바로 취업하자마자 Human resources에서 작업을 시작하였다. 이와는 별개로 Office of immigration services(OIS)의 Senior immigration analyst인 Maria와 주로 서류작업을 하였다. 많은 서류들을 준비해야 했는데, 2021년이 지나도록 작업속도에 진척이 없었다. 결국 2022년 3월이 되어서 더 이상 지연될 경우 F1 OPT가 종료되어 미국을 떠나야 할 수도 있다고 하니 California Service Center에 I-129 청원을 넣어 Premium Processing Program으로 H1B 승인을 받기로 하였다. 비용은 학교에서 내주었다. 승인 자체는 5일 만에 났지만, H1B는 2022년 6월 1일이 되어야 받을 수 있었다. 그 이유는 이전 F1 OPT가 5월 31일에 끝나기 때문이었다. 이후 6월 말 한국에 2주 동안 갈 일이 있었는데 그때 H1B 비자 스탬핑을 받는 작업을 한국에 있는 미국 대사관에서 해야 했다. 그곳에서의 비자 인터뷰는 한국에 돌아가기 전에 빨리 예약을 해야 했으며, 한국에 도착해서 바로 그 다음 날에 대사관에 방문하여 인터뷰를 하였고 여권을 맡겼다. 이후 며칠 뒤 예정된 주소지로 여권 뒷장에 H1B 비자 스탬프가 찍혀진 여권이 도착했다. 또한 학교에서 H1B Travel packet이라고 하는 미국 재입국 시 참고할 수 있는 증명서류 패키지를 받아 갔다. 미국에 재입국할 때는 심사관이 필자의 여권 뒷면 비자 스탬프만 확인했고 '만료날짜가 2024년이네요. 알고 계시죠?'라는 질문만 들었다. 또한 2022년 1월에 한국에 잠시 다녀올 때도 입국 시에는 역시 여권 뒷면 비자스탬프만 확인하고 특별히 다른 질문은 하지 않았다.

비자와는 별개로 EB-2 NIW 영주권 작업은 이민법인과 계속 진행하였다. 2021년 12월, 모든 서류준비가 완료되었다. 다섯 교수님들의 추천서도 모두 준비되었고, I-140과 I-485를 동시에 접수하였다. I-140 먼저 2022년 12월 승인되었다. 거의 1년 걸린 셈이다. 교수님들의 추천서는 Buffalo 교내에서 2분, 교외에서 3분의 추천을 받아야 했는데, 이 작업에는 시간이 오래 걸리므로 빨리 시작할수록 좋겠다. 필자는 3년차 때 작업을 시작하였다. 교외에서 추천서를 받는 것이 제일 어려운데, 한 분은 로체스터 대학교의 Dr. Javed였다. 신기하게도 필자가 2020년 사우디 학회 포스터 발표 때 심사위원이었는데, 필자의 멘토인 Dr. Arany을 알고계신 것이 아닌가? 이후 이메일을 주고받으며 흔쾌히 요청에 응해주셨다. 다른 분은 교내 교수인 Dr. Andreana가 추천한 필라델피아에 계신 버팔로 출신 Dr. Intini였는데, 처음에 이메일을 몇 번 보내보니 깐깐한 분 같으셔서 변호사는 추천하지 않는다고 하였으나 설득이 되어 잘 써주셨다. 마지막 분은 하버드의 Dr. Mooney라는 교수님으로, 매우 유명한 분인데

Dr. Arany의 멘토여서 역시 흔쾌히 써주셨다. 이와는 별개로 현재 하버드 치대 학장이신 Dr. Giannobile에게도 요청을 해보았으나 정중한 거절답변이 왔고 이외에도 미국 전역의 유명한 교수님들께 각각 이메일을 보냈으나 답변이 온 것은 없었다. 참고로 굳이 미국 교수에게 추천을 받을 필요는 없다.

이와는 별개로 학교 내에서도 Program Elective Review Management(PERM) 과정이라 해서 고용주를 통해 영주권을 받는 과정도 추천해주었다. 다른 분을 통해 알게 된 바로는 4~5년은 걸리는 과정이라 하였다. 이 과정은 학교에서 접수비를 제외한 비용을 지불했는데, 이렇게 내주는 학교가 별로 없다는 것도 알게 되었다. 역시 Human resources에서 구인 공지를 먼저 해야 했는데 서명 받을 것도 많고 그렇게 빠르게 진행되지는 않는 상황에서, 학교 이민 담당 변호사에게 연락이 와서 답변하길 이미 EB-2 NIW 과정 중 I-140이 이미 승인되었다면 곧 I-485도 승인이 될 것이기 때문에 기다리자고 하였다.

그렇게 기다리던 도중, 2023년 3월에 변호사에게서 I-693 신체검사 요청이 왔다는 연락을 받았다. 주변에 있는 Civil surgeon을 찾은 뒤 예약하고 방문했다. 비용은 각자 차이가 나나, 제일 빨리 예약을 받는 곳으로 가기로 했다. 현금으로 접수비를 받고 서류 확인 뒤 검사를 받았는데 간단한 문답 사항이었다. 의사분은 이전에 캐나다에서 받은 예방접종 검사와 버팔로에서 검사받은 결과를 검토 후 MMR(measles, mumps, rubella)와 varicella(chickenpox), influenza(flu) 예방접종은 맞는 게 좋겠다고 조언을 해주셨고, 일단 Diagnostic lab of Oklahoma에 방문하여 당일에 혈액검사를 하고 결과에 별 이상이 없음을 확인한 후 따로 Oklahoma City County Health Department에 예약을 하고 찾아가서 접종을 받았다. 필자의 Cigna 보험으로 커버가 되지 않아서 사비로 진료비를 내야 했다.

3월 13일에 변호사 사무실에서 필자의 의료기록을 받아서 다시 이민국으로 발송하였다는 연락을 받았고, 2023년 3월 30일 마침내 영주권 승인이 났다고 연락을 받았다. 이날 목요일에 퇴근 뒤 수영을 하고 저녁을 먹고 이메일을 확인하니 승인에 대한 소식이 있었다. 비가 조금 내리고 하늘이 흐렸는데, 막상 받고나니 그만큼 허무한 게 없었다. 하지만 약 일주일 뒤 카드를 실물로 받고나니 그 기쁨이란 말로 표현하기 힘들었다. 필자가 2018년도부터 준비한 것들이 결실을 맺는 순간이었다. 참고로 이후에는 직장에서 I-9을 갱신하고 Social Security Card도 갱신하는 것을 잊지 말자.

*** DO NOT RESPOND TO THIS E-MAIL ***

There has been a recent processing action taken on your case.

Receipt Number:

Application Type: I485, APPLICATION TO REGISTER PERMANENT RESIDENCE OR ADJUST STATUS

Your Case Status: Card/ Document Production

On March 30, 2023, we ordered your new card for Receipt Number , and will mail it to the address you gave us. If you move, go to www.uscis.gov/addresschange to give us your new mailing address.

This step applies to applications that result in an applicant receiving a card (such as a "green card") or other document (such as a naturalization certificate, employment authorization document, travel document, or advance parole). Applications will be in this step from the time the order to produce the card/document is given until the card/document is produced and mailed to the applicant. You can expect to receive your card/document within 30 days of the approval of your application. If you do not receive your document, please contact our National Customer Service Center at 1-800-375-5283.

- Log-in to your myUSCIS account to view your case history and understand what you can expect to happen next on your case.
- Current processing times can be found on the USCIS website at under Check Processing Times. .

Sincerely,

The U.S. Citizenship and Immigration Services (USCIS)

영주권 승인 후 변호사에게 받은 메일.

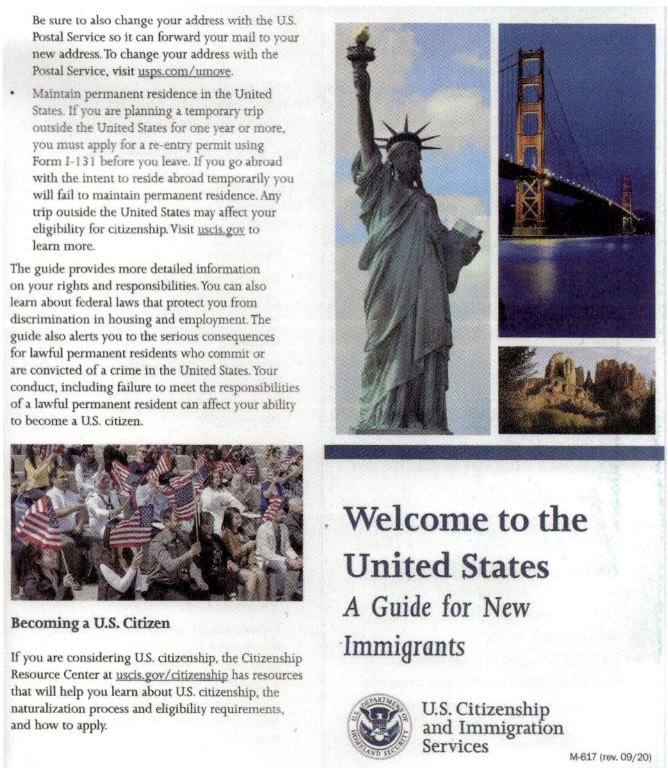

Be sure to also change your address with the U.S. Postal Service so it can forward your mail to your new address. To change your address with the Postal Service, visit usps.com/umove.

- Maintain permanent residence in the United States. If you are planning a temporary trip outside the United States for one year or more, you must apply for a re-entry permit using Form I-131 before you leave. If you go abroad with the intent to reside abroad temporarily you will fail to maintain permanent residence. Any trip outside the United States may affect your eligibility for citizenship. Visit uscis.gov to learn more.

The guide provides more detailed information on your rights and responsibilities. You can also learn about federal laws that protect you from discrimination in housing and employment. The guide also alerts you to the serious consequences for lawful permanent residents who commit or are convicted of a crime in the United States. Your conduct, including failure to meet the responsibilities of a lawful permanent resident can affect your ability to become a U.S. citizen.

Becoming a U.S. Citizen

If you are considering U.S. citizenship, the Citizenship Resource Center at uscis.gov/citizenship has resources that will help you learn about U.S. citizenship, the naturalization process and eligibility requirements, and how to apply.

Welcome to the United States

A Guide for New Immigrants

U.S. Citizenship and Immigration Services

M-617 (rev. 09/20)

영주권 승인 후 받는 브로셔. 카드와 함께 온다.

특별편 6

Dr. Kangvonkit의 일대기

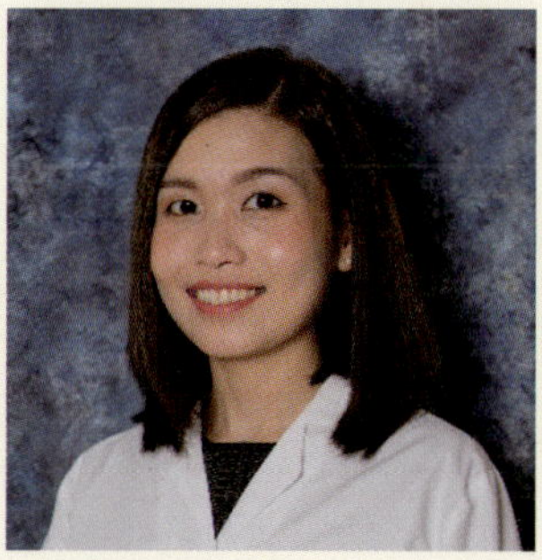

Dr. Kangvonkit.

필자의 방식과 달리 치과 법인을 통해 영주권을 받는 또 다른 경로가 있는데, Dr. Kangvonkit는 이 경로에서 성공적인 완벽한 예이다. 그러므로 그녀의 이야기를 여기에 하고자 한다. 그녀는 2016년 태국 Chulalongkorn University School of Dentistry를 졸업했다. 그후 태국 북동부 지역의 정부가 운영하는 치과에서 몇 달 동안 근무한 후 미국 교정 레지던트 프로그램 신청을 준비하기 위해 방콕으로 돌아왔다. 그녀의 미국 진출 준비는 TOEFL, GRE 등 어학 자격 시험을 치르는 것부터 시작됐다. 또한 프로그램 요구 사항을 충족하기 위해 NBDE도 같이 준비하였다. 추천서와 학업계획서, 치과대학의 높은 성적(3학년 졸업)과 어머니가 이 프로그램의 졸업생이라는 것도 미국학교 합격에 중요한 역할을 하였다. 그리고 2017년 미주리 주 세인트루이스 대학교의 교정과 프로그램에 합격하여 2018년 6월부터 레지던트를 시작했다.

세인트루이스 교정 프로그램은 미국 최초의 현대적 치아교정 프로그램이다. 매년 14명의 레지던트를 선발하고 있으며, 현재 전임교원 5명, 파트타임 10~20명으로 구성되어 있다. 전체 프로그램 기간은 2년 반이다. 프로그램은 2020년 12월에 종료가 되며, 졸업하기 몇 달 전인 8월 말부터 9월쯤에 그녀는 일자리를 찾기 시작하였다. 그녀는 미국교정학회(AAO) 홈페이지를 주로 검색해 프로필을 올렸고, VISA 후원이 필요하다고 말했고, 최종적으로 비슷한 연봉을 제시하는 회사가 3곳 정도에서 연락이 왔다. 결국 그녀는 텍사스 남부의 맥알렌(McAllen)에서 일하게 되었다. 다른 두 곳의 위치는 워싱턴과 버지니아였다.

처음에 법인회사는 H1B 비자를 후원할 것이며 영주권을 후원할 수도 있다고 구두로 알렸다. 검토할 계약서를 받은 후 서면 계약서에 비자 후원이 포함되도록 수정하기 위해 변호사를 고용했고 회사는 요청에 따라 변경하는 데 동의하였다. 이 모든 과정은 한 달도 채 걸리지 않았다. 계약에 따라 비자 신청 및 변호사 비용은 회사에서 부담했다.

처음 일을 시작했을 때 F1 OPT 비자를 받고 있었는데, 이 비자는 1년 동안만 유효하였다. 치과그룹 법인의 변호사가 그녀에게 연락하여 처음에는 무료로 H1B 비자를 시작할 수 있었다. 하지만 2021년 3월에 일을 시작했지만 H1B 비자 cap 승인은 성공하지 못하여 변호사와 함께 영주권을 위한 PERM 과정을 추진하였다. 6개월 이내에 PERM이 승인되었고 I-140을 시작, 이는 즉시 승인되었으며 I-485는 약 8개월 후에 승인되었다. 이후 의료인으로서 영주권 신청에 따라 발급된 EAD(고용 허가 문서) 카드를 신속하게 처리할 수 있었고, 영주권을 기다리는 동안 H1B 비자 없이 F1 OPT 비자가 만료된 후에도 근무 상태를 유지할 수 있었으며, 결국 2022년 7월에 영주권을 받았다.

맥알렌에서는 화요일~금요일과 토요일 두 번(주 4일, 오후 9~6시) 4개 클리닉을 순환하며 근무했다. 점심은 본인이 해결하였다. 주요 업무는 신규 환자와의 상담, 브래킷 배치 확인 및 치료였으며, 와이어를 끼우는 등 기타 작업은 assistant에게 분배될 수 있었다. 하지만, debonding은 스스로 해야 하였다. 1년에 최소 2주간의 휴가를 가졌다. 2주에 한 번씩 급여를 받고, 신규 환자에 따라 보너스도 받게 되었다. 비자 후원 공제 후 보너스 없이 연봉은 $250,000였다. 그래도 이 급여는 일반 private practice보다는 높은 수준이다.

그녀는 진료가 막힐 때마다 동료들과 상의하곤 하였다. 토요일부터 월요일까지 3일의 휴가가 있어서 주로 친구들을 만나러 비행기로 이동하였다. 그외의 시간에는 고양이와 함께 시간을 보내고, 운동하고, 요리하고, 빵을 굽곤 하였다. 그녀는 멕시코를 여행한 적이 없다. 멕시코에는 삼성/LG 회사가 있고, 자녀와 함께 맥알렌에 거주하면서 그곳에서 일하는 한국인 직원이 있기 때문에 한식당도 몇 군데 있다. 현재 한국인 치과의사도 2명 있다고 하였다.

그녀가 미국에 머물게 된 동기는 수련 중 동기 레지던트들이 Western Regional Examining Board(WREB) 시험을 치르고 있었기 때문에 한 번 해보고 싶었던 것이 시작이었으며, 또한 COVID는 고국에서 경력을 쌓을 수 있는 많은 기회를 앗아갔다. 따라서 그녀는 미국에서 경력을 쌓았으며 일과 삶의 균형을 성공적으로 유지할 수 있었다. 그녀는 이제 맥알렌에서의 2년간의 생활 후 포트 워스, 텍사스에서의 새로운 모험을 고대하고 있다. 또한 현재 세인트

루이스 교정과 레지던트 프로그램의 프로그램 디렉터가 한국인이므로 한국 치과대학 졸업생들이 이 프로그램에 지원하는 것이 더 매력적일 수도 있다고 하였다.

영주권 승인 후 가능한 혜택 중 하나는 바로 Global Entry program에 등록이 가능한 것이다. 간단히 말하자면, 악명이 높고 시간 오래 걸리는 미국 입국 심사를 단순히 기계등록만으로 빨리 통과가 가능하게 하는 것이다. 이것은 또한 TSA PreCheck과도 연동되어 있어 미국 내 비행기 탑승 수속 시에도 빠르게 진행이 가능하다. 일단 온라인으로 $100 지불 후 여러 가지 정보등록을 하면 사전 승인이 되며 지정된 공항에서 인터뷰를 해야 하는데, 오클라호마시티에는 없어서 그나마 가까운 달라스까지 가야 한다고 생각했으나 그럴 필요는 없었다. 그 이유는 외국에 출국 후 입국 시 입국 공항에서 바로 인터뷰도 가능하기 때문이다. 필자는 2023년 6월에 한국 방문 후 다시 Los Angeles 공항에 도착 후 줄을 서 기다려 입국한 뒤(영주권이 있어도 일반 입국에 시간이 걸리는 건 똑같다), 짐을 찾은 후 따로 Global Entry 인터뷰를 할 수 있었는데, 어찌나 시간이 오래 걸리는지 대기시간만 거의 한 시간쯤 걸려 다음 비행기를 놓칠까봐 정말 초조했었다. 이에 비하여 담당 공무원들은 매우 여유만만하게 천천히 일을 처리하며 잡담도 하는 것을 보면서, '여긴 미국이구나'라고 또 한번 실감하였으니, 만약 경유를 해야 한다면 여유 있게 시간을 잡는 것을 추천한다.

골프, 2023년 김재원 작. (Ipad Procreate)

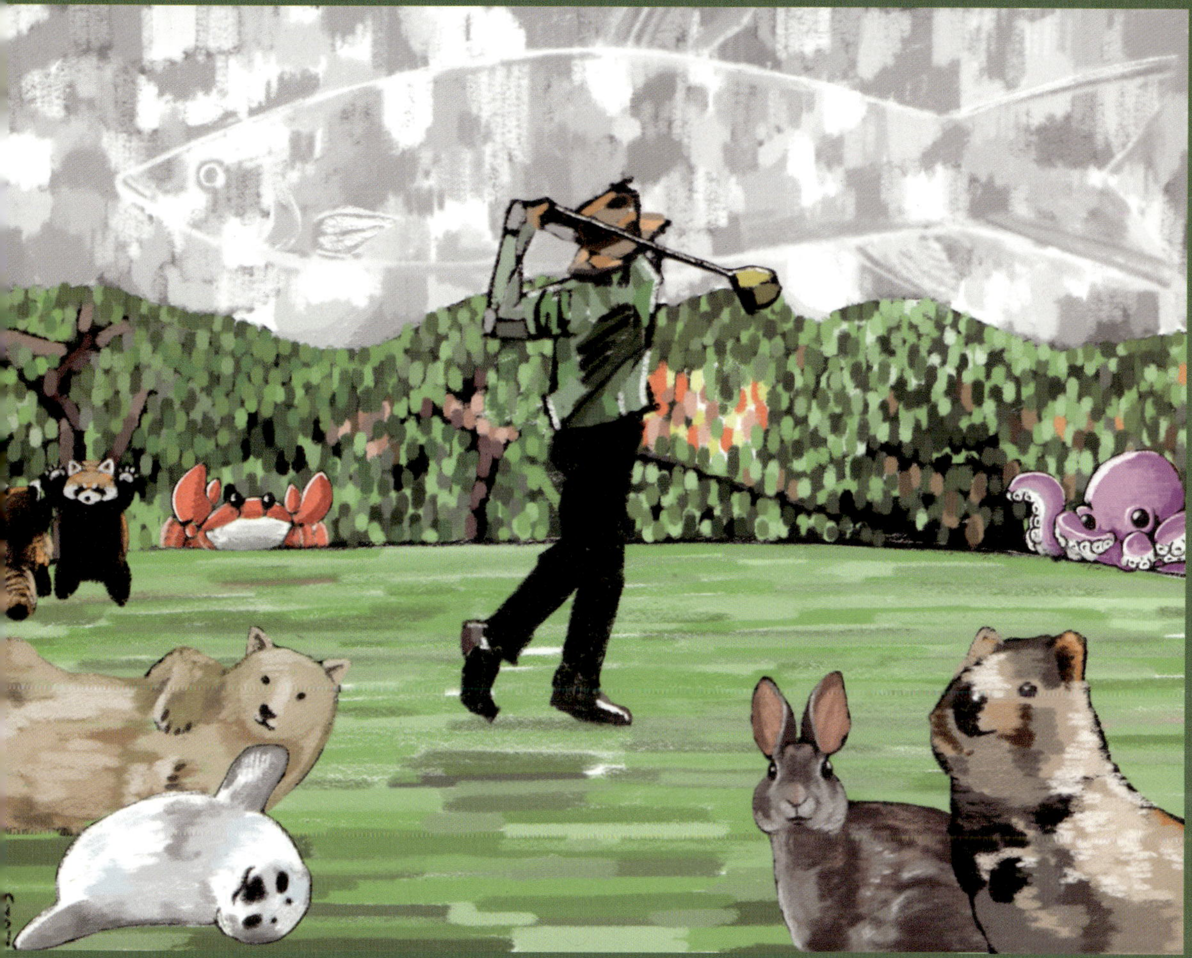

제 7 장
결론

많은 분들이 해외유학과 이민에 도전하려다 여러 현실적 이유로 포기하기도 하고, 가족이 떨어져 살기도 하기도 하는 분들을 보아왔다. 이 책을 읽는 분이라도 이민이 본인에게 맞지 않을지도 모른다. 그러나 한 번이라도 생각해보았다면 도전할 이유는 충분하다고 본다. 지금 책을 정리하면서 생각해보니, 필자에게는 이 모든 과정 하나하나가 즐거움의 연속이었다. 시험을 하나하나 통과하면서 기대되는 해외생활에 대한 설렘과 두려움이 반반이었지만, 지금 어느 정도 자리 잡고 이곳에 와보니 사람 사는 곳은 다 똑같았다. 단지 문화의 차이가 있을 뿐.

필자는 한국 국가고시 점수를 보고 너무 낮아서 실망했던 적이 있다. 합격이 신기할 따름이었다. 이런 점수와 내신성적으로는 어디에 수련할 수도 없었고, 구강외과도 전문의 취득도 못하고 인정의로 가고, 인생에서 기준점을 낮게 정하고 시작했던 것 같다. 하지만 누가 알았으랴? 필자가 미국까지 가게 될 줄은. 결국 뻔한 인생의 조언을 다시 한 번 되새긴다. 꿈은 높게 가질수록 좋은 것이다.

필자가 한국에서 마지막으로 일했던 곳에서 높은 연봉을 받으며 안정적으로 지금까지 살았으면 돈은 더 많이 벌었겠지만 이 모든 것들을 경험하지 못했을 거라 생각하니 지금은 비록 평범한 아파트에서 중형차 하나 몰면서 소박하게 살아도 마음은 편하다. 필자의 도전은 현재 진행 중이다. 좀 더 많은 것을 경험하고 더 많은 정보를 공유하고 싶다. 실력 있는 한국 치과의사분들도 꿈을 이루기 바란다.